JN209438

精神疾患が合併していても身体リハビリテーションはできる!

平川淳一・林 光俊・上薗紗映 編著

協同医書出版社

執筆者一覧

編著者

平川淳一（医療法人社団光生会平川病院／病院長、精神科専門医）
林　光俊（杏林大学付属病院／リハビリテーション医学専門医、整形外科専門医）
上薗紗映（医療法人社団光生会平川病院／リハビリテーション科科長、認定理学療法士）

執筆者（掲載順）

宮田久嗣（東京慈恵会医科大学付属病院／教授、精神科専門医）
畦地良平（医療法人社団光生会平川病院／公認心理士）
山崎恵莉菜（医療法人社団光生会平川病院／公認心理士）
加藤英之（医療法人社団光生会平川病院／精神科診療科長、精神科専門医）
互　健二（東京慈恵会医科大学付属病院／精神科専門医）
堀内智博（医療法人社団光生会平川病院／医局長、精神科専門医）
渡部洋実（医療法人社団光生会平川病院／精神科専門医）
仙波浩幸（日本保健医療大学保健医療学部／理学療法学科教授、専門理学療法士）
細井　匠（医療法人社団総合会武蔵野中央病院／リハビリテーション科、専門理学療法士）
石橋雄介（医療法人鴻池会秋津鴻池病院／リハビリテーション科、認定理学療法士）
緒方夕美子（医療法人社団光生会平川病院／リハビリテーション科、言語聴覚士）
戸祭美生（医療法人社団光生会平川病院／リハビリテーション科、言語聴覚士）
鈴木淳一（医療法人社団光生会平川病院／リハビリテーション科主任、作業療法士）
濱田賢二（医療法人社団光生会平川病院／リハビリテーション科主任、認定理学療法士）
宮下泰範（医療法人社団光生会平川病院／リハビリテーション科、認定理学療法士）
久保田直美（医療法人社団光生会平川病院／リハビリテーション科、理学療法士）
木村　舞（医療法人社団光生会平川病院／リハビリテーション科、理学療法士）
奥出　聡（医療法人社団光生会平川病院／リハビリテーション科、理学療法士）
古屋真美（医療法人社団光生会平川病院／リハビリテーション科、理学療法士）
亀田南美（医療法人社団光生会平川病院／リハビリテーション科、作業療法士）
長尾巴也（医療法人社団光生会平川病院／リハビリテーション科、作業療法士）
風間広行（医療法人社団光生会平川病院／リハビリテーション科、理学療法士）
山中裕司（医療法人社団光生会平川病院／リハビリテーション科、認定理学療法士）
ミスランシャ・アキ（医療法人社団光生会平川病院／リハビリテーション科、作業療法士）
山本洋樹（医療法人社団光生会平川病院／リハビリテーション科、理学療法士）
田川　勉（医療法人社団光生会平川病院／リハビリテーション科、認定理学療法士）
田中悠稀（医療法人社団光生会平川病院／リハビリテーション科、理学療法士）
土井　淳（医療法人社団光生会平川病院／内科診療科長、内科認定医）
青木　忍（医療法人社団光生会平川病院／栄養科科長、管理栄養士）
熊倉彩乃（日本大学歯学部摂食機能療法学講座／歯科医師、摂食嚥下リハ学会認定士）
石山寿子（国際医療福祉大学成田保健医療学部／言語聴覚学科准教授、言語聴覚士）
安部　学（医療法人社団悦伝会目白第二病院／病院長、整形外科専門医）
大畑徹也（立正佼成会附属佼成病院／整形外科医長、整形外科専門医）
河合　伸（医療法人社団光生会平川病院／副病院長、杏林大学医学部特任教授、感染症専門医、呼吸器専門医）
本田美智子（医療法人社団光生会平川病院／看護部師長、看護師）
山岸真沙美（医療法人社団光生会平川病院／精神科作業療法科、作業療法士）
村田　智（医療法人社団光生会平川病院／中央検査科、臨床検査技師、リスクマネージャー）
斉藤知香（医療法人社団光生会平川病院／中央検査科、臨床検査技師）
荻生淳希（医療法人社団光生会平川病院／精神保健福祉士）
丸山貴恵（医療法人社団光生会平川病院／精神保健福祉士）

まえがき

リハビリテーションの現場では、さまざまな患者さんがいます。施術をする際には、相手のやる気や性格などで大きな影響を受けてしまいます。特に、精神疾患を持つ患者さんに対して、苦手意識を持つセラピストは多いと思います。当院は精神科病院であり、リハビリテーション対象者は精神症状の重い精神病患者さんばかりです。このような患者さんにリハビリテーションなんかできるのかと思われる方も多いと思いますが、当院のセラピストは実に上手に患者さんたちと付き合っています。彼らは、患者さんと深い信頼関係を構築し、やる気を起こさせ、調子にのせ、回復の喜びによって、精神症状まで改善してしまいます。回復に要する期間もゴールも健常者と変わりません。もちろん、精神科医や看護師、精神保健福祉士、作業療法士、薬剤師など多職種のチームワークの中での協働作業ではありますが、素晴らしい匠たちだと、私は誇りに思っています。先日、面白いことがありました。今年度から365日体制をとることにしたのですが、患者さんから土日は休みたいというクレームがあったというのです。私はセラピストからの反発を恐れていましたが、患者さんからの反発とは、何とも苦笑いでした。彼らの存在はわが国においては、特殊なものかもしれません。しかし彼らの日常で当たり前にしていることは、多くの臨床現場で必ず役に立つと確信しています。この本が、多くのセラピストや患者さんの力になることを祈っています。

また、本書を出版するにあたり、林光俊先生、安部学先生、宮田久嗣先生をはじめ多くの方々にお力をいただいたこと、この場をお借りして心から御礼申し上げます。

医療法人社団光生会 平川病院 院長　**平川淳一**

目 次

執筆者一覧 ii

まえがき iii

第1部 精神科医療の概要 ……1

1 精神科とは（平川淳一）……2

1 はじめに ……2

2 精神医療について ……3

①現状 …3 / ②歴史 …5

3 平川病院のリハビリテーション施設の紹介 ……6

4 精神医療と理学療法士 ……7

5 おわりに ……8

2 精神科総論 ……10

1 精神症状（宮田久嗣）……10

①意識 …10 / ②知覚 …12 / ③思考 …12 / ④感情 …15 / ⑤意志・欲動 …16 / ⑥記憶 …17 / ⑦知能 …19 / ⑧自我意識 …19

2 薬物療法（宮田久嗣）……20

①抗精神病薬 …21 / ②抗うつ薬 …24 / ③抗不安薬 …26 / ④睡眠薬 …28 / ⑤気分安定薬 …28 / ⑥抗てんかん薬 …29 / ⑦認知症治療薬 …29 / ⑧アルコール依存症治療薬 …29 /⑨注意欠陥・多動性障害治療薬 …30

3 心理療法（畦地良平、山崎恵莉菜）……31

①心理療法と障害受容 …31 / ②健常者と精神障害者における障害受容プロセスにおける反応の異同 …32 / ③精神障害者のリハビリテーションで起こりうる反応例とその解釈仮説 …33

3 精神科各論 ……34

1 疾患別（加藤英之）……34

①精神障害者の身体合併症治療 …34 / ②精神疾患各論 …34

2 認知症（互　健二）……41

①認知症とは …41 / ②4大認知症 …41 / ③BPSDとその対応 …42

3 病因・生物学的要因（堀内智博）……43

①精神科治療の歴史 …43 / ②近年の精神科疾患の概念 …44 / ③生物学的要因についての総論 …44 / ④各疾患についての病因・生物学的要因 …46 / ⑤薬物療法以外の治療法 …51

4 精神医療の現状・疫学（渡部洋実）……52

①はじめに …52 / ②入院患者の現状 …53 / ③外来患者の現状 …54 / ④精神科医療体制 …55

第2部 精神科における身体リハビリテーション …… 57

1 精神科における身体リハビリテーションの必要性（仙波浩幸）……58

1 精神障害者に対する身体リハビリテーションの高まり ……58

2 日本における身体リハビリテーションの必要性 ……59

3 統合失調症者の身体リハビリテーションの必要性 ……59

2 精神科における身体リハビリテーションの実際……62

1 身体リハビリテーション・スタッフの仕事（上薗紗映）……62

①はじめに …62 / ②診療業務 …63 / ③環境調整 …63 / ④教育とデータ蓄積 …64

2 転倒予防（細井　匠）……66

①転倒予防対策について …66 / ②精神科における転倒事故と予防対策の現状 …66 / ③武蔵野中央病院精神科における転倒予防対策 …66

3 精神疾患に対する運動療法の効果（石橋雄介）……69

①統合失調症に対する運動療法の効果 …70 / ②うつ病に対する運動療法の効果 …70 / ③精神科における廃用症候群 …72 / ④事例紹介 …73

4 高次脳機能障害（緒方夕美子、戸祭美生）……76

①精神科と高次脳機能障害のリハビリテーション …76 / ②評価 …76 / ③訓練 …76 / ④機能回復訓練が実施できない場合の対応 …77

5 Quality of life（QOL）に関しての取り組み（鈴木淳一）……77

①調理訓練 …78 / ②外出プログラム …79

6 精神疾患を持つ患者に対して身体リハビリテーションを提供する場合の情報収集（濱田賢二、宮下泰範）……79

①はじめに …79 / ②心構え …80 / ③事前準備 …80 / ④診療情報提供書から得られる情報 …81 / ⑤患者本人から得る情報 …82 / ⑥訓練拒否・意欲低下があると情報収集困難となる …82 / ⑦情報の活用 …82 / ⑧まとめ …83 / ⑨おわりに …84

自殺企図にて高所から飛び降り多発外傷を受傷した広汎性発達障害、精神遅滞の患者（久保田直美、濱田賢二、木村　舞）……85

大腿切断となった統合失調症患者（認知機能障害への対応）（奥出　聡、久保田直美）……88

統合失調症に多発外傷を合併した症例（古屋真美）……90

アルツハイマー型認知症に左下肢切断を合併した症例（亀田南美、濱田賢二、宮下泰範）……94

統合失調症でリストカットをした症例（鈴木淳一、長尾巴也）……97

抑うつ症状が前景にあり、自宅2階ベランダから飛び降りた症例（風間広行、奥出　聡、鈴木淳一）……99

反復性うつ病に多発外傷を負った症例（宮下泰範）……101

躁うつ病に左脛骨高原骨折を受傷した症例 (山中裕司)……103
アルコール性ニューロパチーにより重度の感覚障害が出現した症例 (ミスランシャ・アキ、久保田直美)……106
アルコール依存症に鎖骨骨折を受傷した症例 (鈴木淳一、上薗紗映)……109
境界型パーソナリティ障害に多発外傷を受傷した症例 (山本洋樹、山中裕司)……111
認知症の症例 (田川　勉)……113
アルツハイマー型認知症に大腿骨頸部骨折を合併した症例 (田中悠稀、山本洋樹)……117
精神科におけるリスク管理・感染管理 (山中裕司、奥出　聡)……119
①精神科におけるリスク管理 …119 / ②精神科における感染管理 …123

第3部 栄養管理および口腔機能・嚥下障害 …… 127

1 精神科におけるNST活動 (土井　淳)……128
1 NSTとは ……128
2 精神科におけるNSTの必要性 ……129
3 平川病院のNSTの活動状況 ……129
①対象患者概要 …129 / ②栄養補助食品の開発 …131 / ③口腔ケアの実践 …132

2 栄養管理(管理栄養士の立場から) (青木　忍)……134

3 摂食嚥下障害とは (熊倉彩乃)……137
1 精神疾患患者に特徴的な問題点 ……137
①誤嚥と誤嚥性肺炎 …138 / ②窒息 …138 / ③低栄養・脱水 …138
2 摂食嚥下障害の診断 ……139
①食事場面の観察のポイント …139 / ②スクリーニングテスト …139 / ③精密検査 …139
3 摂食嚥下リハビリテーション ……140
①治療的アプローチ …140 / ②代償的アプローチ …140 / ③環境改善的アプローチ …140 / ④心理的アプローチ …141
4 摂食嚥下機能障害のリハビリテーションの実際 (石山寿子)……141
①事例1：精神状況の不安定と過剰な感覚過敏を呈した症例に対してのアプローチ …143 / ②事例2：悪性症候群を呈した症例に対するアプローチ …144

第4部 身体合併症の医療連携 …… 147

1 整形外科 (安部　学)……148
1 患者数、年齢分布、性別 ……148

2 飛び降りの高さ ……149
3 飛び降りの高さと損傷部位数、損位 ……149
4 リハビリテーション継続期間と入院時および、退院時FIMの改善度……149
5 症例 ……149
①症例1 …149 / ②症例2 …152
6 考察 ……154
2 救命救急センターに搬送される精神症状を呈した外傷患者の検討と現状 (大畑徹也) ……156
1 はじめに ……156
2 当施設における重症外傷の治療方針 ……157
3 結果 ……158
4 精神疾患と重症外傷の特徴 ……159
5 重症外傷における死の3徴 ……160
6 重症外傷における機能予後 ……161
7 症例 ……162
8 問題点 ……165
9 ポイント ……165
10 おわりに ……166
3 内科 (河合　伸) ……167
1 高齢者感染症の特徴 ……167
2 誤嚥性肺炎とその原因 ……168
3 カテーテル関連血流感染症(Catheter related blood stream infection : CRBSI) ……169
4 高齢者のリハビリテーション ……170
5 おわりに ……172
4 リハビリテーション科 (林　光俊) ……173
1 精神科病院で身体リハビリテーションを行う背景 ……173
2 施設紹介 ……173
3 調査方法 ……175
4 結果 ……176
5 精神疾患別分類 ……176
6 身体疾患別分類 ……177
7 症例1 ……178
8 症例2 ……180
9 考察 ……181
10 利点 ……182
11 問題点 ……183
12 総括 ……183

5 精神科身体合併症病棟での看護（本田美智子）……185
6 精神科作業療法科（山岸真沙美）……190
1 精神科作業療法科の役割 ……190
2 作業療法のプログラム立案の原則と実施時の留意点 ……191
①対応 …192 / ②作業療法実施の留意点 …192
3 精神障害領域における身体的アプローチの需要 ……193
7 検査科：DVT 対策（村田　智、斉藤知香）……195
8 病院間連携（荻生淳希）……200
①病院間連携の必要性 …200 / ②一般科医療機関から精神科病院の連携 …200 / ③病院内連携の重要性 …201
9 認知症疾患医療センター（丸山貴恵）……205
①認知症疾患医療センターとは …205 / ②診療、相談など、個別支援 …206 / ③地域連携や人材育成 …207

あとがき　210
索　引　212

第1部

精神科医療の概要

1 精神科とは

1 はじめに

精神科医療は、目に見えない精神現象や、言葉として表現し難い障害を、精神症状、徴候としてとらえ相対していく医療であり、他の診療科に比較して難しいイメージがあると言われる。しかし近年、MRI（Magnetic Resonance Imaging）、SPECT（Single Photon Emission Computed Tomography）やPET（positron emission tomography）といった画像診断技術が脳研究を飛躍的に進歩させ、さらにセロトニンやドパミンなど脳内の神経伝達物質やこれに対応するレセプターの研究により、精神科領域における疾患理解や病態の解明が進んでいる。そして、この理論に基づく薬物療法の進歩も著しく、象徴的なものが統合失調症における非定型抗精神病薬の開発である。今までの薬剤に比べ、精神障害者の偏見の根源となってきた統合失調症の奇妙な姿勢や行動、仮面様顔貌などの薬剤性錐体外路症状が著しく軽減され、飲み心地の良い薬である。服薬における考え方も、患者が単に薬剤規定どおりに服薬するという「コンプライアンス」に留まらず、患者が病気を理解し、服薬の必要性を納得して、主体的に積極的に治療に参加していくという「アドヒアランス」という考えに変わってきている。多くの統合失調症の患者は発症後早期の治療介入で入院しなくても外来で治療ができるようになってきている。一方で、治療抵抗性の統合失調症や脳器質性精神疾患の患者の長期入院が問題である。患者の高齢化は深刻で、加齢によるADL低下はもちろん転倒骨折、脳血管疾患などの合併で退院促進にも大きな影響が生じている。このような環境のなかで、今まであまり重要視されてこなかった精神科医療と理学療法の協働が注目されている。厚生科学研究でも、群馬大学名誉教授の高岸憲二班長の下、長期閉鎖環境によるフレイルやサルコペニアなどの問題を検討し、実際に骨減少症が高齢女性患者で効率に発生することを指摘している[1)]。平川病院は、後述する「あるきっかけ」から精神科病院に理学療法を取り入れた全国的にも数少ない病院であり、この研究にも参加している。本書で、精神医療における理学療法の必要性を理解していただけることを念願する。

2 精神医療について

①現　状

まず、精神医療の現状について説明する。精神科受診患者数は近年増え続け、平成26年には392.4万人となり、がんの100万人（平成27年）の4倍に達し、糖尿病の316万人（平成28年）をも上回る患者数となっている。疾病別内訳は、図1のように、統合失調症以外の認知症や気分障害（うつ病）、神経症性障害、ストレス関連障害、認知症が増加している。また、図2に示すように、増加しているのは外来通院患者であり、平成11年の170万人が平成17年には267.5万人と6年間で約1.6倍となっている。この外来患者の33%（89.6万人）はうつ病を含む気分障害でもっとも多く、ついで神経症性障害が22%（58万人）、統合失調症が21%（55.8万人）である。とくにうつ病とアルツハイマー型認知症の患者数が倍増していることが最近の特徴である。一方、入院患者数は年々減少し、その要因は統合失調症の著しい減少である。従来の精神科病院は、入院患者全体の80%が統合失調症であったが、現在は60%以下と大きく減少してきている。認知症については、その入院患者実数は増加している

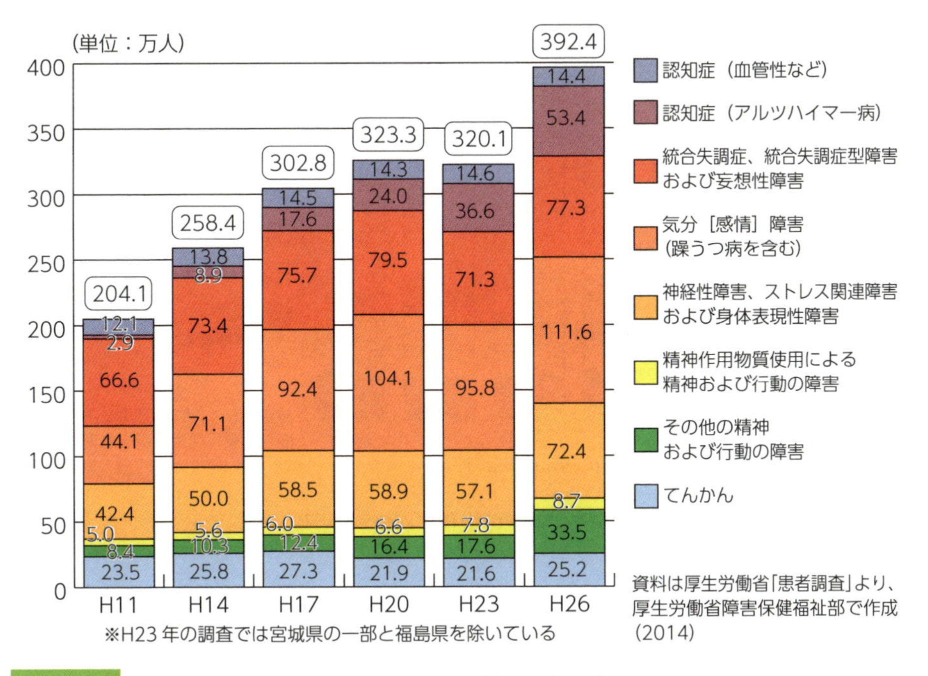

図1　精神疾患を有する総患者数の推移（疾病別内訳）

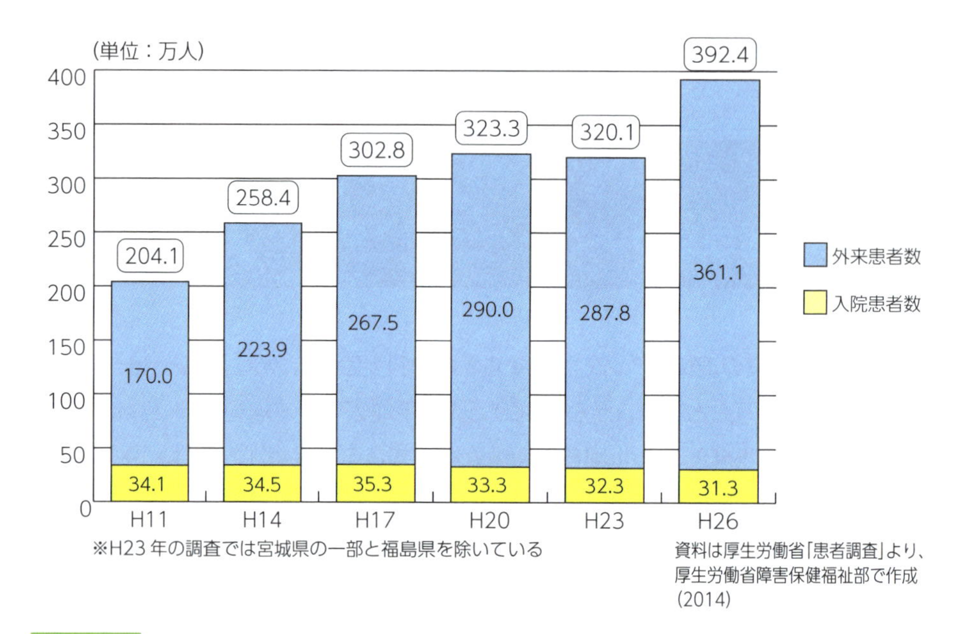

図2　精神疾患を有する総患者数の推移

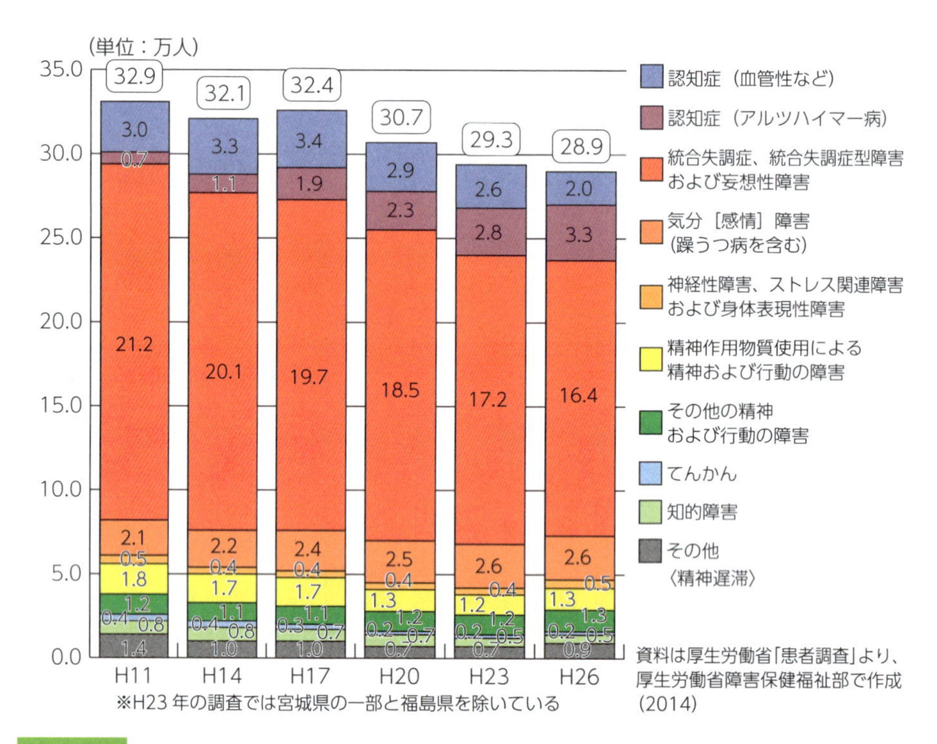

図3　精神病床における入院患者数の推移（疾病別内訳）

が、実際には早期に退院できるケースもあり、入院患者全体の割合では横ばい状態にある（図3参照)。精神科医療として、認知症では2回の介入場面がある。1つは初期診断であり、正常圧水頭症や慢性硬膜下血腫のルールアウトや、アルツハイマー型認知症など、早期発見を行い、外科的治療や抗認知症薬などの必要性を判断する。これは主に外来対応である。そして第2は、認知症に伴う「うつや躁状態」を含めた精神症状に対する治療である。とくに、周辺症状と呼ばれる徘徊、大声、盗癖、暴力、介護抵抗など、介護現場では対応困難な心理・行動異常のケースが精神科病院に入院することになる。しかしこれも環境調整や薬物療法などで落ち着き、その後は在宅や介護施設に退院するというケースが増えてきている。前述したさまざまな理由により平均在院日数は、平成元年の500日から平成26年には280日まで短縮してきている。他には、薬物依存や自殺対策、発達障害や人格障害など多方面に及ぶさまざまな問題が、精神科医療の担うべき事項である。平成25年からは、医療法によって5疾病5事業の1疾病として精神疾患が位置づけられている。

②歴　史

精神科医療の現状を理解するうえで、歴史的な流れの理解は重要と考え、ここに簡単に紹介してみたい。わが国の精神保健医療福祉施策については、明治33年の「精神病者監護法」の制定まで規制はなかったが、同法により、私宅、病院などでの監置制度が設けられたのが始まりである。戦後の昭和25年に精神衛生法の制定があり、都道府県に対する精神科病院の設置義務づけや指定入院制度が創設され、それ以降、精神科病院への入院を中心とした処遇が進められてきた。また、昭和39年、いわゆる「ライシャワー事件」（親日家のアメリカ大使であったライシャワー氏が精神病者によって殺傷され、当時のマスコミは「精神病者のような危険人物を社会に野放しにしておくということは大変に問題である」と報じ精神障害者に対する社会的方向づけをする結果となった事件）が起こり、入院・収容処遇中心の時代の流れは堅持された。一方、昭和36年10月の精神衛生法の改正で措置入院費の国庫補助率の引き上げなどを背景に、措置入院患者数についても、昭和35年の約1.2万人から昭和45年の約7.7万人でピークに達するなど急速な増加をみせた。しかし、昭和59年に宇都宮事件が起き、無資格者による診察などの実施や看護助手による暴行などが争点となり、これを契機に精神障害者の人権擁護についての配慮が必要という観点が強くなった。その結果、昭和62年に精神障害者の人権に配慮した適正な医療および保護の確保と社会復帰の促進が制度化され、名称も精神保健法と改められた。その後、知的、身体、精神の3障害を統合した「障害者基本法」（平成5年）の制定、「精神保健及び精神障害者福祉に関する法律」への改正（平成7年）、「障害者自立支援法」（平成17年）の成立などを経て、現在に至っている。入院中心から地域生活支援という精神保健医療の目標を掲げ、何回かの精神保健福祉法の改正が行われてきた。このようななかで、平成28年7月26日、相模原障害者施設殺傷事件が発生した。この犯人が犯行前に精神科病院に大麻による精神症状で措置入院していたが、十分な退院後のケアがなされなかったことを振り返り、平成29年度から新しい精神保健福祉法が検討されている。しかし、精神障害者を地域で監視する制度になりかねないと多方面から反対があり、偏見と地域安全のなかで議論が展開されている。100年前に、東京帝国大学医学部の呉秀三教授が「精神病者私宅監置ノ実情及ビ其統計的観察」という冊子のなかで『わが邦十何万の精神病者は実にこの病を受けたるの不幸の他に、この邦に生まれたるの不幸を重ぬるものというべし』と書いた。精神疾患に罹患してしまったばかりに、病気そのものの不幸とわが国での偏見による二重の不幸をもってしまう患者への呉先生の憂いと愛情である。精神医療に携わるものとして忘れてはならないことだと思う。

3 平川病院のリハビリテーション施設の紹介

平川病院のリハビリテーション施設の始まりは、25年前、初代の院長だった私の父が脳梗塞で倒れ、リハビリテーションをしながら仕事ができるようにと始めたものである。始めてみると、精神科の入院患者でも脳梗塞、脳出血でリハビリテーションが必要な人が多かったため、次第に利用者が増えていった（しかし、当時は理学療法士がなかなか集まらず、結局、当院でリハビリテーション助手をしながら専門学校へ通学してもらい、資格をとってくれたスタッフが今の平川病院を支えている。本当に感謝である）。そのようなときに、杏林大学病院の救命救急から、30歳代、統合失調症の患者の受け入れ要請があった（本書180ページ参照）。患者は、「飛び降りろ、死ね、死ね！」という幻聴に支配され、高所から飛び降り、下肢と骨盤を骨折し搬送された。救命対応はしたが、宗教的理由で輸血を拒否したため手術はできず、寝たきりの状態で上肢はある程度可動できるが、寝返りもできない状態であるという。ICUではどうにもならず、大学の精神科病棟では重症すぎて対応できないと断られたという。精神症状も活発で、精神科的治療を優先したいという要望であった。話を聞いたとき単純になんとかしてあげたいという思いが湧いた。ICUから救急車で当院に到着した患者と会ったとき、まだ、若いたくさんの可能性をもった1人の人間がそこにいた。さらに、なんとかしたいという気持ちを強くもった。しかし、レントゲンでは、骨盤が左右とも2～3センチの隙間をつくって縦に割れており、前院の整形外科医は荷重などとんでもないという判断であった。それでも、このままではどうしようもない。常識を超えた戦いが始まった。少しずつ、少しずつ、動かし、荷重をかけていった。隙間の空いた骨盤は予想に反して強く、耐えてくれた。3年以上かかったが、患者は杖歩行まで回復し退院していった。重症の精神疾患は、なかなか退院まで到達できる人は少ない。とくにこの患者については、当院に巡り会わなければ一生、ベッドの上で生活したことになったケースである[2)]。自分たちの仕事に方向性をもった瞬間であった。また、別の30歳代の患者がきた。高速道路の側壁に猛スピードで激突し、全身の多発外傷で、数回、ショック状態となりB大学病院で救命したが、その後、無為自閉状態となりリハビリテーションにもまったく協力がなく指示も入らなかったため、事故前の様子から統合失調症の陰性症状と判断され、慢性期の対応が必要ということで当院に紹介され入院となった。全身にたくさんの手術痕があり、少し眼球を動かす程度の反応はあったが、寝返りもできない状態であった。毎日、診察するなかで、統合失調症の陰性症状というには違和感を感じ、高次脳機能障害、前頭葉機能障害と視点を変え、さまざまなアプローチを理学療法士、作業療法士、言語聴覚士とともに行った。このときは、とくに言語聴覚士が多くの関わりをしてくれた。その結果、大岩がゆっくり動くように変化が始まり、スピードを増していくように回復していった。最終的には統合失調症ではないと判断し、最後は高次脳機能障害の専門病院を紹介した。その後暫くは何も連絡はなかったが、約1年後、両親から礼状とミカン1箱が届いた。礼状には自転車に乗って楽しそうにしている本人の写真が添えてあった。それを見た瞬間、本当に感動した。元々、精神科医療はなかなか結果を示せない。障害を抱え、社会の偏見もあるなか、患者のために役に立った実感をもてる瞬間は記憶のなかでも数えられるほどである。リハビリテーションという、私からすれば異質の手技との出会いが、当院の精神科病院としての機能の幅を広げ、患者本人、家族はもちろん、職員一人ひとりのやる気や生きがいを創出してくれていると考える。

4 精神医療と理学療法士

理学療法士と患者との関係は、マンツーマンの濃密な時間のなかで、身体的な問題解決とはいえ、共通の目標達成に向かって一緒に努力していくなかで形成される。精神疾患患者の多くは、他者に対する不信感、孤立感から、拒否的、ひねくれ、怒りなどをもっている場合が多いが、マンツーマンの訓練はこのような患者の心を開き、理学療法士との人間関係を糸口として、他者への考え方さえも変え、人を信頼し、不安も収まり、平安を取り戻すことができるように思う。精神科病院での理学療法の目的は、単なる身体合併症の回復ではない。人間として生きていくためのすべての事象が改善し、心も体も改善し、その人が幸せになるためにある。すなわち、理学療法こそ精神科医療に必要な技術であるとも言える。当院でも他の医師、看護師、薬剤師、精神保健福祉士、作業療法士、臨床心理技術者などさまざまな職種がいるが、誰よりも理学療法士にだけ心を開く患者は少なくない。理学療法士の存在は、単にADLの回復だけではなく、精神症状の回復においても、著しく有効であるというのが、私たちの印象であり、理学療法士的アプローチこそ今後の精神科医療に必要であると私は思う。

一方で、理学療法士は多職種よりスキンシップの多い職種でありセクハラの対象となりやすい。当院でも患者からのセクハラ被害はあるが、調査してみると問題を起こす患者の多くは、脳血管性認知症やアルコール依存症の患者であり、統合失調症の患者には少ない傾向があった[3-4]。脳血管性認知症については、どこのリハビリテーション病院にも多く入院されており、精神科独特のものではないと思われ、一般的偏見として、統合失調症は敬遠されがちであるが、実態は異なることを理解していただきたい。また、リハビリテーションの効果は、脳の器質的な問題が影響されるが、通常の疾病対応と同様に、発症初期から関われば、精神疾患の有無で回復までの期間に差はない[5-6]。しかし、受傷から施術開始までの期間が長いと、それなりに時間を要してしまう[7-8]。可能な限り早期に介入することが重要で、ここでも精神科病院での理学療法士の必要性を感じる。

もちろん、精神科病院に勤務することを躊躇する理学療法士は多いと思う。他の診療科に比べ、精神疾患患者に割かれる業務量はかなり多いにもかかわらず、社会的にも診療報酬でも評価されていないのが現状である。それでも、理学療法士が精神科病院に来れば、多くの人の役に立つことは間違いない。さらに今後、精神科医療が地域生活支援にシフトするなか、病院内という小さな枠ではなく、地域という大きな枠のなかで活躍が期待できる。是非、精神科病院に勤めるという選択肢をもっていただきたい。

5 おわりに

精神科医療は、子どもから老人まで関わる幅広い領域の患者を対象とする。慢性疾患でありその人の人生そのものと長い付き合いを覚悟しなければならない。一般人と何ら変わらない人生があり、同じように怪我や病気を抱える人もたくさん存在する。精神疾患があるからといって、通常、受けられる医療サービスが受けられないことは、あまりに不幸なことである。また、精神障害があるからといって、リハビリテーションの効果に変わりはないことは当院から情報発信している通りである。「二重の不幸」が繰り返されないように、是非、精神科医療に興味をもっていただき、私たちの領域に飛び込んでいただきたい。今後、精神科医療における理学療法の需要はたいへん大きく、その重要性はますます高まっていくと思われる。多くのセラピストの参加をお待ちしている。

文 献

1) Uchida S, et al : Osteopenia and the physical function in Japanese patients with schizophrenia. Arch Osteoporos. 2017 Oct 27; 12(1): 93. doi: 10.1007/s11657-017-0391-7.

2） 佐々木紗映，他：飛び降り自殺未遂にて両側骨盤骨折後保存治療にて ADL 自立を獲得した 1 例．第 34 回日本精神科病院協会精神医学会プログラム・アブストラクト，p208, 2005.
3） 尻引舞，他：精神科病院における理学療法中の接遇トラブル～合併症病棟を中心として～．季刊東京精神科病院協会誌別冊第 24 回東精協学会特集，p119-122，2009.
4） 佐々木紗映，他：職種による『接遇』への意識の相違～精神科内での調査～．理学療法学 37 巻 Suppl，p202，2010.
5） 児玉優太，他：精神疾患を合併した転落・墜落外傷に対する急性期理学療法の検討．東日本整災会誌 29 巻 3 号，2017.
6） 井賢治，他：精神病院入院患者の大腿骨頚部骨折治療について．整形外科と災害外科 51 巻，p89-91，2002.
7） 佐々木紗映，他：精神疾患患者の自殺企図による外傷に対する理学療法（第 1 報）．第 15 回日本精神科救急学会総会プログラム＆抄録集，p55，2007.
8） 奥出聡，他：精神疾患患者の自殺企図による外傷に対する理学療法（第 2 報）．第 16 回日本精神科救急学会総会プログラム＆抄録集，p156，2008.

（平川淳一）

2 精神科総論

1 精神症状

精神機能は、知覚、思考、記憶、感情、意欲、自我機能、意識、知能などから構成され、それらがうまく共同して働くことで、人間の精神活動がスムーズに行われる。精神障害は、これらの要素に異常が生じるために起こってくる。

①意　識（図4）

意識とは「自分が、今、何をやっているのか、あるいは、周囲がどのような状況にあるのかがはっきりとわかること」で、簡単に言うと「きちんと覚醒していること」である。これが障害されると、ぼんやりした状態から意識のない状態まで生じたり（意識の量の障害）、あるいは寝ぼけているときのように錯覚や幻覚が生じやすくなる（意識の量と質の障害）。

［意識混濁（意識の量的な障害）］

意識混濁とは、意識がはっきりとしている状態から、ぼんやりしている状態、あるいは、意識のまったくない状態までいわゆる意識の清明度の障害を言う。このために、“意識の量”の障害とも言う。

意識の清明度の程度によって、以下のように分類される。

明識困難状態：ぼんやりした状態。

昏蒙（こんもう）：浅い眠りの状態に近く、注意を集中できない状態。

傾眠：眠そうで、呼びかけには反応するが、放っておくと眠り込む。

昏眠：刺激が加わらないと眠り込む。

昏睡：強い刺激を与えても覚醒しない。

［意識変容（意識の量的、質的障害）］

意識の清明度の障害に、意識の狭窄（認識できる範囲が狭くなった状態）や、錯覚、幻覚などの通常ではみられない症状（意識の質的障害）が加わった状態である。

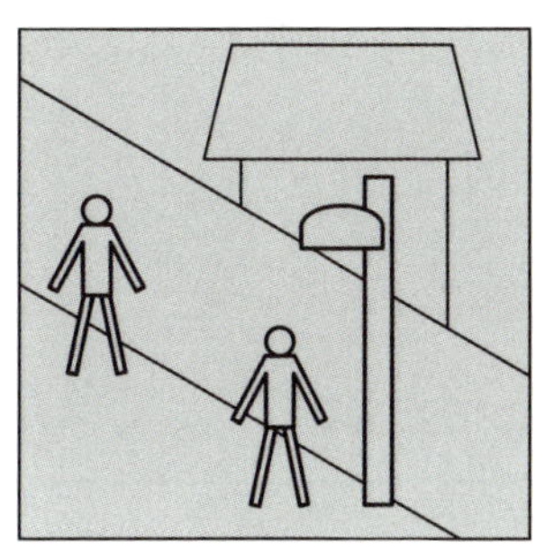

意識混濁
意識の清明度が低下した状態であり、夕暮れ時のように全体に薄暗くなっているが、通行人や街灯、家などはそのままの姿で認識できている。

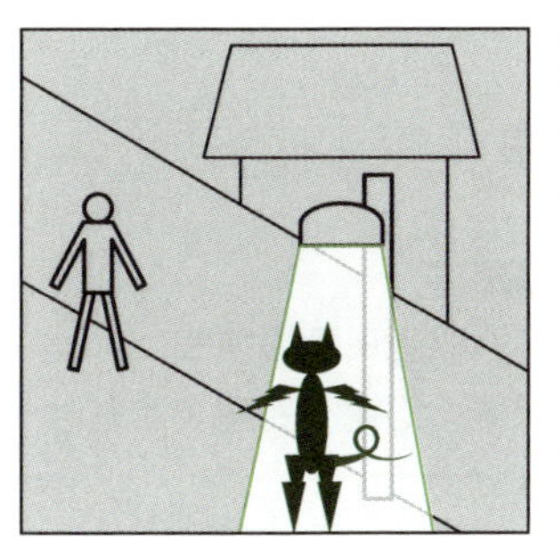

もうろう状態
街灯の照らしたところだけしか認識されていない。通行人は、不気味な姿になって見えている。

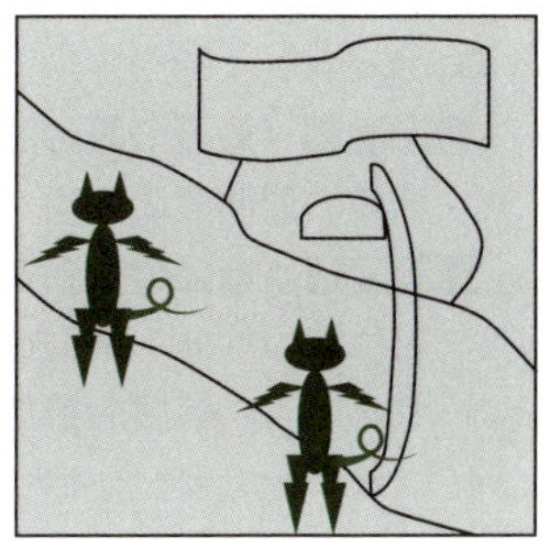

せん妄
全体的に薄暗くなっているが、それに加えて、通行人は不気味な姿に見えて、自分を襲ってきそうな気がする。家や街灯などの風景も不気味な感じに見える。

図4 意識混濁と意識変容（意識の狭窄、せん妄）

以下のような種類がある。

①**もうろう状態**：認識できる範囲が狭くなった状態で、これを意識の狭窄と言う。ある程度まとまった行動がとれるが、その間のことを思い出せない。徘徊、幻覚、不安、興奮などのほかに、平常とは異なる人格が現れることもある。解離性障害、てんかん、アルコール症、脳器質性疾患などでみられる。

②**せん妄**：症状が変動しやすいのが特徴である。意識の清明度の変動に加えて、幻覚（特に幻視）、妄想、不安、恐怖、不穏、興奮が加わった状態である。

振戦せん妄：アルコール依存症の離脱症状（飲酒できなくなったことで生じる症状）として出現する。振戦せん妄という名前の通り、“振戦”（粗大な手指の振戦）と“せん妄”（小人や小動物が見える幻視や、錯覚、被害妄想、失見当識、不眠、不安、興奮）、および、発汗、発熱、悪心などの自律神経症状が出現する。

夜間せん妄：高齢者や肺炎や手術後など身体状態の悪い患者でみられ、外界からの刺激が減少する夜間にせん妄が起こりやすくなる。

③**アメンチア**：軽度の意識混濁に思考錯乱が加わり、患者本人が自分や自分の置かれた状態にひどく困惑した状態。

④**夢幻様状態**：意識の障害に幻想的・場面的な幻覚（幻視が多い）が現れ、それに関連した恐怖や恍惚感を体験する。

▶▶▶ポイント

意識混濁（意識の量の障害）
意識の清明度の障害
意識変容（意識の量と質の障害）
もうろう状態：軽度の意識混濁＋意識狭窄
せん妄：中等度の意識混濁＋幻覚、妄想をともなう精神運動興奮

②知　覚

知覚とは、「感覚器官を通して外界に存在するものを意識し、その意味を知ること」である。いわゆる五感（視覚、聴覚、嗅覚、味覚、体性感覚）が相当する。

［知覚の異常］

①**錯覚**：実際に存在するものを誤って知覚することで、注意が散漫なときや、軽度の意識障害のときに起こりやすい。壁のしみなど、それとわかっていながら、人の顔や怪物に見える現象はパレイドリアと呼ばれる。

②**幻覚**：実際に存在しないものを知覚することで、以下のようなものがある。

幻聴：実際には存在しない音や人の声が聴こえる。単純な音だけの要素幻聴と、人の声が聴こえる言語性幻聴がある。後者は、統合失調症の代表的な症状である。その他、自分の考えていることが声となって聴こえる考想化声がある。

幻視：意識障害にともなって出現することが多い。せん妄、もうろう状態、アルコールの離脱症状（振戦せん妄）などである。この他、レビー小体型認知症、幻覚剤などの物質中毒でも生じる。

幻嗅：側頭葉てんかん、脳腫瘍などで生じる。

幻味：被毒妄想と関連して統合失調症で出現することがある。

体感幻覚（セネストパチー）：脳のなかでヘビがとぐろを巻いている、内臓が腐っているなど、体感の異常な知覚であり、統合失調症のほか脳器質性精神障害でも生じる。

▶▶▶ポイント

意識清明下で起きる幻覚：統合失調症の言語性幻聴
意識障害時に起きる幻覚：せん妄やアルコール依存症の幻視

③思　考

思考とは、情報の収集と処理を行い、概念・判断・推理などのプロセスを介して、まわりの事態に応じて問題を解決していく機能を言う。

[思考の障害]

思考の障害は、思考内容の障害、思考プロセス（思路）の障害、思考体験の障害に分けられる。

①**思考内容の障害**：思考の内容の異常とは、妄想のことを言う。妄想の定義は、①間違った確信、②訂正不能、③ありえない内容の3条件である。

> **▶▶▶ポイント**
> 妄想の定義とは、①間違った確信、②訂正不能、③ありえない内容　の3条件である。

②**妄想の発生様式による分類**：

一次妄想：妄想の起こり方が直感的であり、事実関係のなかから生じてきたものではないことから、第三者にはどうしてそのような妄想が生じてきたのか了解できない。統合失調症に特徴的である。一次妄想には以下の3種類がある。

妄想知覚：実際に知覚されたものに対して、妄想的な意味が与えられる。たとえば、通りすがりの人を見て、自分に天罰が与えられる前ぶれであると確信する。

妄想着想：突然何の動機もなく頭に浮かんだ考えが、確信に満ちた意味を持ってしまうことである。「自分は神の子である」、「自分は火星人である」などである。

妄想気分：周囲の雰囲気が突然妄想的な意味を持つもので、「周囲が何となく不気味に感じる」、「大変なことが起こりそうだ」など、突然起こる不安な予感や、異様な感じである。

二次妄想：妄想である以上、その内容はありえないものであるが、患者の心理状態や感情から、どうしてその妄想が形成されてきたのかある程度了解可能な妄想である。うつ病患者で、悲観的、絶網的な思考から貧困妄想や罪業妄想が生じる、躁病患者で誇大的思考から誇大妄想や血統妄想が生じるなどである。

> **▶▶▶ポイント**
> 一次妄想とは、妄想の形成過程が了解困難。統合失調症でみられる。
> 二次妄想とは、妄想の形成過程が了解可能。うつ病、躁病などでみられる。

③**妄想の内容による分類**：実際にはありえない内容であるが、その内容から以下のような種類がある。

統合失調症やアルコール・覚醒剤精神病でよくみられる妄想

被害妄想：周囲から意地悪、迫害されている。

関係妄想：本来、自分とは関係のない人の動作や発言が、すべて自分に関係していると考える。

注察妄想：他人から監視されたり、盗聴器がつけられていると確信する妄想。

追跡妄想：他人から後をつけられている、ストーカーされていると信じる妄想。

嫉妬妄想：配偶者や恋人に愛人ができたと確信する妄想。

うつ病でよくみられる妄想

貧困妄想：お金がなくなって、路頭に迷うと考える妄想。

罪業妄想：とりかえしのつかない失敗をしたと自分を責める妄想。

心気妄想：癌などの重い病気にかかったに違いないと確信する妄想。

躁病でよくみられる妄想

誇大妄想：自分は誰よりも優れていると確信する妄想。

血統妄想：自分は高貴な家の生まれてあるなどと考える妄想。

恋愛妄想：異性から愛されていると信じる妄想。

▶▶▶ポイント

被害、関係妄想 ―― 統合失調症 ―― 一次妄想
貧困、罪業妄想 ―― うつ病 ―――― 二次妄想
誇大妄想 ―――― 躁病 ―――― 二次妄想

[思考プロセス（思路）の障害]

考えをめぐらすときは、意識しなくてもAだからB、BだからC、CだからDというように論理の流れ（思路）に沿って考える。これを思考プロセスという。この流れに障害が生じるものが思考プロセスの障害である。以下のようなものがある。

思考制止：思考のスピードが遅くなり、着想も乏しくなる。うつ病でみられる。

観念奔逸：思考のスピードが速く、次々にアイディアが浮かぶ。躁病でみられる。

思考途絶：突然思考の流れが停止してしまう。統合失調症でみられる。

滅裂思考：観念同士の意味あるいは結びつきがなくなる。程度が軽い場合には連合弛緩といって、話のつながりが悪くなる。重症になると言葉の概念が崩壊し、単語の羅列となる（言葉のサラダ）。統合失調症でみられる。

迂遠：話がまわりくどく、枝葉末節にとらわれる。てんかん、認知症、精神遅滞でみられる。

保続：同じ観念が繰り返し現れ、先に進めない状態。てんかん、認知症、脳器質性疾患でみられる。

▶▶▶ポイント

思考プロセス（思路）の障害

観念奔逸は躁病、思考制止は、うつ病
滅裂思考（連合弛緩）と思考途絶は、統合失調症
迂遠、保続は、認知症、てんかん、脳器質性霜害

[思考体験の障害]

思考は、自分が考えているという体験を伴うが、自分で自分の思考を制御できないと感じる障害である。

強迫思考（観念）：ある考えが繰り返し頭に浮かび、その不合理さを知っているが、払いのけることができない。その対象が特定の場合、恐怖症となる（閉所恐怖、対人恐怖、不潔恐怖など）。

支配観念：ある考えが感情をともなって協調され、長時間頭の中に占めるが、強迫的な感じはともなわない。

心気症：自分の健康や身体の些細な不調を過剰に心配して、繰り返し医療機関を受診する。

④感　情

感情とは、喜び、悲しみ、怒り、快・不快などの心の状態を言う。これに対して、気分とは、抑うつ、爽快、不安などの比較的長い期間持続して起こる緩やかな変化を言う。一方、情動とは、急激に起こる強い一過性の感情状態を言う。

[気分の障害]

抑うつ気分：気分が沈んだ状態。うつ病でみられる。

爽快気分：気分が高揚した状態。躁病でみられる。

多幸症（上機嫌）：状況にそぐわない空虚で表面的な爽快気分。認知症などの脳器質性疾患や酩酊でみられる。

児戯性爽快：深みがなく子どもじみた明るさ。感情の平板化を示している。統合失調症の陰性症状でみられる。

▸▸▸ポイント

爽快気分は躁病、多幸症は脳器質性疾患（認知症など）
児戯性爽快は統合失調症

[感情の障害]

感情鈍麻：生き生きした感情が失われ、感情表出が乏しく、周囲に対して無頓着となる。関連する用語として、無関心、自閉がある。統合失調症、認知症などの脳器質性疾患などでみられる。

感情失禁：ささいなことですぐに泣いたり、笑ったり、激怒したりする。脳器質性疾患、特に脳血管障害でみられる。

失快感（快楽消失）：何をしても楽しいという感じがしない。統合失調症の陰性症状、うつ病でみられる。

［情動の障害］

不安：本来不安とは、自分が危機的な状況で起こるが、病的な不安は対象のない不安である。動悸、発汗、めまいなどの自律神経症状をともなう。

情動麻痺：天災など突然の驚愕、恐怖を体験した時に、情動が麻痺してしまう状態。急性ストレス障害や心的外傷後ストレス障害でみられる。

両価性：同一対象に対して愛と憎しみなど相反する感情が同時に起こること。統合失調症でみられる。

▶▶▶ポイント

感情失禁は、脳器質性疾患による感情の統制力の低下
情動麻痺は、心的外傷後ストレス障害の無感情状態

⑤意志・欲動

欲動とは、性欲、食欲など個体の生命や生活の維持に必要な行動をするための能動的な力を言う。一方、その欲動を操作する精神的な能動性を意志と言う。欲動と意志を合わせて意欲と言う（図5）。

［意志と欲動の量的異常］

①**精神運動興奮**：意志と欲動が著しく亢進している状態で、躁病にともなう躁病性興奮（爽快感を基盤にする多弁・多動から生じる行為心迫がみられる）と、統合失調症にともなう緊張病性興奮（統合失調症などで、まとまりのない行動が増加する運動心迫がみられる）がある。

▶▶▶ポイント

精神運動興奮にみられる“心迫”の違い

躁病性興奮では、観念奔逸から行為心迫に至る。
緊張病性興奮では、滅裂思考から運動心迫に至る。

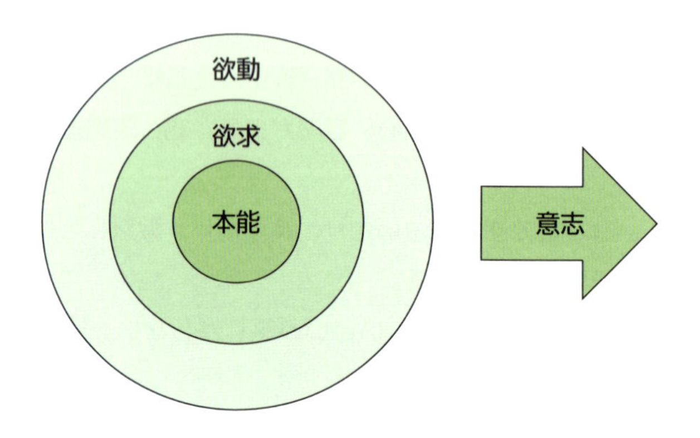

図5　意志とは、欲動を操作する精神的な能動性を言う

②意欲減退：無為は意欲減退の進んだ状態で、自発性がほとんどなくなる。統合失調症の陰性症状、前頭葉障害などでみられる。

[欲動の異常]

①量的異常：

食欲の異常：食欲が異常に亢進すると過食（神経性大食症）、低下すると無食欲（神経性無食欲症）となる。

性欲の異常：性欲の亢進や抑制は、双極性障害、脳血管障害、精神遅滞、内分泌障害、アルコール依存などでみられる。

②質的異常：

食欲の異常：食欲の倒錯で壁、草、大小便などを摂食する異食症picaがある。

性欲の異常：小児性愛（幼児愛）、老人性愛、死（屍）体性愛、露出症、サディズム、マゾヒズムなどがある。

[意志の異常]

制止：欲動は低下していないが、意志の発動に障害が起き、行動が遅くなったり、起こらなくなる。うつ病でみられる。

途絶：行動が突然中断、中止されてしまう。統合失調症でみられる。

混迷：意志，行動がまったく発現せず、外部からの刺激にも反応しないため意識障害のようにみえるが、意識は清明である。統合失調症（緊張型）、解離性（転換性）障害、うつ病などでみられる。

衝動性（衝動行為）：意志による抑制を受けなくなり、激しい欲動があらわになる。衝動行為が習慣化したものに病的放火、病的窃盗、抜毛癖などがある。

緊張病症候群：緊張型の統合失調症でみられる特異な症候群で、緊張病性興奮や昏迷以内に次のような症状がある。

カタレプシー（強硬症）：外部から与えられた姿勢をいつまでも取り続ける。

反響言語、反響動作：相手の言動をおうむ返しにまねる。

常同症：同じ動作、言葉をずっと繰り返す。

拒絶症：外部からの指示や要求に対して、すべて拒絶する。

緘黙（症）、無言（症）：一言も言葉を発しない。

ひねくれ（衒奇）症：不自然でわざとらしく、大げさな行動や態度をとる。

⑥記　憶

記憶は、記銘（新しいことを覚えこみ）、保持（それを脳の中で維持し）、再生（必要な情報を想い出し）、再認（それが正しいか確認する）の4つのプロセスから成り立っている。再生と再認を合わせて想起とも言う。それぞれのプロセスで障害が生じる（図6）。

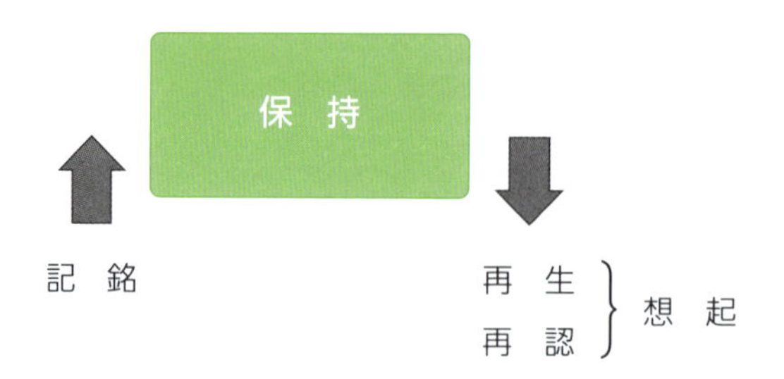

図6　記憶のプロセス

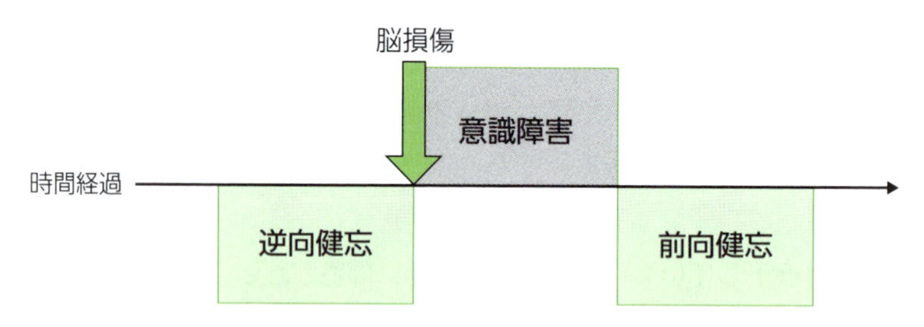

前向健忘：記銘障害（新たに物事を覚えこむことができない）
逆向健忘：想起障害（過去に覚えたことを思い出すことができない）
健忘では、意識障害はない。

図7　前向健忘と逆向健忘

［記銘の障害］

記銘減退：記銘力障害は、認知症などの脳器質性疾患や意識霜害でみられる。

コルサコフ症候群：記銘力障害、逆向健忘、失見当識、作話を主症状とする。記銘と再生の両者の障害がみられ、アルコール精神病として有名であるが、その他、頭部外傷、脳炎、認知症などの脳器質性疾患でもみられる。

［保持障害］

脳器質性疾患や電気けいれん療法後に生じやすい。

［再生（追想）障害］

記憶減退：生理的老化、認知症などでみられる。

健忘：過去の一定の期間のことを再生できない状態を健忘と言う。記憶障害をきたす契機となった脳損傷の時点よりも過去のことを思い出せないものを逆行健忘、それより後のことを思い出せないものを前行健忘と言う。健忘は、心理的ストレスによっても生じる。これを心因性健忘と言い、解離性障害でみられる。心理的ストレスに関連した体験だけを想起できないものを選択健忘、生活史全体を追想できないものを全生活史健忘と言う（図7）。

［再認障害］

以下の2つがあるが、いずれも正常でも体験するが、てんかんでよくみられる。

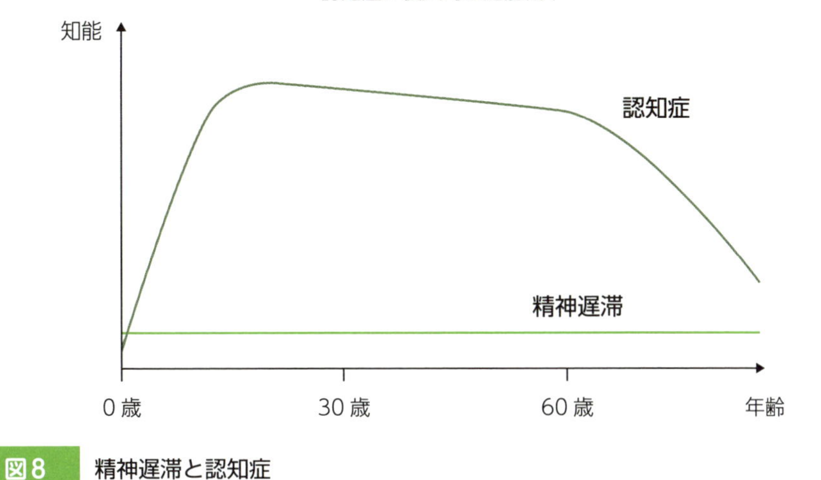

図8　精神遅滞と認知症

既視感（デジャビュー）：初めて見るものを、すでに見たことがあるように感じること。

未視感（メジャビュー）：見慣れている風景などを、初めて見るように感じること。

⑦知　能

知能とは、学習能力や抽象的思考能力ともいわれ、環境の変化によく適応し、生活のなかの課題に正しい対応や解決をする能力を言う。

[知能の障害]

精神遅滞（知的障害）：先天性あるいは出生早期の原因で知能の発達が障害され、知能が低いままにとどまっている状態が精神遅滞である。

認知症：いったん発達した知能が、脳の障害のために持続的に低下した状態を言う。アルツハイマー型認知症、脳血管性認知症、脳炎、頭部外傷などでみられる。

偽認知症：心因反応による退行状態（子どもっぽく幼稚に見える状態）で、一見認知症のように見えるが、わざと簡単なことを間違え、的外れ応答がめだつ。このような状態をガンザー症候群と呼ぶ（図8）。

⑧自我意識

自我意識とは、自分の存在や行為に関する意識である、人格の中枢である。

[自我意識障害]

離人症：自分がしているという意識が障害され、自分の感情や行為などに生き生きとした実感がなくなる。周囲と自分の間にベールがあるように、周囲の実感がわかないなどと感じる。統合失調症、うつ病などでみられる。

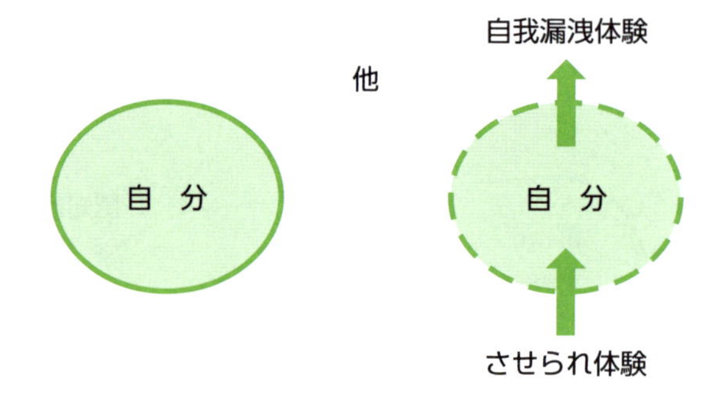

自我意識とは、“自分”と“他”を分ける境界（かきね）のようなものである。これが障害されると、統合失調症のように、自分のなかのもの（自分の考えや秘密）が外に漏れてしまう“自我漏洩体験”や、逆に、外界が自分のなかに侵入してくる（あやつられる、命令される、など）の“させられ体験”が生じる。

図9　自我意識障害とは

自我漏洩体験：自分のなかのもの（自分の考えや秘密、など）が外に漏れていると体験するもの。自分の考えがみんなに漏れている、自分のことをテレビで言っている、など（図9）。

させられ体験（作為体験）：自我の能動性、境界性が失われ、他の誰かから支配され、動かされ、あやつられていると感じるものである。統合失調症でみられる。

解離：自我の同一性の障害。解離性健忘、遁走、多重人格などが生じる。

▸▸▸ポイント

自我意識の障害

- 離人症：現実感を感じられない（統合失調症、うつ病など）
- させられ体験：あやつられていると感じる（統合失調症）
- 解離：自我の同一性の障害

（宮田久嗣）

2 薬物療法

精神科の治療に用いられる薬物には、抗精神病薬、抗うつ薬、気分安定薬、抗不安薬、睡眠薬、抗てんかん薬、抗認知症薬（認知機能改善薬）などがある。最近開発された精神科治療薬は、従来の薬物と比べて副作用が少なく、治療効果の面でもすぐれている。

表1 代表的な抗精神病薬の種類

分　類	一般名	商品名
第一世代抗精神病薬		
フェノチアジン系薬物	クロルプロマジン	コントミン、ウインタミン
	レボメプロマジン	ヒルナミン
ブチロフェノン系薬物	ハロペリドール	セレネース
ベンザミド系薬物	スルピリド	ドグマチール、アビリット
第二世代抗精神病薬		
セロトニン・ドパミン拮抗薬	リスペリドン関連薬物	リスパダール、インヴェガ徐放製剤、コンスタ持効性注射剤、ゼプリオン持効性注射剤
	ペロスピロン	ルーラン
	ブロナンセリン	ロナセン
ドパミンD_2受容体低親和性薬物	オランザピン	ジプレキサ
	クエチアピン	セロクエル
	アセナピン	シクレスト
	クロザピン	クロザリル
ドパミンD_2受容体部分作動薬	アリピプラゾール	エビリファイ、エビリファイ持続性水懸筋注製剤
	ブレクスピプラゾール	レキサルティ

①抗精神病薬

抗精神病薬（表1）は統合失調症の治療に用いられるが、一部の薬物は躁病やうつ病にも適応をもっている。その他、保険適応はないが、高齢者のせん妄、神経症性障害における強い不安、緊張、不眠、あるいは、アルコールや覚醒剤などの依存性物質による幻覚、妄想、興奮にも使用される。

［抗精神病薬の薬理作用］

統合失調症では脳の情報処理に関係する中脳・辺縁系のドパミン神経の機能が亢進しているために陽性症状（幻覚や妄想）が出現し、一方、中脳・皮質系のドパミン神経の機能が低下していることが陰性症状（意欲減退、感情の平板化、快体験の低下など）に関係している。第一世代の抗精神病薬は、脳全体のドパミン神経に作用するために、運動神経系や内分泌系のドパミン神経路を抑制し、錐体外路症状や性機能障害を副作用として起こす。これに対して、第二世代の抗精神病薬は、このような副作用が少ない点ですぐれている。

[抗精神病薬の分類]

i) 第一世代抗精神病薬

①フェノチアジン系薬物

クロルプロマジン（コントミン、ウインタミン）やレボメプロマジン（ヒルナミン）などで、鎮静、催眠作用が強く、興奮や不眠を示す患者に使用される。

②ブチロフェノン系薬物

ハロペリドール（セレネース）が代表的薬物である。幻覚、妄想に対して強力な効果を示すが、錐体外路症状や性機能障害などの副作用を起こしやすい。

③ベンザミド系薬物

スルピリド（ドグマチール、アビリット）は少量では抗うつ効果があるためうつ病にも使用されるが、中等量以上では幻覚、妄想への改善効果を示す。

ii) 第二世代抗精神病薬

①セロトニン・ドパミン拮抗薬

セロトニン神経を介して抗精神病薬による黒質・線状体系のドパミン神経の機能の抑制を回復させ、錐体外路症状を軽減させる。

リスペリドン（リスパダール）、インヴェガ徐放製剤、コンスタ持効性注射剤、ゼプリオン持効性注射剤

リスペリドンは幻覚や妄想に確実な効果と、速効性のある鎮静効果を示すが、増量すると錐体外路症状などの従来型の副作用を起こしやすい。リスペリドンの代謝産物であるパリペリドンの徐放製剤（インヴェガ徐放製剤）は、幻覚、妄想への確実な効果が維持されつつ、錐体外路症状などの副作用が少ない。コンスタ持効性注射剤とゼプリオン持効性注射剤は、それぞれリスペリドンとパリペリドンの注射製剤で、コンスタでは2週間に1回、ゼプリオンでは4週間に1回筋肉注射する。血中濃度が安定していることから副作用はほとんどなく、毎日服薬しなくてすむことから維持療法にすぐれている。

ペロスピロン（ルーラン）

ペロスピロンは、リスペリドンよりも副作用が少なく、作用はマイルドで、抑うつや不安にも効果がある。副作用が少なく、効果の持続が短いことから、適応外使用であるが高齢者のせん妄にも使用される。

ブロナンセリン（ロナセン）

ブロナンセリンは、幻覚、妄想に対する確実な効果を発揮する一方、過剰な鎮静や性機能障害を起こさない点ですぐれている。しかし、アカシジアは比較的起こる。

②多受容体作用型抗精神病薬（Multi Receptor Targeted Agent：MARTA）

ドパミンD_2受容体以外の数多くの受容体に作用することで、統合失調症における気分障害や不安障害への効果や、鎮静効果を有する特徴がある。そのなかでも、オランザピン、クエチアピン、クロザピンはD_2受容体への親和性が弱いことが、錐体外路性の副作用の軽減に役立っている。

オランザピン（ジプレキサ）

オランザピンは幻覚や妄想に対する効果の他、情動安定化作用にすぐれていることから、双極性障害の躁状態とうつ状態に適応をもっている。副作用として食欲・体重増加、耐糖能障害、脂質代謝障害があるため、糖尿病またはその既往のある患者には使用できない。

クエチアピン（セロクエル）

クエチアピンはオランザピンと類似した効果や副作用プロフィールを有するが、オランザピンよりも全体的にマイルドである。副作用として眠気は比較的ある。適応外使用であるが、高齢者のせん妄にも使用される。

アセナピン（シクレスト舌下錠）

アセナピンは、MARTAのなかでは唯一、ドパミンD_2受容体への親和性が高い。このため、うつや不安などの情動面への効果だけではなく、幻覚・妄想への効果もすぐれている。また、筋肉内注射と同様の速効性がある。副作用も比較的少ない。ただし、飲み込んで胃から吸収されると、肝臓でほぼ完全に分解されるため、舌下留置による口腔内粘膜からの吸収が求められる。

クロザピン（クロザリル）

クリザピンは、治療抵抗性統合失調症に使用される。無顆粒球症、糖尿病性ケトアシドーシス、心筋炎などの重篤な副作用が生じることから、クロザリル患者モニタリングサービスに登録された医師、薬剤師が勤務する登録医療機関でのみ使用可能である。

③ドパミンD_2受容体部分作動薬（パーシャルアドニスト）

ドパミンD_2受容体部分作動薬は、他の抗精神病薬がドパミン受容体を完全に遮断するのに対して、ドパミン神経を部分的に刺激する（パーシャルアドニスト）作用をもつために、うつ症状や、快体験や意欲の回復にすぐれている。

アリピプラゾール（エビリファイ）、エビリファイ持続性水懸筋注製剤

アリピプラゾールは、パーシャルアドニスト作用によってうつ症状や意欲を改善させる。副作用も少ない。しかし、アカシジア様のソワソワ感と不眠を起こすことがある。エビリファイの持効性注射剤（4週間に1回筋肉注射）では、血中濃度が安定していることからアリピプラゾールの副作用が回避できる。

ブレクスピプラゾール（レキサルチィ）

ブレクスピプラゾールでは、パーシャルアドニスト作用をアリピプラゾールよりも低下させたことで、アカシジア様のソワソワ感と不眠の副作用を回避している。その点では、副作用はもっとも少ない抗精神病薬と言える。

②抗うつ薬

抗うつ薬とは、抑うつ気分、精神運動制止、不安・焦燥などのうつ病の諸症状を改善させる薬物である。

[抗うつ薬の薬理作用]

うつ病に関係する神経伝達物質として、セロトニンは衝動性と不安、ノルアドレナリンは興味と関心、ドパミンは楽しみや意欲に関係するとされている。抗うつ薬は、これらの神経伝達物質に作用して改善効果をもたらす。

[抗うつ薬の種類]

抗うつ薬の種類と副作用を表2、3に示した[1)]。

表2 抗うつ薬の種類

種　類	一般名	商品名	用量（mg/日）
第一世代			
三環系抗うつ薬	イミプラミン	トフラニール	25～300
	アミトリプチリン	トリプラノール	30～300
	クロミプラミン	アナフラニール	50～225
	ノルトリプチリン	ノリトレン	20～150
	トリミプラミン	スルモンチール	50～300
第二世代			
四環系抗うつ薬	アモキサピン	アモキサン	25～300
	ロフェプラミン	アンプリット	20～150
	ドスレピン	プロチアデン	75～150
	マプロチリン	ルジオミール	30～75
	ミアンセリン	テトラミド	30～60
	セチプチリン	テシプール	3～6
その他	トラゾドン	レスリン、デジレル	75～200
第三世代			
SSRI	フルボキサミン	ルボックス、デプロメール	50～150
	パロキセチン	パキシル	20～40
	セルトラリン	ジェイゾロフト	25～100
	エスシタロプラム	レクサプロ	10～20
SNRI	ミルナシプラン	トレドミン	25～100
	デュロキセチン	サインバルタ	20～69
	ベンラファキシン	イフェクサー	37.5～225
NaSSA	ミルタザピン	メイラックス、レメロン	15～45
その他	スルピリド	ドグマチール	150～300

表3　抗うつ薬の副作用（文献[1]を一部改変）

抗うつ薬の種類	主な作用機序	主な副作用
SSRI	セロトニン受容体刺激	悪心、嘔吐、性機能障害、下痢、不眠
SNRI	ノルアドレナリン受容体刺激	頻脈、血圧上昇、尿閉
三環系抗うつ薬	抗コリン作用	頻尿、口渇、便秘、尿閉
	抗α1アドレナリン作用	起立性低血圧、眠気
	キニジン様作用	心電図異常（QT延長）
	抗ヒスタミン作用	眠気、体重増加

SSRI：選択的セロトニン再取り込み阻害薬
SNRI：セロトニン・ノルアドレナリン再取り込み阻害薬

i) 第一世代の抗うつ薬

もっとも古い抗うつ薬である。抗うつ効果は強いが、副作用も強く、効果発現も2週間以上と時間がかかる。副作用のなかでは、特に抗コリン作用（視力調節障害、口渇、振戦、便秘、排尿障害、緑内障には禁忌）、心電図異常（QT延長）、鎮静、性機能障害などが強い。

ii) 第二世代抗うつ薬

第一世代抗うつ薬と比べて、より選択的なセロトニンやノルアドレナリンの再取り込み阻害作用をもつ。抗コリン作用や心毒性などの副作用は軽減されている。アモキサピン（アモキサン）は効果発現が比較的早く、制止症状の強いうつ病に有効である。ミアンセリン（テトラミド）やトラゾドン（レスリン、デジレル）は不安焦燥や不眠の強いうつ病に有効である。

iii) 第三世代抗うつ薬

もっとも新しい世代の抗うつ薬であり、その作用機序の違いによって以下の3種類がある。

a) 選択的セロトニン再取り込み阻害薬（selective serotonin reuptake inhibitor：SSRI）

選択性にセロトニンの再取り込みを阻害する抗うつ薬である。フルボキサミン（ルボックス、デプロメール）、パロキセチン（パキシル）、セルトラリン（ジェイゾロフト）、エスシタロプラム（レクサプロ）がある。抗コリン作用、心循環系、鎮静の副作用がほとんどないことから、安全性が高い。SSRIはうつ病の他、各種不安障害に使用される。

SSRIには以下のような副作用がある。

消化器症状：悪心（胸やけ）、吐気などが服薬初期に出現する。

性機能障害：性欲減退の他、男性では射精障害、女性では無快感症が生じる。

賦活症候群（activation syndrome）：不安、イライラ、不眠、怒りなどの症状が出現することがある。

セロトニン症候群：頻度は低いが、錯乱、興奮、ミオクローヌス、反射亢進、発汗、発熱などが生じることがある。

中断症候群（discontinuation syndrome）：SSRIを急に中止すると、めまい、頭痛、不安、不眠、ふるえ、しびれ、ショック様の異常な感覚などが3日以内に出現するが、1～2週間で自然に消失する。多くの場合は軽症で、ゆっくりと減量すれば問題はない。

b）セロトニン・ノルアドレナリン再取り込み阻害薬（serotonin noradrenaline reuptake inhibitor：SNRI）

ミルナシプラン（トレドミン）、デュロキセチン（サインバルタ）、ベンラファキシン（イフェクサー）がある。セロトニンに加えて、ノルアドレナリンの再取り込み阻害作用を有することから、SSRIと比較して意欲の改善効果をもつとされる。SSRIで問題となる副作用は弱いが、排尿障害、口渇、頭痛の頻度はSSRIよりも高い。

c）ノルアドレナリン作動性・特異的セロトニン作動性抗うつ薬（noradrenergic selective serotonergic antidepressant：NaSSA）

ミルタザピン（リフレックス、レメロン）で、SSRIやSNRIとは異なる作用機序でセロトニンとノルアドレナリンの神経機能を亢進させる。SSRIで問題となる副作用が少ないが、眠気と体重増加の副作用がある。不安、焦燥、不眠を伴ううつ病に有効とされる。

③抗不安薬

近年、不安障害の薬物療法は、ベンゾジアゼピン系抗不安薬に加えて、セロトニン$5\text{-}HT_{1A}$受容体部分作動薬、SSRI、SNRIが使用されるようになっている（表4）[2]。

[ベンゾジアゼピン系薬物]

ベンゾジアゼピン系薬物は即効性の抗不安効果を示すものの、眠気、倦怠感、記憶障害、常用量依存、離脱症状などの副作用があるため、特に、長期使用については否定的な意見が多い。一方で、ベンゾジアゼピン系薬物を継続することで恩恵を受けており、実際的な不都合がない場合は、服薬を継続してもよいという意見も少なくない。

[SSRI]

SSRIはベンゾジアゼピン系薬物の常用量依存が問題となった欧米では、1990年代に適応拡大が図られ、現在では不安関連疾患の第一選択薬とされている（表5）[3]。日本では2018年現在、SSRIの不安障害に対する適応疾患は、フルボキサミン（ルボックス、デプロメール）が強迫性障害と社会不安障害、パロキセチン（パキシル）がパニック障害、強迫性障害、社交不安障害、セルトラリン（ジェイゾロフト）がパニック障害、エスシタロプラム（レクサプロ）が社交不安障害である。

表4 代表的なベンゾジアゼピン系薬物の作用特性（尾鷲登志美[2]を一部改変）

一般名	主な商品名	用量（mg/日）	作用特性		
			抗不安	鎮静・催眠	筋弛緩
短期作用型（半減期：6時間以内）					
エチゾラム	デパス	1～3	○○○	○○○	○○
クロチアゼパム	リーゼ	15～30	○○	○	○
トフィゾパム	グランダキシン	150	○	－	－
中期作用型（半減期：12～24時間）					
ロラゼパム	ワイパックス	1～3	○○○	○○	○
アルプラゾラム	ソラナックス、コンスタン	1.2～2.4	○○	○○	○
ブロマゼパム	レキソタン	3～15	○○○	○○	○○○
長期作用型（半減期：24～100時間）					
フルジアゼパム	エリスパン	0.75	○○	○○	○○
クロキサゾラム	セパゾン	3～12	○○○	○	○
ジアゼパム	セルシン、ホリゾン	4～20	○○	○○○	○○○
クロナゼパム	リボトリール、ランドセン	3～12	○○○	○○○	○○
超長期作用型（半減期：100時間以上）					
ロフラゼプ酸エチル	メイラックス	2	○○	○	○
フルトプラゼパム	レスタス	2～4	○○○	○○	○○
プラゼパム	セダプラン	10～20	○○	○○	○

表5 不安障害の治療薬（田島治[3]を一部改変）

薬　物	全般性不安障害	パニック障害	強迫性障害	社会不安障害	外傷後ストレス障害	急性ストレス障害
ベンゾジアゼピン系薬物	○	○		○	○	○
5-HT_{1A}受容体部分作動薬	○			(○)		
三環系抗うつ薬		○	○			
SSRIs	○	○	○	○	○	
MAO阻害薬*		○		○		
β遮断薬				(○)		

＊MAO阻害薬：日本では使用できない。　B遮断薬：カルテオロール（ミケラン）、プロプラノロール（インデラル）

[その他の不安障害治療薬]

その他、セロトニン5-HT_{1A}受容体部分作動薬タンドスピロン（セディール）が、心身症と神経症に適応を有している。

表6 睡眠薬の種類

分 類	一般系	商品名	誘導体	作用時間（半減期/時間）
超短時間型（～6時間）	ゾルピデム	マイスリー	非ベンゾジアゼピン系	2～3
	ゾピクロン	アモバン	非ベンゾジアゼピン系	3～4
	トリアゾラム	ハルシオン	ベンゾジアゼピン系	2～3
	ブロチゾラム	レンドルミン	チエノ・トリアゾロ・ジアゼピン系	7
短時間型（6～12時間）	エチゾラム	デパス	ベンゾジアゼピン系	6
	ロラメタゼパム	ロラメット、エバミール	ベンゾジアゼピン系	10
	ニトラゼパム	ベンザリン、ネルボン	ベンゾジアゼピン系	21～25
中間型（12～24時間）	フルニトラゼパム	サイレース、ロヒプノール	ベンゾジアゼピン系	15
	エスタゾラム	ユーロジン	ベンゾジアゼピン系	24
	アモバルビタール	イソミタール	バルビツール系	8～42
長時間型（24時間～）	クアゼパム	ドラール	ベンゾジアゼピン系	29～43
	ハロキサゾラム	ソメリン	ベンゾジアゼピン系	20～40

④睡眠薬

表6に代表的な睡眠薬の種類と作用を示した。現在、臨床で用いられている睡眠薬はベンゾジアゼピン系睡眠薬が中心であり、古いタイプの睡眠薬であるバルビツレート系睡眠薬は、高用量では呼吸抑制を起こすためほとんど使用されることはない。ベンゾジアゼピン系睡眠薬は概して安全性は高いが、ふらつき（筋弛緩作用）、翌朝の眠気、記憶障害、反跳性不眠（急に服用をやめたときに不眠となる）などが生じる。非ベンゾジアゼピン系睡眠薬は、これらの副作用が少ない点でメリットがある。さらに最近、従来とはまったく作用の異なる睡眠薬が使用できるようになった。ラメルテオン（ロゼレム）は、体内時計に関係するメラトニン様の作用を示すことで、睡眠を促す作用をもつ。スボレキサント（ベルソムラ）は、覚醒を維持する神経ペプチドであるオレキシンの働きを抑えることで、脳を覚醒状態から睡眠状態に移行させることができる。

⑤気分安定薬

気分安定薬とは躁病やうつ病に対する改善効果をもつと同時に、躁うつ病の予防効果が期待できる。

炭酸リチウム（リーマス）は、抗躁効果と躁うつ両病相の予防効果をもつ。一般的な副作用は、胃腸症状（悪心、嘔吐、下痢）、口渇、多尿、手指振戦で、血中濃度が治療域であっても甲状腺機能低下や腎機能低下が生じることがあるので、血中濃度の定期的なチェックが必要である。カルバマゼピン（テグレトール）は、抗躁効果と躁うつ両病相の予防効果をもつ。情動安定化作用があることから、不快気分の目立つ重症の躁病や、病相の急速交代型にも有効である。代表的な副作用は、眠気、ふらつき、だるさ、発疹、一過性白血球減少症などである。バルプロ酸（デパケン）は、抗躁効果と躁うつ両病相の予防効果をもつ。病相の急速交代型や躁うつ混合状態にも有効とされる。副作用が少ないものの、血中アンモニア値を上昇させ意識障害を起こすことがある。ラモトリギン（ラミクタール）は、うつ病およびうつ病相の再発予防効果にすぐれている。副作用としては、スティーブン・ジョンソン症候群（発熱、のどの痛み、全身の皮膚・粘膜・眼球結膜の発赤・びらん、全身倦怠感など）などの重大な皮膚疾患を起こす可能性があるため、低用量からゆっくりと増量することと、投与初期の1～2か月間に注意が必要である。ベンゾジアゼピン系薬物のクロナゼパムは、それ自体で、あるいは、他の気分安定薬との併用によって、抗躁効果、抗うつ効果、ならびに、躁うつ両病相の予防効果をもつことが報告されている。

⑥抗てんかん薬

抗てんかん薬治療の原則は、発作型に対してもっとも有効な薬物（第一選択薬）を適量用いることである。第一選択薬が無効であれば、第二選択薬を用いる。最近開発された新しい世代の抗てんかん薬であるガバペンチン（レグナイト）、トピラマート（トピナ）、ラモトリギン（ラミクタール）、レベチラセタム（イーケプラ）、ペランパネル（フィコンパ）は、既存の抗てんかん薬では十分な効果が認められない場合の併用療法が基本となっている。多くの抗てんかん薬では血中濃度の測定によるモニタリングが不可欠である。

⑦認知症治療薬

認知症治療薬には、脳内のアセチルコリン量を増加させ、脳内コリン作動性神経を賦活する薬物としてドネペジル（アリセプト）、ガランタミン（レミニール）、リバスチグミン（イクセロン、リバスタッチ）がある。一方、グルタミン酸受容体のサブタイプであるNMDA受容体チャンネルを阻害することによって、その機能異常を改善させる薬物がメマンチン（メマリー）である。メマンチンとその他の認知症治療薬は作用機序が異なることから併用療法されることが多い。

⑧アルコール依存症治療薬

アルコール依存症の治療は、以前は断酒しかなかった。しかし、それでは多くの患者が治療から脱落してアルコール性の肝硬変などで死亡していく状況が続いた。最近になって、治療の意欲を高める動機づけ面接や、認知行動療法などの治療技法が導入されるようになり、断酒が困難なケースでも、治療が中断するよりは飲酒量低減（減酒）という治療選択肢を選ぶことによって、その後の断酒につなげる方法が用いられるようになった[4)]。

［抗酒薬］

シアナミド（シアナマイド）とジスルフィラム（アンタブース、ノックビン）の2種類がある。アルコールの分解酵素を阻害するために、これらの治療薬を服用した後に飲酒すると、強烈な不快反応が生じる。アルコール依存症者が、断酒を継続するために、自らの意志で服用することが推奨される。家族が、本人がわからないように服用させ、その後、患者が大量に飲酒した場合には、ショック状態から死にいたることがあるので、このような服用方法は避けるべきである。

［断酒補助薬］

アカンプロサート（レグテクト）とナルメフェンは、それぞれグルタミン酸神経、オピオイド神経に作用して飲酒欲求を低減させる。しかし、前者が断酒、後者が飲酒量低減（減酒）に用いられる点で違いがある。いずれも、動機づけ面接、認知行動療法、自助グループ、家族療法などの心理社会的治療と併用することが重要である。

⑨注意欠陥・多動性障害治療薬

メチルフェニデートの徐放製剤（コンサータ）とアトモキセチン（ストラテラ）は前頭前野のドパミンまたはノルアドレナリンの再取り込みを阻害することによって、グアンファシン（インチュニブ）はα2Aノルアドレナリン受容体を刺激することによって、注意欠陥多動性障害（ADHD）で低下しているとされるドパミン神経機能を増強させる。前二者は18歳以上のADHDにも使用できる。

文　献

1）菊地俊暁：抗うつ薬の副作用と治療中断について．こころのりんしょう a la sarte 30：89-93，2011.
2）尾鷲登志美：各種抗不安薬の使い分け．今月の治療 13；59-65，2005.
3）田島治：不安障害の薬物療法の最近の動向．日本神経精神薬理学雑誌 24：133-136，2004.
4）樋口進，斎藤利和，湯本洋介：新アルコール・薬物使用障害の診断治療ガイドライン，新興医学出版社，東京，2018.

（宮田久嗣）

3 心理療法

①心理療法と障害受容

[心理療法とは]

精神医療の現場においては、心理療法よりも精神療法の呼び名で耳にすることが多いが、英語では両者ともにPsychotherapy（サイコセラピー）と呼ばれ、明確に違いが区別されることはあまりない。精神療法は医師を始め、看護師、精神保健福祉士など幅広い職種が担うのに対し、心理療法と呼ぶ場合には心理職による心理支援の範疇で行われているものと考えてよいだろう。精神医療の場に限定せず一般的に言えば、心理職による心理支援は精神障害者に対してのみならず、身体疾患を抱える患者、またはなんら障害や疾患を抱えない者、つまり健康な者がなんらかの出来事に遭遇した際や、自己実現や自己探求、教育支援、能力開発や矯正にも及ぶため、心理療法は当然精神療法よりもその裾野が広くなる。

心理学的な定義では、心理療法とは心理学の理論や知見、技法を用いて、要心理支援者のパーソナリティを再構成することである。パーソナリティとは認知や判断、感情表出をも含む広い意味での行動に一貫性をもたせるものであり、知能をも含む。パーソナリティに変容をもたらすという意味においては心理療法とカウンセリングはほぼ同様である。ただし、カウンセリングでは教育・開発的意義が、心理療法にては治療的意義が強調されることもある。

心理療法は細かい分類も含めると、400種以上あるとされ、大まかなものでは精神力動学派、認知行動学派、人間学派などがその代表とされる。学派によって治療成績に差がみられる疾患が一部存在はするものの、どのアプローチが優れているというものではないとの見解が一般的である。技法や学派の違いよりもむしろ、その心理療法的な人間関係が治療に有効に働くとされている。

[障害受容の概念]

中途障害者の障害受容については、障害受容過程のモデルが複数提唱されている。そのほとんどで共通しているのが、受傷によるショックから始まり、回復への期待や否認、悲嘆や抑うつ・怒り、あきらめや再適応への努力、適応・受容へと至るプロセスである。これらは数年単位から長いものでは数十年単位の時間軸で起こり、かつすべての症例においてこのモデルが当てはまるとは限らない。現在のリハビリテーションは急性期・回復期に重点化されているため、未だプラトーを迎えていない入院時に障害受容のプロセスを終えることはほぼないといっても過言ではないだろう。混乱の只中にある場合もあるため、治療者には、あるときには患者が自身の状態を客観的に理解しているように思えても、あるときにはまったく認識できていないように思えることもしばしばである。上記、障害受容のプロセスはきわめて長いスパンでの話であるが、生活を送っている以上、受傷者の日々の情緒状態、気持ちの変動は当然ありうるものである。

障害を受容するということは、受傷前の自己に対する価値観、認知様式、判断傾向の変化の過程であるとも言えるため、その意味では障害受容プロセスはパーソナリティ変容のプロセスと言い換えることもできる。その意味においては、セラピストは心理療法的な視点を持ち合わせておく必要があるだろう。

②健常者と精神障害者における障害受容プロセスにおける反応の異同

先述した障害受容のプロセスモデルは身体における中途障害者を中心につくられてきた。身体における中途障害者はその過程においてさまざまな心的反応を表すが、精神的に障害を有しているわけではない。精神障害も多様な分類があるため、すべての診断分類を等質に扱うことはできないが、心理的な観点からあえて一言で示すならば、精神障害とは現実認識が歪みやすくなる障害と表すことができる。たとえば、統合失調症に代表される精神病性障害に罹患すると、心理的負荷に弱くなる。環境から与えられるストレスのみならず、気持ちのうえでの葛藤状況にもちこたえることが困難で、ときにそれら心理的負荷の影響によって全体的な能力（知的機能、認知機能、情動に関連した能力、そしておそらく運動機能でさえも）の低下、現実認識の低下が起こり、かつ精神症状の一時的悪化を示すことすらある。

障害受容のプロセスは葛藤の連続である。そして障害受容に限らずとも、葛藤状況にあれば誰しもが、否認や抑うつ、不安焦燥感、イライラ感を示す可能性がある。しかし、これが正常心理から理解できる範囲を超え、上記の能力低下や妄想や幻聴などの精神症状を表す場合、その患者の耐えうる心理的負荷は危険水域に達しているととらえてよいだろう。

精神障害のなかには、そのパーソナリティの構造自体に問題を抱える障害もある。パーソナリティの構造に障害を抱える場合、対人関係が不安定となりやすく、疑い深くなったり、依存的になったり、必要以上にセラピストの個人的な生活に興味を示したりする場合がある。その障害のために、リハビリテーションを進展させるための、セラピストとの良好な人間関係の継続が不可能となることもあるため、ときにはあえて浅い対人的距離感を保ちつつセラピーを進めるという決断も必要である。

また、精神障害者は上記の心理的負荷の有無にかかわらず、罹患や症状増悪の繰り返しによりすでに認知機能に低下をきたしている場合も少なくない。その場合は理解力自体が低いため、もはや身体的障害を有したことによる葛藤自体が起きない可能性もある。精神障害者のリハビリテーションで起こりうる具体的な反応と、その解釈仮説については次項で解説する。

表7　精神障害者のリハビリテーションにおける具体的反応例と理解の視点（縦列を患者の具体的反応例、横列を理解の視点とし、セル内は各理解の視点から患者の反応の解釈仮説を示している）

		理解の視点		
		障害受容のプロセス心理的反応	認知機能障害、セルフモニタリングの悪さ	精神症状の悪化
具体的反応例	頻繁に身体の痛みを訴える	・気持ちの辛さを身体で表現 ・孤独感の穴埋めのためのケア要求 ・リハビリや社会生活の復帰への抵抗	・安静の指示を記憶できない ・痛みを助長させる行動をとる ・痛みにばかり注意が向いてしまう	・体感幻覚（実際にはありもしない感覚を脳が受け取ること） ・筋緊張 ・痛みへの感受性の上昇
	出来るADL、IADLを発揮しようとしない	・失敗体験の回避行動 ・援助者への自己存在価値の確認行動	・判断力や自発的思考力の低下 ・訓練内容を日常生活に応用できない	・心身の易疲労性 ・幻聴、幻覚、妄想に囚われて生活に注意が向かない ・意欲低下、無為自閉
	死にたいと訴える	・機能回復や今後の生活への絶望感 ・周囲に辛さを分かって欲しいがための主張	・言語表現能力の低下 ・状況理解困難による混乱	・抑うつ症状の増悪 ・恐怖感の強まり ・幻聴、妄想の増悪による苦悩

③精神障害者のリハビリテーションで起こりうる反応例とその解釈仮説

表7にて、リハビリテーション過程で生じる患者の反応について、障害受容のプロセスや心理的反応として理解する視点、認知機能障害やセルフモニタリングの悪さとして理解する視点、精神症状の悪化として理解する視点の3側面から、考えうる解釈をあげる。

上記にあげた患者の反応はごく一部であり，その解釈仮説はどれか1つに答えが絞れるわけではない。実際には、複数の要因が絡み合っていることがほとんどである。そのため、治療者は複数の視点から患者の反応を理解し、それに準ずる対応をしていく必要がある。

障害受容のプロセス、心理的反応で患者が著しく激しい行動を示す場合には、セラピストは患者が心理的にも許容できる範囲に訓練目標を修正し、リハビリテーションを継続していくことが必要となる。また、認知機能障害やセルフモニタリングが悪い場合には、障害されている部分を補完する形でのリハビリテーションが求められる。とりわけ精神症状の悪化においては、いち早い精神科医への報告により、薬物療法の調整や一時的休息などの対応が必要となるだろう。

（畦地良平、山崎恵莉菜）

3 精神科各論

1 疾患別

①精神障害者の身体合併症治療

精神障害者には、当然であるがしばしば身体疾患も併発する。一般的な身体合併症の他、ときには自傷・自殺企図による外傷も生じうる。患者には身体合併症の治療を受ける権利があるが、精神疾患への対応力に限界のある医療機関も多く、現実として精神障害者が十分な身体合併症治療を受けられないケースが存在する。それは医療による患者の権利剥奪であると考える院長の理念のもと、当院では身体合併症治療に力を入れている。とくにADLの回復・維持が重要であると考え、リハビリテーション（理学療法・身障作業療法・言語聴覚療法）体制を充実させている。

次項で身体合併症治療の重要性が高い4つの疾患について述べる。

②精神疾患各論

［うつ病］

気持ちが落ち込み（抑うつ気分）、やる気が出ず（意欲低下）、頭も働かない（思考抑制）。これが「うつ（抑うつ状態）」である。「うつ病」とは病的な抑うつ状態を呈する疾患である。何事にも関心がもてず喜びを感じられず、日々の生活を送ることさえおっくうになる。そんな自分に自責の念を抱き、不安・焦燥感が募る。不眠・食欲不振・さまざまな身体症状を生じることも多い。ときに、「罪を犯してしまった」という罪業妄想や「お金が無くなって生きていけない」という貧困妄想など、精神病水準の症状を呈するに至る。

うつ病の診断基準はICD（国際疾病分類）などに定められているが、これは神経学的な明確な根拠を基に規定されたものではない（図10）。たとえば冒頭の「抑うつ気分」「意欲低下」「思考抑制」という3大症状が存在することがうつ病の診断には求められるが、これらの症状を呈する場合に、すべての患者において同一の機序で発症し

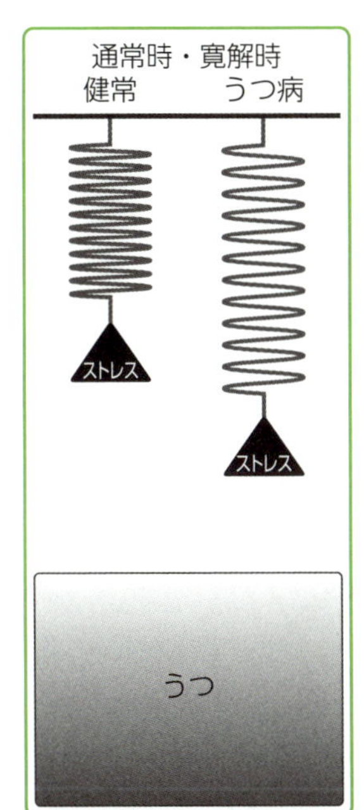

・うつ病は「心のバネ」が弱って弛んだ状態のようなものである。

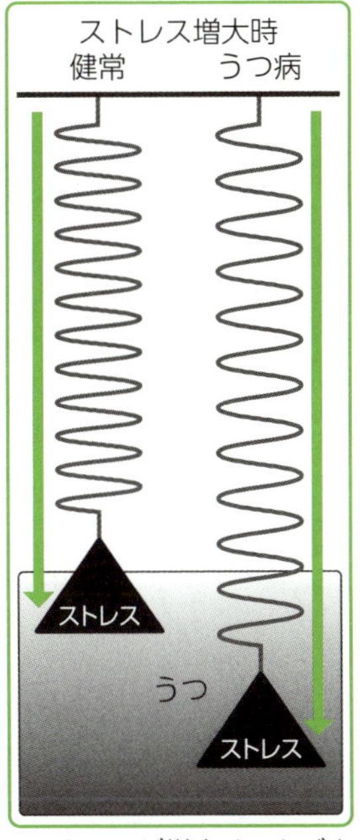

・ストレスが増大するとバネは大きく伸び、健常時よりも深いうつに沈み込む。

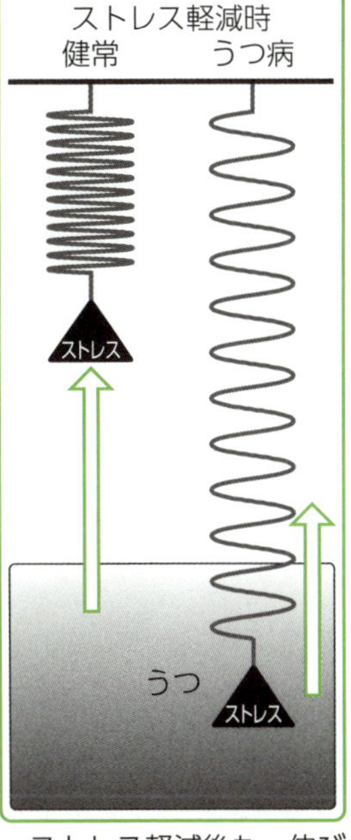

・ストレス軽減後も、伸びきったバネはなかなか元に戻らない。

図10　うつ病のイメージ

ているとは考えにくく、健常と異常を分ける線引きも明確ではない。そのため、現在「うつ病」と診断されているものが単一の疾患であるとは言い切れず、複数の疾患が混在している可能性がある。ICDなどにおいて「器質性精神障害」や「神経症」と定義される疾患で抑うつ状態を呈することもあり、それらも臨床現場では「うつ病」としてひとくくりにされることがしばしばある。

うつ病の病因として、脳内におけるノルアドレナリンやセロトニンなどの神経伝達物質の作用が低下しているというモノアミン仮説が有力である（図11）。しかし、そもそも「うつ」は健常者においても起こるものであり、病気と健常の区別が難しい。身体合併症を有する患者、たとえば脳卒中患者において麻痺症状などの喪失体験から落ち込む「当たり前のうつ」なのか、脳神経細胞が破壊されることによるモノアミン活性の低下が引き起こす「器質性うつ病」なのか判別困難なことがしばしばある。

逆説的な言い方になるが、医療者である私たちは「うつ病」の正確な診断にこだわりすぎるべきではない。うつに苦しむ患者がいて、それに対して医療が手を差し伸べることがその人の人生に幸をもたらすのであれば、それが神経学的にどういう病態であるのかは些細な問題であるとすら言える。とはいえ「うつ病」がさまざまな病態の混在した症候群であるならば、有効な治療法も患者それぞれで異なってくるはずであり、そこで患者の病態を正確に評価することが必要になってくる。漫然とした抗うつ

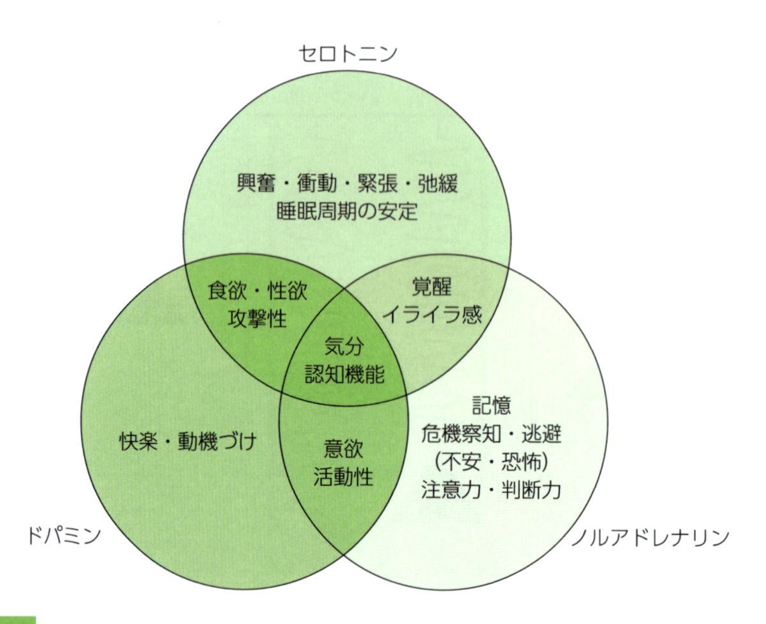

図11 モノアミン仮説

薬投与をしても効果が乏しいケースがしばしばあるだけでなく、むしろ薬物が有害事象をもたらすことも多い。

すべてのケースにおいて大切なことは、患者自身のもつ自己治癒力・適応力を最大限に引き出すことであり、治療のベースには健康的な生活リズムとそのときどきの状態に合わせた適度な活動量が求められるべきである。その点において身体合併症治療・リハビリテーションの意義は大きい。疾患としての「うつ病」だけでなく、高齢化・脳神経系疾患・身体疾患がもたらすADL低下という喪失体験による「当たり前のうつ」を、身体合併症治療・リハビリテーションを通して軽減することも可能である。超高齢化社会において、その意義はますます大きくなっていくと予想される。

うつ病治療において本人の活動を促す際に「どの程度がんばらせるべきか」を判断することが難しい。身体を少し動かすことにすらおっくうさを感じる時期に無理をさせるべきではないが、抑うつ気分や不安が軽度なときには適度な活動がうつ病からの回復を促進することも多い。心気的で消極的な患者に対しては医療者の方から積極的に促して活動させたほうが良いこともあるし、回復や社会復帰への焦りが強く本人が頑張りすぎる場合には医療者の指導によって活動を抑え目にコントロールしたほうが良いこともある。患者それぞれで正解は異なり、本人と相談しつつ治療方針を組み立てる必要がある。

重症うつ病の場合、もっとも重大な症状は希死念慮・自殺企図である。うつ病極期（何も考えられない・身体を動かす元気も無い時期）よりも回復期（自殺を企図して遂行する程度の思考力・活動性が戻ってきた時期）に自殺リスクがより高まることに注意が必要である。

[統合失調症]

かつては「精神分裂病」と呼ばれた疾患である。知覚・思考・感情・認知などの精神活動を一個体として合理的にまとめていく能力の低下が病態の本質であるとされる。脳神経系におけるドパミン伝達の過剰・不足が関与していることが比較的古くから判明しているが、詳細な神経学的発症機序は未だ不明な部分も多い。

表出される症状として、大別して陽性症状・陰性症状・認知機能障害が存在する。陽性症状とはドパミン伝達の過剰によって起こる「精神活動において本来無いはずのものが現れる。もしくはあるものが過度に亢進する」症状であり、病的体験（幻覚・妄想）・精神運動興奮・音や光への過敏性などがあげられる。陰性症状とはドパミン伝達の不足によって起こる「精神活動において本来あるべきものが失われる。もしくは低下する」症状であり、意欲や関心の低下などがあげられる（図12）。また、認知機能障害とは「筋道立てて物事を思考・判断する能力の低下」であり、これも明確な

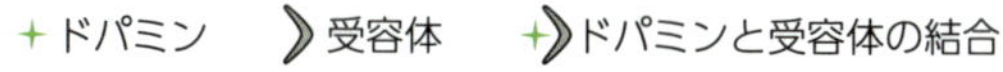

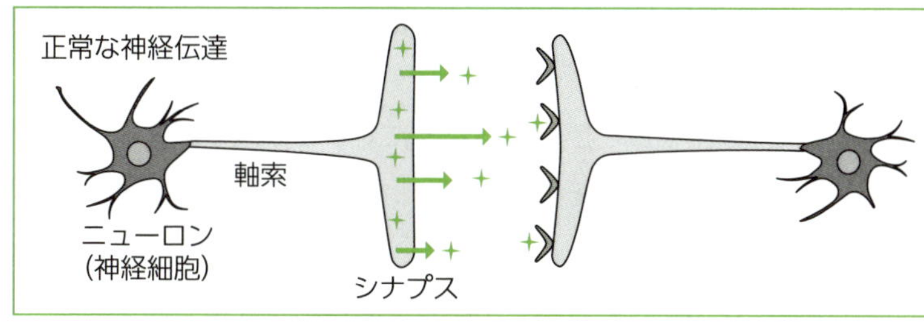

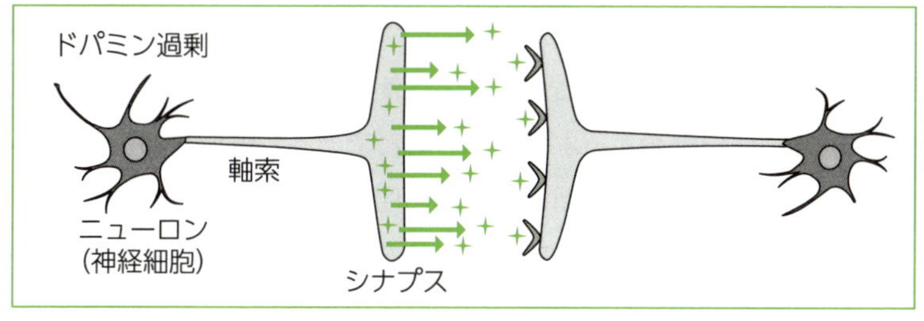

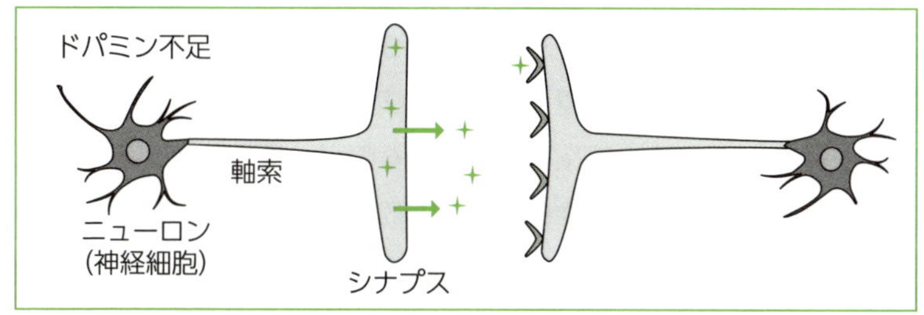

- 脳内のドパミン伝達が過剰もしくは不足することで統合失調症の症状を生じるという仮説。
- 過剰になることで陽性症状（幻覚・妄想・過敏・興奮）を生じ、不足することで陰性症状（無為・自閉・感情鈍麻）や認知機能障害を起こすとされる。

図12　ドパミン仮説

発症機序は不明だが、統合失調症の慢性化・急性増悪の繰り返しによって進行していく。

病的体験（例：「死ね」という幻聴、「自分は死ななければならない」という妄想）に左右され、自殺企図に至る患者も多い。統合失調症患者における自殺は、うつ病患者の自殺に比べ、より突発的で予測が難しい傾向がある。

自殺企図による多発性外傷、抗精神病薬の副作用による誤嚥性肺炎・悪性症候群、高齢化に伴う骨折（とくに大腿骨頸部・転子部）や脳卒中後遺症など、身体合併症治療・リハビリテーションを必要とする統合失調症患者は多い。今後もそのニーズは続くと思われる。

[アルコール依存症]

アルコールとは酒に含まれる成分のことであり、精神に作用する物質の一種である。人間はアルコールを摂取することで酩酊し、快感を得られることを知っている。飲酒は上手く利用できれば、日々の憂さを晴らして生活を豊かなものにしてくれる。一方で、アルコールに頼りすぎる先には「依存症」という落とし穴が待っている。

「依存症」という言葉は広く使われているが、医療における依存症は以下の3大症状が成立したもののことを言う。

- 精神的依存：精神作用物質を摂取することに対する欲求が抑えられなくなる。
- 耐性：繰り返し精神作用物質を摂取すると、同じ効果を得るために必要な量が増えていく。
- 身体的依存：精神作用物質の摂取を中断した際に離脱症状を呈する。

アルコール依存症になると、飲酒が不適切な状況においても飲酒を止められなくなり、社会生活に支障をきたす。たとえば、翌日仕事があっても夜遅くまで飲酒して朝起きられず無断遅刻や欠勤をするようになるなどである。飲酒することが生活のなかで何よりも優先するようになり、断酒を勧める周囲の助言にも耳を貸さなくなる。人間関係は破綻し、仕事や友人を失っていく。そんな状況がまずいと頭では理解しているが、それでも飲酒がやめられない。ついには昼夜を問わず、数時間とおかず連続的に飲酒し、持続的な酩酊状態となっていく。ときに、精神運動興奮・爆発性などが強まる複雑酩酊や、幻覚・妄想・失見当識を伴う病的酩酊といった状態まで至る。

アルコール依存症になると、高確率で身体的な障害も生じるが、それでも飲酒をやめられず、最終的には自分の健康や生命よりも飲酒を優先してしまう「死に至る病」となる。アルコールによってもっとも障害される臓器は肝臓であり、肝機能障害から肝硬変を経て肝癌に至る。また、慢性膵炎から急性膵炎を起こし、致死的となることもある。ビタミンB1不足によるウェルニッケ脳症や、長期的な栄養障害の結果としてコルサコフ症候群という精神神経症状を呈するに至る。

依存症を本人以外の誰かが「治してあげる」ことはできない。本人が断酒を決意して飲まない日々を積み重ねていくしかない。ただ、連続飲酒状態から急激にアルコール摂取を止めると離脱症状として高確率で振戦せん妄を起こすため、断酒の初期に入院治療という形で医療がサポートすることは多い。

無事に入院治療中の断酒が成功したとしても治療はそこで終わりではない。退院後に断酒を継続することこそが真の目標である。そのモチベーションを維持するためにAA（Alcoholics Anonymous）・断酒会などの自助グループや、アルコール依存症専門のデイケアがある。

アルコール依存症治療においては家族への教育・指導やケアも重要である。これらは本人の治療と並行して行われ、アルコール依存症患者を家族にもつ人たちどうしの交流や情報交換の場として家族会というものもある。

前述の通りアルコール依存症は肝機能障害をはじめとする身体疾患の合併率がとくに高く身体合併症治療の観点が必須である。自ら飲酒をやめない人に対して一般身体科では本人の治療意思が無いと判断されて治療適応にならないこともある。精神科においても原則的には本人の治療意思が無ければ治療契約は成立しないが、本人の禁酒・治療のモチベーションを引き出すような関わりをもつことも医療者には求められる。

［認知症］

認知症とは一度発達した知能が年齢相応の衰えの範囲を超えて異常に低下する疾患の総称であり、単一の疾患を示す言葉ではない。認知症に含まれる代表的な疾患としてはアルツハイマー病、レビー小体型認知症、脳血管性認知症、前頭側頭型認知症などがあげられる。記憶障害、思考力・判断力の低下、人格面での退行など認知機能全般においてさまざまな障害を呈する。認知症に対して決定的な効果のある治療法はまだ確立されていない。興奮や情動不安定などの周辺症状に対する薬物療法と、日常生活の支援体制を整える環境調整が中心となる。

高齢になるほど認知症の発症率は上がるため身体合併症の有病率も高い。身体合併症の内訳は当然ながら多岐にわたり、ここに書ききれるものではない。パーキンソン症候群の併発も多く、嚥下障害や歩行障害をしばしば生じている。全身状態の低下によってさらに脳機能の低下・認知症症状の増悪・せん妄を起こすこともあるため、身体合併症治療・リハビリテーションの重要性は高い。認知症患者は精神科以外の診療科でも治療を受けることが多いが、周辺症状が重度の場合は精神科病院でなければ対応しきれないことも多い。

認知症患者の入院治療においては隔離・身体的拘束という行動制限が行われることが多いが、当院では可能な限り行動制限を行わない入院治療をめざしている。職員の観察によって危険な行動を未然に防ぎつつ、病棟内で自由に行動してもらうことで廃用性のADL低下の予防を図っている。

[身体合併症治療・リハビリテーションのポイント]

前項まで複数の精神疾患の特徴をあげたが、それらの症状は「健常とされる人たち」の一般的な精神活動の延長にも存在しうるものである。乱暴な言い方をすれば、精神が完璧に「正常」な人間など存在しない。誰もが思い悩み、不安を抱き、ときには食事が喉を通らないほど落ち込むこともある。人と違う考え方、癖、趣味、能力をもっていたりする。そういう意味では健常者と精神障害者の間に明瞭な境界は存在しない。健常者は精神障害者を前にしたとき、つい「この人は精神的に異常な人だから」という差別的な見方をしがちである。しかし、精神障害者は「脳という臓器の不調」を抱えた普通の人たちに過ぎない。

精神障害者への対応の仕方に決まりきった一定の正解があるわけではない。なぜならば、精神障害者も健常者と同様に個性があるからである。それぞれの患者の個性や置かれた状況に応じて、どう対応すればよいかを医療者が常に考え抜く必要があるのは当然のことである。精神障害者を対象に身体合併症治療・リハビリテーションを行う場合も、それはまったく変わらない。家族、友人・知人、職場の同僚・上司など、他者と接する際に、普段は無自覚かもしれないが、さまざまなことを考えながら、相手に合わせてやり方を変えつつ、コミュニケーションをとっているはずである。ちょっと変わった人、機嫌の良い人悪い人、敏感な人、鈍感な人、話の通りが良い人・悪い人など、さまざまな個性をもつ人たちがいる。そういう人たちと接するように精神障害者と普通に接すればよい。患者の抱える疾患・障害がどういうものかという一般論を知ったうえで、その人を十分に観察する。その際、その人そのものに興味をもって、その人の背景（生活歴・病歴・家族構成・好きな物・趣味など）まで探っていくと、より深くその人を理解できるようになる。

精神障害者と接するなかで「わがまま、やる気が無い、暴力的など、言動に問題のある患者さんがいる。どこまでが本人の性格の問題で、どこからが病気の問題なのかわからない」と悩まされることがある。それに対しては「性格と病気の境界線を引く意味は無い。法律・社会通念・礼儀などに照らし合わせて『良い物は良い』『ダメなものはダメ』というだけのこと。障害をもっていようがいまいが、社会的に許されること・許されないことは変わらない」ということが原則である。なぜその人がそういう言動に至ったかということを考え、本人がそれを修正するための援助はするべきだが、精神障害者の言動のすべてを許容する必要は無い。症状としての治療意欲低下に配慮は必要だが、それでもやはり最終的には本人の「やる気」の問題であり、医療者が替わってあげることはできない。

具体的に注意すべきこともある。基礎疾患が何であれ、自殺企図歴がある患者における再企図の可能性は、企図歴の無い患者に比して有意に高い。自殺企図による多発性外傷などではADLを向上させることが自殺遂行能力の向上・再企図リスクの増大につながる側面もある。社会復帰・自立に向けた治療のなかで自殺企図リスクが増大するのは仕方ないことであり、ときに自殺を防ぎきれないこともあるが、治療に関わる全職員が常に自殺の危険性を頭に入れ、できる限りのリスク管理を行う義務がある。

（加藤英之）

2 認知症

①認知症とは

高齢化に伴い認知症患者数は増加の一途を辿っており、全国的な社会問題ともなっている。認知症への治療や介入に対する選択肢は限定的であるが、リハビリテーションの有効性については現在さまざまな検討が行われており、少なくとも患者当人やその家族にとってリハビリテーションという「前向きな治療」がもたらす効果は十分期待できるものである。

認知症とは後天的な障害によって記憶障害のみならず、それ以外の認知機能障害（判断力の障害や実行機能障害）によって日常の社会生活や対人関係に支障をきたしている状態をさす。認知症は中核症状である認知機能障害のみならず、周辺症状とされる行動・心理症状（Behavioral and Psychological Symptoms of Dementia：BPSD）を呈する。BPSDにはうつ状態や妄想などの精神症状が含まれることから、とくに精神科で加療を受ける認知症患者はBPSDが強い場合も多い。BPSDへの対応には認知症患者特有の病態や心理学的背景に配慮した対応が有効であり、リハビリテーションの導入にも通ずるものである。本稿では認知症についての知識・BPSDへの対応などについて概説する。

②4大認知症

認知症の原因疾患には神経変性疾患から代謝性疾患までさまざまなものがあげられるが、一部の治療可能な疾患（正常圧水頭症など）を除けば治療困難なものがその多くを占めている。なかでももっとも頻度の高いとされるのが先にあげる4大認知症である。

［アルツハイマー型認知症］

アルツハイマー型認知症（Alzheimer's Disease：AD）はもっとも多い認知症疾患であり、脳内に異常たんぱく質が蓄積することによって発症・進行する変性疾患でもある。初期には「同じことを何回も言ったり聞いたりする」「置き忘れやしまい忘れがめだつ」といった記憶障害が目立つが、「料理が単調になった」「同じ物ばかり買ってくる」といった日常生活における障害も顕著となる。中期には記憶障害・見当識障害が進行し、迷子になったり自宅内にいても「早く家に帰る」と徘徊したりするようになる。後期には簡単な会話のやりとりも困難となり、食事や排泄などの日常生活動作に常時介助が必要となる。

経過を通じて記憶障害を主症状とするが、遠隔記憶（古い記憶）は保たれることが多い。また他の認知症と比してコミュニケーション能力などの社会性が保たれることも多く、患者本人の心情や自尊心に配慮したケアや介入が重要である。

[レビー小体型認知症]

認知機能障害のみならず幻視や睡眠異常（レム睡眠行動障害）などのさまざまな症状を呈する変性疾患である。とくに幻視は特徴的で「子どもがそこにいる」「蛇が布団に忍び込んでくる」といった明瞭な幻視を繰り返し訴えることもある。うつ症状や妄想などの精神症状を呈するため、精神疾患との鑑別が困難な場合も多い。パーキンソン病関連疾患でもあり、動作緩慢や歩行障害などの運動症状がめだち、ADと比して転倒の危険性が高い。起立性低血圧などの自律神経症状が重篤な場合には失神を繰り返すこともあり、介入の際には歩行時や起立時にはとくに注意が必要である。

[前頭側頭型認知症]

行動障害や失語などの言語症状がめだつ、初老期発症の変性疾患である。脱抑制的な言動や万引きなどの社会的なルールを無視する行為が初発症状であることも多く、常同行動といった、ある決まったパターンの行動を繰り返す症状を示すこともある。他の疾患と比して進行が早く、末期には自発性が低下し運動障害がみられるようになり、無言・臥床状態となる。早期から病識が失われることが多く、介入の難しいこともしばしば認められる。一方で記憶、計算、見当識は保たれる傾向にあるため、そのような特性を利用したリハビリテーションも行われている。一部では保たれた道具機能や常同行動といった疾患特性を利用し、作業療法などを常同行動に組み込むこと（ルーチン化）で環境への適応を図るといった試みも報告されている。

[血管性認知症]

ADをはじめとした変性疾患とは異なり、脳梗塞や脳出血といった血管性病変による認知症である。血管性病変の発症に伴い認知機能障害が出現するため、階段状に進行することもある。ADなどと比して記銘力や他の認知機能が保持されることも多く、「まだら認知症」と称されることもある。片麻痺や不全麻痺といった運動症状を合併していることも多く、転倒の危険性が高いことも知られている。なかには転倒予防のリハビリテーションが転倒の危険性を減じたという報告もあることから、認知機能のみならず身体的なリハビリテーションも重要である。

③ BPSDとその対応

疾患により出現するBPSDやその病態は異なるが、最多疾患であるADを念頭に初期から後期にかけて出現しうるBPSDとその対応について述べる。

[初　期]

おおむね認知症の初期は病識が保たれることが多く、患者は認知機能障害の出現によって日常生活の失敗を重ね、ささいなことで怒りっぽくなったり、抑うつ気分を呈するようになる。「以前と比べてだらしなくなった」といった無関心（アパシー）のような行動変化もしばしば認められるが、当の患者本人はそのような変化をむしろ「疲れていたから」などととりつくろうような反応をみせることが多い。これはおそらく病識が保たれているからこそ、自らの失敗に気づき不安となり、必死に体裁を保とうとしていると推察される。よってこのような場合には無理に介入するのではなく、まずは本人の訴えを丁寧に拝聴し、不安を取り除けるよう配慮したうえでリハビリテーションなどを進めることが望ましい。

[中　期]

中期には徐々に病識も失われ、自らの誤りを指摘されても自分の正当性を主張し、しばしば不機嫌となる。とくに「隣人がものを盗む」、「妻／夫が不義を働いている・見捨てられる」といった周囲の人を対象とした妄想を認めることもあり、より介入を困難とする。このような症状に対して無理に説得しようとしたり内容を訂正したりしようとすることは、かえって興奮や易刺激性を高めてしまう。傾聴し受容することも重要だが、話題や環境を変えたりするなどして注意を転導させることも有効である。

[後　期]

廃用性症候群の進行に伴い、経口摂取も困難となるためコミュニケーション自体が困難なこともある。しかし知覚は比較的保たれることも多く、最終的には五感に働きかけるような対応が望まれる。

（互　健二）

3 病因・生物学的要因

①精神科治療の歴史

精神科の歴史は、13世紀に設立された英国ロンドンにある修道院（現在の王立ベスレム病院）が精神疾患のケアを始めたことが精神病院の始まりとされている（図13）。当初は精神疾患に有効な治療法や薬もなかったが、1930年代にイタリアで電気けいれん療法が行われるようになり、統合失調症や気分障害などに有効な治療法が見つかった。

また1950年代には向精神薬が開発され、精神科治療が大きく前進した。しかしながら古い世代の向精神薬は副作用が強かったため、近年は向精神薬副作用の少ない薬が発売されている。

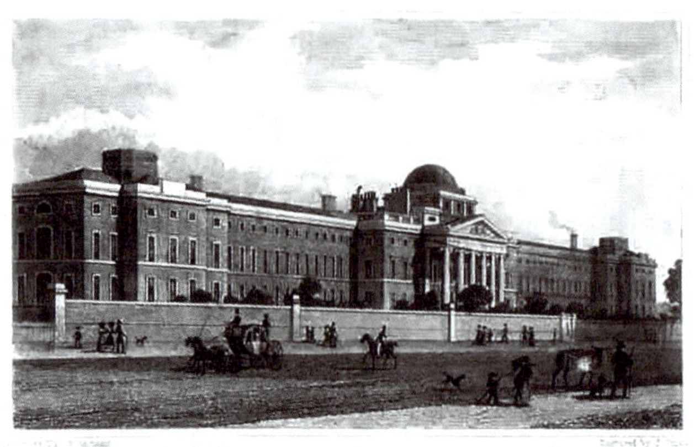

図13　世界で最も古い精神科専門病院とされる王立ベスレム病院

②近年の精神科疾患の概念

近年では統合失調症や双極性障害のみでなく、大うつ病性障害と自閉症や注意欠陥多動性障害では原因遺伝子や症状に共通する部分があることも報告されており、それぞれの疾患でも連続したスペクトラムとして存在しているとする考え方もある。つまり生物学的知見に基づく単一精神病論に近い概念へ回帰する動きもある。

精神疾患の原因には環境や心理的要因が関わっているが、個人差が大きい。操作的診断は本来、症候学的な分類に基づく診断であることから、病因論的な、あるいは生物学的マーカーなどの病態学的な分類とは異なるものである。たとえば統合失調症や気分障害を考えてみても、これらの疾患が症候学的に類似した一つの症候であるのか、病態学的に異なる複数の疾患群からなる症候群であるのか結論はでていない。その点を踏まえつつ、現在わかりうる知見について述べる。

③生物学的要因についての総論

精神疾患の原因の多くが脳に由来するが、精神疾患の病態生理を理解するうえで必要な生物学的基礎を説明する。

[脳内の神経伝達物質]

脳は数百から数億のニューロン（脳細胞）から成り立っている。ニューロン同士は別のニューロンに電気信号で情報を伝達する（図14参照）。それぞれのニューロンには間隙があり、さまざまな種類の神経伝達物質が流れている。神経伝達物質は脳の機能に重要な役割を果たしており、神経伝達物質の放出量の変化が精神疾患の原因の一つとされている。脳内の神経伝達物質にはそれぞれの作用があり、表8に示す。

[遺　伝]

現在、内因性の精神疾患は多因子遺伝であるとされている。これらの遺伝子に制御された神経伝達物質や脳血流や脳機能の異常を伴う生物学的要因が報告されている

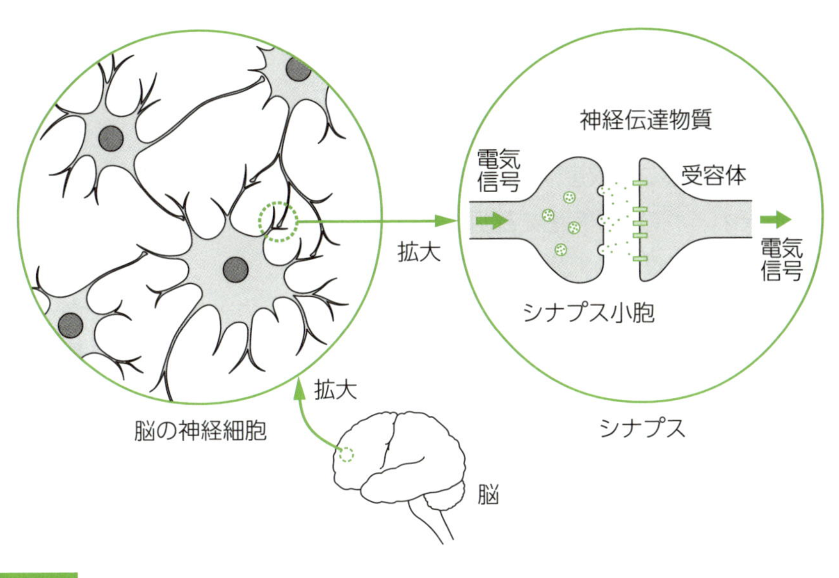

図14 脳内の神経伝達のしくみ

表8 中枢神経内の神経伝達物質の作用

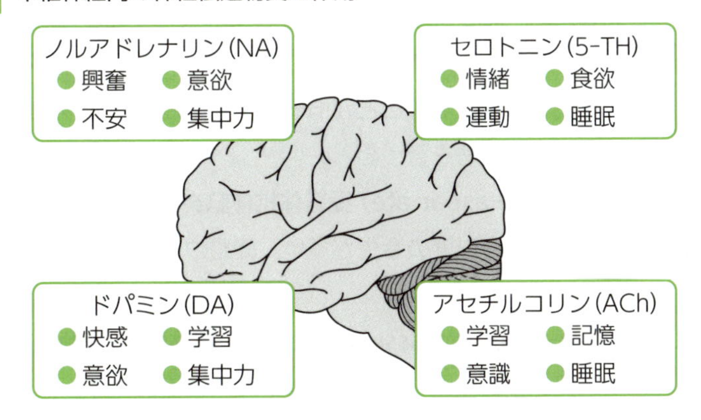

モノアミン	アミノ基を一個もつ神経伝達物質の総称である。ドパミン、セロトニン、ノルアドレナリンが含まれる
ドパミン	D_1〜$_4$までのサブクラスがある。意欲や報酬系に関与している
セロトニン	$5HT_1$〜$_7$までのサブクラスに分かれ、さらに細分化されている。情動、体温、性行動、認知、運動に関与している
ノルアドレナリン	注意、覚醒、認知機能、ストレス反応に関与している
グルタミン酸	興奮性の神経伝達物質。記憶や学習などの高次脳機能に関わっている
γ-アミノ酪酸（GABA）	GABA A〜Cのサブクラスに分かれる。抑制性の神経伝達物質。不安を和らげてリラックスし、睡眠に関与する
ヒスタミン	睡眠と覚醒、摂食行動、血圧や痛みの調整に関与する
アセチルコリン	中枢神経において認知機能、学習、記憶、覚醒に関係する。末梢神経では副交感神経末端から放出される

が、その他、環境要因、心理的要因なども関係している。

④各疾患についての病因・生物学的要因

精神症状を引き起こす疾患は身体疾患を含めてさまざまである。ここではICD-10に沿って、それぞれの精神疾患を説明する。

［F0症状性を含む器質性精神障害］

(1) 認知症

認知症は後天的な脳の障害のため認知機能が低下し、それまでに習得したさまざまな能力が失われ、日常生活に支障をきたす状態像である。

(2) せん妄

身体疾患などなんらかの原因により脳機能の障害が起こった際に幻覚、錯乱、不安、興奮、見当識障害などが起こる。意識障害の一部だが、単なる意識の清明度の変化ではなく、意識の質的変化が生じたために起こるとされている。

(3) 脳　炎

①**感染性脳炎**：ウイルスや細菌などの感染によりさまざまな精神症状をとりうる。

②**傍辺縁系自己抗体脳炎**：自己免疫性の脳炎で近年新しく提唱された。その名の通り、自己免疫により脳の辺縁系に障害を起こし、幻覚、妄想が起こるなど内因性疾患やせん妄と鑑別が必要となることがある。自己免疫疾患なので治療としてステロイドパルスなど免疫療法を行う。

i) 抗NMDA (N-methyl D-aspartate) 受容体抗体脳炎

若年女性に好発し、卵巣奇形腫の合併が多い。経過中にけいれんや不随意運動を起こす。

ii) 抗VGKC (voltage-gated potassium channel) 抗体陽性辺縁系脳炎

壮年期の発症で，亜急性の経過をとる。記憶や見当識障害、けいれん発作、抗利尿ホルモン不適合分泌症候群（SIADH）がみられる。胸腺腫の合併が多い。

(4) てんかん

一部の障害された大脳ニューロンからの過剰な電気的興奮が起こることにより、発作を起こす。過剰な電気活動が局所にとどまれば巣症状が起こり、意識を保っている大脳全般に電気活動が波及すれば意識消失発作を起こす。とくに側頭葉てんかんはさまざまな精神症状を呈することがあり、統合失調症などの精神疾患との鑑別を要する。これは側頭葉内側には情動をつかさどる扁桃体を始めとして、統合失調症の陽性症状を引き起こす原因となる中脳辺縁系があるためである。

巣症状…脳の限局した部位の機能が欠落するためにおこる症状。それぞれの脳の部位により症状は異なる。

その他の器質性、症状性精神病

脳腫瘍や外傷性脳障害、甲状腺機能異常など器質性疾患ではいろいろな精神症状が起こりうる。

[F1 精神作用物質使用による精神および行動の障害]

(1) 覚醒剤 (アンフェタミン)

覚醒剤はドパミン神経終末のトランスポーターからの再取り込みが阻害され、シナプス間隙の内在性のドパミン濃度が高くなる。報酬系を促進された結果、覚醒剤への依存が生じる。またドパミン濃度上昇が幻覚妄想が起こる原因となる。統合失調症では中脳辺縁系においてドパミン放出が増えるが、シナプス間隙のドパミン濃度が上昇する観点で統合失調症と覚醒剤使用時の病態生理は類似している。症候学的に類似しているために、統合失調症の治療薬開発時の動物モデルにもアンフェタミンは使用される。

(2) アルコール依存症

心理的要因：アルコールの初飲から連続飲酒に至るまでの依存症形成の過程において心理的要因は欠かせない。離婚や失職などライフイベントに伴いストレスを発散する目的でストレス軽減の目的、つまりコーピングとして飲酒量が増えることも多い。依存症状態では通常仕事はできないが、家族などからの金銭を含めた援助が飲酒を助長してしまうイネイブリングがある。アルコール依存症において、精神科での治療前は依存症状態であることを患者本人は否認する傾向がある。飲酒により人生に失敗して底突き体験を経験し、患者本人が治療を受けたいと希望して初めて依存症の治療に結びつくことも多い。そのため、動機づけ面接により断酒をうながしていく。

生物学的要因：報酬系が関与し、依存形成に至る。

報酬系…欲求が満たされたときに人に心地良いという感覚を与える脳神経の経路である。以前の良い体験から同様のことをしようと意欲がでるのはこの経路のためである。アルコールや麻薬、ニコチンなどの依存形成に深く関わる。報酬系は中脳の腹側被蓋野からのドパミンニューロンが関与し、満足感をもたらしたり、不安や苦痛から解放されたりといった強化効果を起こす。ドパミンはD_2の他、D_3が関与する。

[F2 統合失調症、統合失調型傷害および妄想性障害]

(1) 統合失調症

統合失調症は「心の病気」と誤解されることもあるが、内因性疾患すなわち「脳の病気」である。さらに近年では脳の異常ばかりでなく、全身のチャネルや生化学的、代謝の異常を認めることもわかってきた。統合失調症で糖尿病やSIADHを合併しやすいことは、生活習慣のみだれや薬剤の副作用ばかりが理由ではなく、上記の代謝異常も大きな原因の一つである。

原　因：Kapurのサリエンス理論（図15参照）によると、遺伝や環境要因や下記

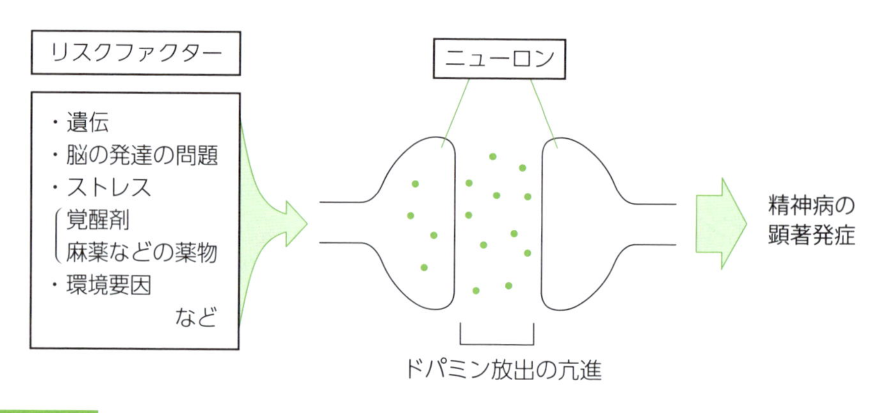

図15 Kapurのサリエンス理論

にあげるようなさまざまな発症リスクが重なり、脳神経内でドパミントランスポーターからドパミンが過剰に放出され、精神病状態の顕著発症に至るとされている。とくに欧米では強く支持されている概念である。

病態生理：統合失調症の急性増悪時は中脳辺縁系ドパミン神経路のシナプス前のドパミン機能が上昇し、ドパミンが過剰に放出されて幻覚、妄想などの陽性症状を起こす。慢性期においては中脳皮質神経路のドパミン機能の低下により、意欲低下などの陰性症状を起こす。これらはドパミン仮説と呼ばれる。またKapurによれば抗精神病薬でドパミン受容体を65%以上遮断すると幻覚妄想の改善が認められ、78%以上遮断すると錐体外路症状が出現するとされている。

ドパミン仮説は統合失調症の病態として古くからもっとも支持されており、統合失調症の治療薬としてはこの仮説に基づいたドパミンD_2を標的とした薬が現在は主流である。ただしこれだけでは統合失調症の病態のすべては説明ができない。たとえばセロトニンを遮断する薬によって陰性症状の改善がみられることからセロトニンの関与も指摘されている。急性期の興奮には興奮性神経伝達物質のグルタミン酸も過剰となり、攻撃性・易刺激性に関与している。近年ではグルタミン酸を標的とした治療薬も開発が試みられている。

統合失調症患者において精神病未治療期間（duration of untreated psychosis：DUP）が長期だとMRIのコンピュータ解析にて側脳室の拡大や側頭葉の体積の低下を認め、PETでは前頭葉の血流低下が起こることが確認されている。これらのことから持続的なドパミン過剰状態により脳細胞が障害されている可能性が示唆される。そのためDUPが長いほど予後は不良とされ、臨床での経験と矛盾しない。Birchwoodらは治療臨界期を発症後3～5年ほどと定めた。この期間は脆弱性が高く、この期間にしっかりと治療がなされたか否かにより予後が左右される。

発症リスク：以下のようなことが発症リスクとされている。

遺伝要因

遺伝的要因は7～8割程度とされる報告が多く、生物学的要因の割合が多い精神疾患である。

統合失調症発症リスクを上げる要因

幼少期の虐待や心的外傷、都市での生活、移民、社会的逆境、ストレス、麻薬類の使用、出生合併症などが、疫学調査から統合失調症発症のリスクを上げる要因としてあげられている。

(2) 急性一過性精神病

病態生理はあまり解明されていない。しかし脳波に軽度の異常がみられやすいこと、抗てんかん薬が効くことがあるため間脳や視床下部－下垂体系の機能不全は疑われている。統合失調症とは病態生理が異なる可能性が示唆されている。

[F3気分（感情）障害]

(1) 大うつ病性障害

内因性うつ病では遺伝的要因は4割程度とされるが、それに加えストレスや環境要因などが重なり発病すると考えられる。うつ病において、朝に気分の落ち込みが強く夕に改善する傾向はあり、生物学的要因を示唆する所見である。

抗うつ薬が脳のセロトニン、ノルアドレナリンを増やし、抗うつ作用や意欲改善をもたらすという作用機序より、不安にかかわるセロトニンの低下や活動性に関わるノルアドレナリンの低下がうつ病の一因とされている。また意欲に関わるドパミンの低下も関与している。これらモノアミンの関与をモノアミン仮説とされている。

ストレス応答においては視床下部－下垂体－副腎系が反応することが知られている。内因性うつ病において視床下部－下垂体系が亢進し、コルチゾールの過剰分泌を示すことが多い。そのためデキサメサゾン抑制試験においてコルチゾールが抑制されないという所見がある。しかし感受性や特異度は高くなく、臨床場面でうつ病の診断目的にデキサメタゾン抑制試験を行うことは少ない。また、光トポグラフィーも診断の補助にはなりうるが、検査できる医院は少ない。

その他、SPECTの画像研究においては脳血流や糖代謝の異常が報告されている。

うつ病では左背外側前頭前野の機能低下が起こるとされる。左背外側前頭前野は意欲をつかさどり、また不安、恐怖、悲しみをつかさどる扁桃体の暴走を抑える働きがある。反復性経頭蓋磁気刺激法（rTMS）ではこの左背外側前頭前野を磁気刺激し、局所的な脳の代謝を改善し、その結果として抗うつ効果をもたらす。

(2) 双極性障害

躁状態時はセロトニン、ノルアドレナリン、ドパミン系の過活動が一つの仮説としてあげられる。遺伝子的な面からは単極性うつ病と比べより統合失調症により近いとされる。8割が遺伝的要因とも報告される。

[F4神経症性障害、ストレス関連障害および身体表現性障害]

神経症はかつて心理的要因のために引き起こされる疾患とされてきていた。しかし現在では強迫性障害、不安障害、パニック障害などには生物学的基盤があることがわかり、さらに心理、環境的な要因が重なり発症すると考えられている。

(1) 強迫性障害

強迫性障害の治療薬としてセロトニンに関与する3環系抗うつ薬やSSRIがある。このことから神経伝達物質としてはセロトニン系の関与が指摘される。またかつては脳の定位手術や深部脳刺激が行われたこともあり、有効性も報告されている。病因として前頭眼窩面から視床、尾状核を結ぶ神経回路の異常が考えられている。脳の形態異常としては尾状核の体積減少や脳室の拡大が報告される他、遺伝的要因は4割程度とされる。

(2) パニック障害

SSRIや三環系抗うつ薬が治療薬として使われることから、セロトニン、ノルアドレナリン系が関与しているとされる。パニック障害の症状である予期不安は大脳辺縁系が活性化することにより起こるとされる。パニック発作は大脳辺縁系にある扁桃体からさまざまな部位への投射があり、その結果として自律神経系は活性化され、動悸や発汗など自律神経症状に関わるとされる。遺伝的要因は3～4割程度とされる。

(3) 全般性不安障害

セロトニン系、ドパミン系の機能異常が指摘されている。遺伝的要因は2～3割程度とされる。

(4) 心的外傷後ストレス障害 (Post-traumatic stress disorder：PTSD)

PTSDにおいて、ストレスなどの環境要因に伴い海馬積減少が起こることが注目されている。また扁桃体の過剰反応がPTSDの病態仮説として提唱されている。

(5) 解離性障害

脳の機能異常を指摘する報告もあるが統一した見解はなく、生物学的要因ははっきりとしない。

[F5生理的障害および身体的要因に関連した行動症候群]

(1) 摂食障害

摂食障害の発症の過程において文化的背景が大きく関与している。たとえばスリムな体格が良いとされ、過度にダイエットが勧められる風潮などは発症のきっかけとなる。しかし家族内集積性があり、多因子の遺伝的要因も関係している。遺伝は摂食障害患者特有の摂食へ態度、行動、摂食障害特有の心理特性にも関与している。

脳内の病態として、制限型の神経性食欲不振症では炭水化物摂取により脳内セロトニン濃度が上昇すると不安が高まるために、炭水化物をさけるという危害回避行動をとる。そして摂食を止めればセロトニン濃度が減少して不安が軽減されることが報告されている。またドパミンや食物摂取への快感をもたらすオピオイド受容体の関与も摂食障害に関与している。

[F6成人のパーソナリティおよび行動の障害]

(1) 境界性パーソナリティ障害

境界性パーソナリティ障害の一部にMAO阻害薬が効果を認めたとの報告が海外ではある。そのため生物学的な要因も否定できないが、統一した見解は得られていない。

(2) 統合失調質パーソナリティ障害、統合失調型パーソナリティ障害

統合失調質パーソナリティ障害、統合失調型パーソナリティ障害の患者の一部が統合失調症を発症することもある。そのためそれぞれの疾患は統合失調症のスペクトラムの範疇であり、程度の差であるとする意見もあるが、議論の余地が残る。

[F7精神遅滞]

Down症などの染色体異常や器質的障害など、精神遅滞を起こす明らかな原因がない精神遅滞は多遺伝子により起こると考えられている。

[F8心理的発達の障害]

心理的発達の障害は広範性発達障害、学習障害などに代表される。心理発達の障害の領域の疾患には薬物療法は効果が乏しいが、中枢神経系の生物学的異常がある可能性が示唆されている。

(1) 広汎性発達障害・小児自閉症 (Pervasive Developmental Disorder : PDD)

PDDの症状はICD10において「相互的な社会関係、コミュニケーションパターンにおける質的障害、限局した常同的で反復的な関心と活動の幅」の三徴によって特徴づけられている。つまり場の雰囲気が読めず、コミュニケーションをとることが苦手で、特定の物や動作に強くこだわるということである。脳機能異常として前頭葉機能障害により心の理論の障害が起こり、また扁桃体・辺縁系の障害や小脳低形成・機能障害仮説があげられている。

心の理論…他者の心の状態や目的、意図、推測などを推測する心の機能のこと。これがあるために人は他人の心を理解し、それに基づいて行動をすることができる。

[F9小児期および青年期に通常発症する行動および情緒の障害]

(1) 注意欠陥多動性障害 (Attention-Deficit Hyperactive Disorder : ADHD)

中枢神経刺激剤であるメチルフェニデートはADHDの症状である多動・衝動性・不注意の改善に効果を認める。そのため脳機能の異常としてドパミン、アドレナリン系の機能低下が疑われている。脳の構造的異常は前頭葉を中心とした脳発達の遅延が指摘されている。病因としては遺伝、脳損傷、神経化学、神経生理学的、心理社会的要因があげられる。

⑤薬物療法以外の治療法

[電気けいれん療法 (electroconvulsive therapy : ECT)]

脳に電流を流すことにより、脳の血流や代謝も変化させ、精神疾患を改善させることがわかっている。しかし作用機序の全容はまだ解明されていない。重症のうつ病や統合失調症の亜混迷にとくによい適応となる。

[rTMS (repetitive transcranial magnetic stimulation)]

身体リハビリテーション領域で使用されているものと同様のものをうつ病などの精神疾患に応用したもので、高頻度の磁気で脳を刺激する治療法である。うつ病を中心に効果が認められる。

文 献

1) Kapur S : Psychosis as a state of aberrant salience: a framework linking biology, phenomenology, and pharmacology in schizophrenia. Am J psychiatry 160: 13-23, 2003.
2) 山内俊雄，児島卓也，倉知正佳，鹿島晴雄・編：専門医をめざす人の精神医学．第3版，医学書院，東京，2011.
3) 安藤哲也：摂食障害と遺伝子．臨床精医学 42(5)609-620，2013.
4) 谷井久志：パニック障害の生物学的研究．臨床精医学 35(6)757-764，2006.
5) 住谷さつき：強迫性障害の神経生物学的基盤．臨床精医学 41(1)13-20，2012.
6) 功刀浩，堀弘明：うつ病のバイオマーカーと亜型－特に視床下部－下垂体－副腎系機能との関連について－．臨床精医学 42(8)991-998，2013.
7) Mental health care : http://www.mentalhealthcare.org.uk/
8) 堀内智博，平川淳一：救急隊員に向けた精神科救急の現状，法律と医療経済の観点を交えて精神科が抱える問題を語る．プレホスピタル・ケア 28(1)34-37，2015.
9) 堀内智博：精神科における新しい治療と平川病院の近年の発展．Schizophrenia Care 2 (4)18-19，2017.
10) 平川淳一，林光俊，仙波浩幸，上薗紗映・編：精神科・身体合併症のリハビリテーション～総合的な治療計画から実践まで．協同医書出版社，2015.

（堀内智博）

4 精神医療の現状・疫学

① はじめに

精神疾患患者総数は年々増加し、3年ごとに国によって行われている患者調査によれば、平成11年の204.1万人から、平成26年ではほぼ倍の392.4万人と大幅に増加し、がん、心筋梗塞、脳卒中、糖尿病のいわゆる4大疾患よりも多い状況となっている。この背景には、現代のストレス社会におけるうつ病の増加、高齢者人口増加に伴う認知症の増加などが考えられている。加えて、発達障害や依存症（アルコール、薬物のみに限らずギャンブル依存やネット依存なども含む）への対応など、精神科への需要も細分化し多様化してきている。

他に精神医療の現状として、入院期間が他の疾患よりも長いことがあげられるが、国が掲げている「入院医療中心から地域生活中心へ」という基本理念を元に入院期間の短縮化や病床数の削減などの取り組みが進められている。

②入院患者の現状

精神科入院患者数は平成26年度患者調査によって26.5万人と報告されており、全疾患種別においてもっとも多い患者数である（図16）。退院患者の平均在院日数でも、精神疾患が281日と、次に続く神経系の疾患76日、循環器系45日とは大きな差があり、精神科医療の特殊性を物語っている。日本の精神科入院の在院日数は諸外国と比較し長期であることが特徴であるが、医療保険体制の違いや退院後の社会復帰施設の体制などの違いが指摘されている。在院患者の2、3割は受け入れ体制の問題から入院を余儀なくされている、いわゆる社会的入院であると指摘されている。こうした状況を受け長期入院患者に対する退院促進政策が講じられ、かつて30万人以上であった入院患者数が平成20年の30.1万人を境に20万人台に転じ、その後も減少傾向を維持している。

入院患者の疾患内訳では、統合失調症が70%ともっとも高く、ついで気分障害10%、認知症7%と続いている。外来割合と比較すると、入院期間が長くなりやすい統合失調症、認知症の割合が高くなっている（図17）。

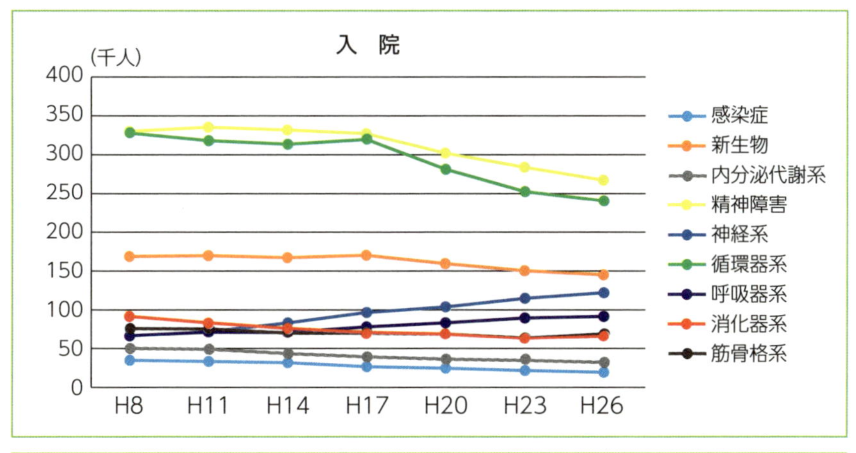

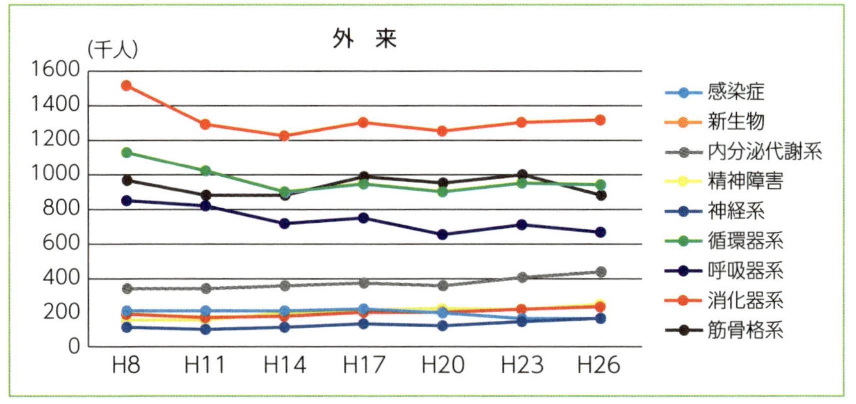

H26年度、厚生労働省「患者調査」より

図16 疾患種別年次推移

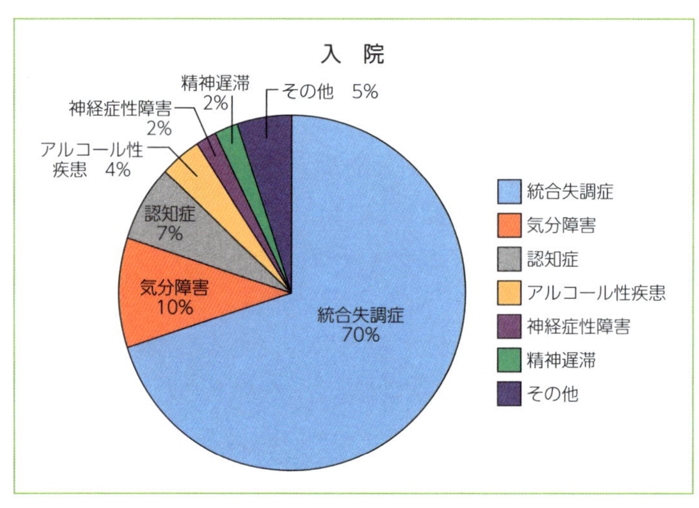

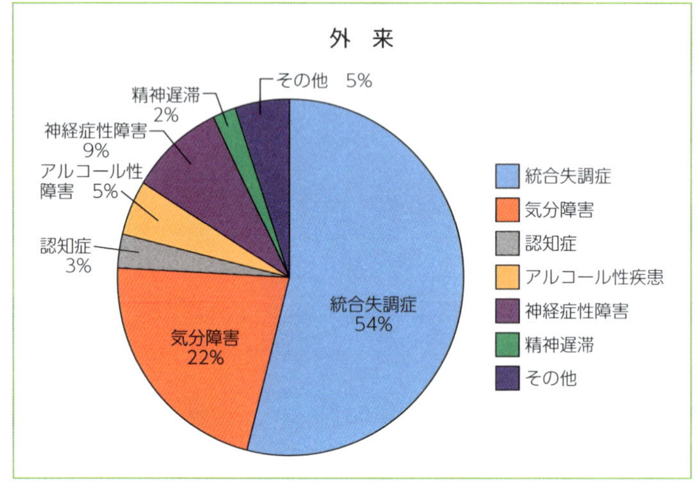

H26年度、厚生労働省「患者調査」より

図17 入院・外来別疾患内訳

③外来患者の現状

精神科患者数は全疾患のなかでもっとも多く、前述の入院患者総数でも1位であるにもかかわらず、精神疾患の外来患者数は全疾患に占める割合では6位にとどまっている（図16）。その理由は定かではないが、精神疾患特有の問題として、通院が必要にもかかわらず、本人が受診を拒否して治療を受けていないことなども要因として推察される。重症化するまで受診せず、その結果、入院となると長期化するなどの悪循環も起こりうる。精神科受診に対する抵抗感は近年薄らいできているとは言われているが、社会への啓蒙や患者家族に対する疾患教育、地域支援との連携・受診促進など、大きな課題が残されている。

外来患者の疾患内訳では、統合失調症が54%、気分障害が22%、神経症性障害が9%と上位3位を占めており、入院と比較し、気分障害、神経症性障害の割合が高くなり、逆に統合失調症、認知症は減少している（図17）。

④精神科医療体制

2年ごとに行われている医師・歯科医師・薬剤師調査（厚生労働省）によれば、全医師数は平成8年の24.0万人から平成28年31.9万人と20年間で1.3倍増加している。そのなかで精神科医師数（心療内科を含む）は、平成8年1.0万人から平成28年1.6万人と1.6倍に増えており、医師数の増加の多い診療科目となっている。しかし、医療施設に従事する医師数30.4万人からみると精神科医師数は5.4%にとどまり、全病院病床数（166.4万床）における精神病床数の割合（33.4万床、全病床の20%）や患者数の増加を考慮すると、まだまだ不足している状況と言わざるをえない。

精神科病床33.4万床の内訳は、精神科単科病院が25万床（75%）、一般病院における精神科病床が8.4万床（25%）である。精神科病床には開放病棟・閉鎖病棟の2種類があり、さらに、3か月以内の治療にあたる急性期病棟と長期入院に対応する療養病床に分けられる。他に特殊な病床としては、児童思春期病棟や認知症病棟、アルコール・薬物依存症病棟などがある。大学病院内や総合病院の精神科では開放病棟であることが多く、精神疾患が重症かつ身体疾患合併症の精神科患者の治療が行える医療機関は限られている。

精神疾患は生物、心理、社会的側面を統合して診療する他の科目にない特殊性があり、医師のみならず、看護師、精神保健福祉士、作業療法士、理学療法士、薬剤師、福祉、法律関係者など他職種の専門家が関わり包括的支援が必要な疾患である。医療機関のみならず、社会復帰支援としてデイケア・作業所、訪問看護、入所施設、就労支援事業、保健所、地域生活支援センターなど必要に応じた社会資源の活用・連携も重要である。

精神疾患患者数の増加に対応する需要はもちろんだが、精神科医療の細分化・高度化が進んでおり、精神科領域でもその扱う領域が広いことからも、医師・看護師、コメディカルの育成、医療機関、社会資源の充足などが望まれる。

（渡部洋実）

第
2
部

精神科における身体リハビリテーション

1 精神科における身体リハビリテーションの必要性

1 精神障害者に対する身体リハビリテーションの高まり

精神疾患患者において、自傷他害行為、転倒転落による骨折や外傷、加齢による骨関節疾患、末梢神経障害、脳血管障害、呼吸循環器疾患などにより身体的リハビリテーションの必要性が高まっている。さらには高齢化、身体不活動な生活習慣がメタボリック症候群、廃用症候群を引き起こし、健康寿命の短縮や日常生活動作の低下などの問題が顕在化しており、身体機能の回復・再獲得のための質の高い身体的リハビリテーション、理学療法の介入が喫緊の課題であることは以前からも指摘され、実践されてきた[1-8]。

2012年に日本精神科病院協会は、精神障害者の身体合併症の問題を大きく取り上げ「将来ビジョン戦略会議報告書」を発刊した[9]。同年、日本理学療法士協会は、日本理学療法士学会精神心理理学療法領域理学療法部門を立ち上げ、精神障害と身体障害に対する理学療法について学術研究活動、研修に取り組み始めた。世界理学療法連盟においては、すでにサブグループにメンタルヘルスを設置しており、国際学会である International Conferences of Physical Therapy in Psychiatry and Mental Health（ICPPMH）が毎年開催されている[10]。なお本部門は日本におけるサブグループの構成国メンバーとなっている。

厚生労働省は2014年7月に「長期入院精神障害者の地域移行に向けた具体的方策の今後の方向性」の報告書を発表した。その内容として、①地域移行への支援や訓練に必要な職種を厚く配置する、②精神科病院は、身体的機能に係るリハビリテーションの必要性も含めたアセスメントを行い、本人の意向に沿った支援計画を作成する、③リハビリテーションプログラム（作業療法を含む）については、地域移行に必要な能力の向上などを図るため、本人中心の支援を基本としつつ、地域住民、外部の支援者、ピアサポーターなどと交流する機会の提供や、地域生活の実際的なプログラム（外部体験、内部職員やピアサポーターなどによる同行支援による外出など）などを積極的に行う、④高齢者などの運動能力の低下が危惧される精神障害者の訓練については、運動能力の維持向上を図るため、理学療法などの身体的リハビリテーションを実施できる体制であるかを考慮すると明記され、精神障害者に対する「身体的リハビリテーション」が初めて記載された[11]。これを嚆矢として、相次いで精神障害者の身体障害に関する報告書や研究論文が発表されている[12,13]。

2 日本における身体リハビリテーションの必要性

精神病棟入院基本料（15対1）算定の60病棟2,815名を対象とした調査で、1,075名38.2%に身体合併症があり、身体リハビリテーションが必要な患者数378名13.4%、実際に身体リハビリテーションを実施している患者数は248名8.8%となっている。精神療養病棟入院料算定の54病棟3,010名では、1,029名34.2%に身体合併症があり、身体リハビリテーションが必要な患者数260名8.6%、実際に身体リハビリテーションを実施している患者数は135名4.5%となっている[14]。

また、日本理学療法士協会は、精神病棟入院基本料を算定している全国の精神科病院316施設の実態調査をしている。体力低下・廃用症候群のリスクが高く、専門的な対応が必要な患者の割合は平均24.0%、転倒転落のリスクが高く、専門的な対応が必要な患者の割合は平均27.6%であった。その結果、精神科病棟入院患者の約4人に1人が、廃用や転倒転落の予防に対する、専門的な対応が必要であるとしている[15]。

細井らは、全国の精神科病院934施設の精神科作業療法責任者を対象にした調査において、回答の得られた436病院のうち，419病院（96.1%）が身体的リハビリテーションを導入する必要があると回答し，すでに352病院（80.7%）で，作業療法士を中心に身体的リハビリテーションが実施されていた．しかし，身体的リハビリテーションを実施した場合の算定方法では，約半数が無償で提供されており，精神科作業療法の基準の変更や，新たな施設基準が必要と指摘している[16]。

3 統合失調症者の身体リハビリテーションの必要性

統合失調症者の身体活動低下の報告がめだつ。1日のうち、軽い運動は80.44分、中～強い運動47.1分、強い運動1.05分で、コントロール群と比較して有意に少ない[17]。身体活動の低下と関連がある内科疾患の発症率・有病率および相対リスクについては表1に示すとおり有意に高くなっている[18]。

表1 統合失調症者の有病率と相対リスク

DE Hertらによるメタアナライシイス研究による統合失調症者の疾患・リスクファクターの発生率、有病率と相対リスクを紹介する。発生率・有病率は、それぞれ中央値で肥満50%、喫煙65%、糖尿病12.5%、高血圧47%、高脂血症42%、メタボリック症候群50%で、明らかに一般人口と比較して有意に高くなっている。

リスクファクター	発生率・有病率（%）	相対リスク（RR）
肥満	45-55	1.5-2
喫煙	50-80	2-3
糖尿病	10-15	2
高血圧	19-58	2-3
高脂血症	25-69	=<5
メタボリック症候群	37-63	2-3

DE Hert M, Schreurs V, Vancampfort D, et al. Metabolic syndrome in people with schizophrenia: a review. World Psychiatry. 2009 Feb; 8(1):15-22.

表2 統合失調症者に対する身体活動の効果

Vancampfortら、およびVera-Garciaらも、メタアナライシイス研究において、身体活動は統合失調症者に対しても安全に実施できる。理学療法は重要な介入手段であり、統合失調症者の精神、身体、生活の質を改善する。心疾患、脳血管障害、高血圧、呼吸器疾患、糖尿病発症リスクの低減、身体活動諸指標の向上、メタボリック代謝性リスクの低減、BMI（体重）減少に効果があると報告している。

- 精神面
  - 精神徴候（特に陰性症状）、状況不安、抑うつ症状、短期記憶
  - リラクゼーション、心理的苦悩
- 健康関連QOL、生活の質の向上
- 身体活動は統合失調症者に対しても安全に実施できる
- 理学療法は重要な介入手段であり、統合失調症者の精神、身体、生活の質を改善する
- 心疾患、脳血管障害、高血圧、呼吸器疾患、糖尿病発症リスクの低減
- 身体活動諸指標の向上
- メタボリック代謝性リスクの低減
- BMI（体重）

Vancampfort D, et al. Systematic Review of the Benefits of Physical Therapy Within a Multidisciplinary Care Approach for People With Schizophrenia. Phys Ther 92: 11-23, 2012.
Vera-Garcia E , et al. A systematic review of the benefits of physical therapy with in a multi-disciplinary care approach for people with schizophrenia: An update. Psychiatry Res, 229: 828-839, 2015.

骨折発生率は、年間1,000人あたり5.54人で一般人口の3.48人よりも有意に多くなっており[19)]、大腿骨骨折に限ると、年間1,000人あたり2.66人であるとしている[20)]。

統合失調症者に対する身体活動の効果は表2に示すとおりである[21,22)]。速やかな統合失調症者の身体活動に取り組むことが求められている。

文　献

1）荒木毅，他：精神障害者の身体合併症に対する理学療法について．理作療法 14：166-171，1980.
2）牧野正，他：精神疾患を合併した大腿骨頚部骨折人工骨頭置換術例．Hip Joint 17：164-

168, 1991.
3) 沼尾茲夫：都立松沢病院における合併症治療の現状と問題点　2 整形外科サイドから．全自病協雑誌 1993：66-69，1993.
4) 高橋文夫，他：精神障害を有する脳卒中患者の理学療法．PT ジャーナル 27：456-461，1993。
5) 水島繁美：精神障害と運動機能不全．総合リハ 20：207-211，1992.
6) 岩淵正之，他・編著：精神障害者に対する身体合併症診療の実際．新興医学出版社，1995.
7) 奈良勲，他：心理・精神領域の理学療法　はじめの一歩．医歯薬出版，2013.
8) 平川淳一，林光俊，仙波浩幸，上薗紗映・編：精神科・身体合併症のリハビリテーション～総合的な治療計画から実践まで．協同医書出版社，2015.
9) 日本精神科病院協会：将来ビジョン戦略会議報告書．2012.
10) http://www.wcpt.org/ioptmh
11) 厚生労働省：長期入院精神障害者の地域移行に向けた具体的方策の今後の方向性 2014．www.mhlw.go.jp/file/05-Shingikai-12201000-Shakaiengokyokushougai-hokenfukushibu-Kikakuka/0000051138.pdf.
12) 厚生労働省：高齢者の地域におけるリハビリテーションの新たな在り方検討会報告書．2015.
13) 厚生労働省：これからの精神保健医療福祉のあり方に関する検討会．2017.
14) 厚生労働省：「地域移行関係調査」及び「精神障害者の身体リハビリテーションに関する調査」報告書：平成 26 年度精神障害保健福祉等サービス提供体制整備促進事業に関する調査研究，2015.
15) 日本理学療法士協会：精神疾患・認知症患者へのリハビリテーション提供実態調査，2015.
16) 細井匠，他：精神科における身体的リハビリテーションの需要と実施状況に関する調査．作業療法 35：11-21，2016.
17) Stubbs B, et al : How much physical activity do people with schizophrenia engage in? A systematic review, comparative meta-analysis and meta-regression. Schizophr Res. 176(2-3): 431-440, 2016.
18) DE Hert M, et al : Metabolic syndrome in people with schizophrenia: a review. World Psychiatry. 8(1): 15-22, 2009.
19) Stubbs B, et al : Schizophrenia and the risk of fractures: a systematic review and comparative meta-analysis. Gen Hosp Psychiatry 37(2): 126-33, 2015.
20) Tsai KY, et al : The risks of major osteoporotic fractures in patients with schizophrenia: a population-based 10-year follow-up study. Schizophr Res 159(2-3): 322-8, 2014.
21) Vancampfort D, et al : Systematic Review of the Benefits of Physical Therapy Within a Multidisciplinary Care Approach for People With Schizophrenia. Phys Ther 92: 11-23, 2012.
22) Vera-Garcia E , et al : A systematic review of the benefits of physical therapy with in a multidisciplinary care approach for people with schizophrenia: An update. Psychiatry Res 229: 828-839, 2015.

（仙波浩幸）

2 精神科における身体リハビリテーションの実際

1 身体リハビリテーション・スタッフの仕事

① はじめに

現在の日本の医療制度のなかでは、一般身体科の医療制度上に精神疾患をもつ患者はのりづらい側面がある。たとえば、救命救急センターに統合失調症患者が搬送され、救命されても、大学病院では外科病棟でも精神科病棟でも入院が受けられないことがある。それは、外科病棟では精神疾患に対応できないし、精神科病床は開放病棟しかもたない病院も多く、とくに閉鎖処遇を必要とする患者の受け入れができないことが理由としてあげられる（図1）。

しかし、少子高齢化が進み、認知症患者の増加、統合失調症などの長期入院患者の高齢化など、精神疾患をもつ患者を取り巻く環境は、従来の収容型ではなく地域での支援・復職の流れを強くしており、身体障害・身体合併症治療のスペシャリストとしての療法士の仕事は今後精神疾患へも十分に対応できるようレベルを上げていく必要性がある。そのためには、診療業務・環境調整・教育とデータ蓄積という3つの項目を満たしていくことが必要である（図2）。

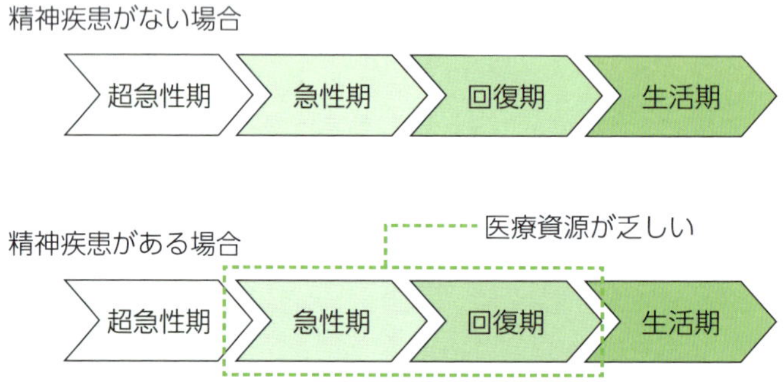

図1　精神疾患がない場合とある場合の医療資源の差

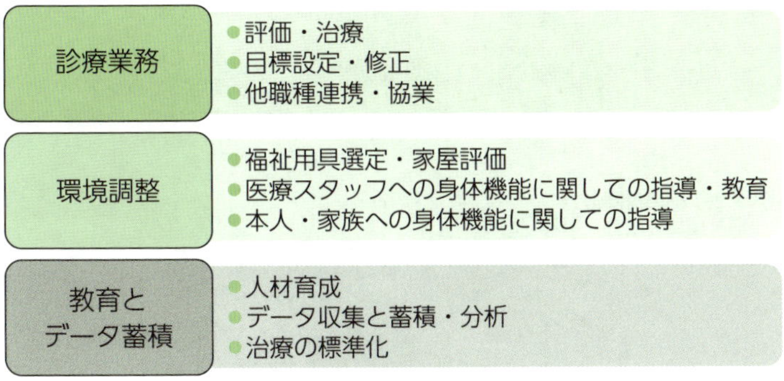

診療業務
●評価・治療
●目標設定・修正
●他職種連携・協業
環境調整
●福祉用具選定・家屋評価
●医療スタッフへの身体機能に関しての指導・教育
●本人・家族への身体機能に関しての指導
教育と
データ蓄積
●人材育成
●データ収集と蓄積・分析
●治療の標準化

図2 疾患別リハビリテーション実施時に療法士が行うべきこと

身体機能
評価・治療
精神症状
の
評価
身体リハビリ
テーション
プログラム立案
と変更
対応方法の
同定と
変更
感染管理
リスク
管理
スタッフの
協力体制の
管理
目標管理
リハビリ
テーション
の進捗状況
管理

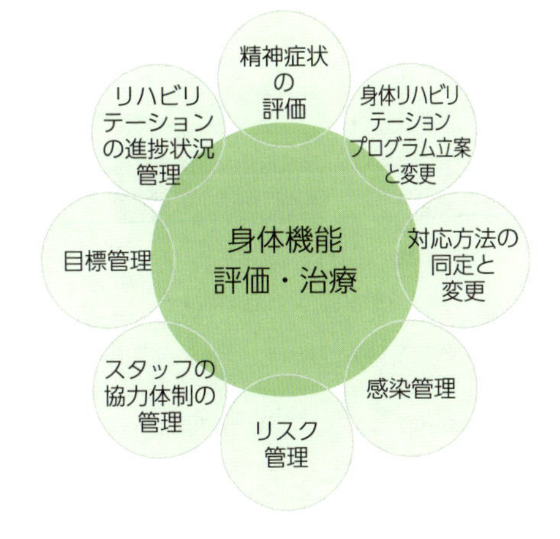

図3 診療業務のなかで行うこと

②診療業務

診療業務の多くは、一般科で行われるのと同様に組み立てられるが、精神症状の評価や、それに対応するための対応方法の同定と変更、スタッフの教育体制の管理などが含まれる。これらの項目は、一般科でも同様に行われるべきことでもあるが、精神疾患をもつ患者に対しては必須とも言える仕事となる（図3）。

③環境調整

環境調整についても、一般科でも同様に行われるものが多いが、患者の所属病棟が精神科病棟の場合は福祉用具の選定についても、スタッフ指導についても、家族指導についても、医療職であったとしても、相手がそれを知らない可能性もあるということを念頭に置く必要性がある。精神科看護師は身体障害管理に慣れていないことも多く、看護の質を均等にしてもらうことも含めて非常に難易度が高いため、丁寧に時間をかけて信頼関係を築きながら行う必要性がある（図4）

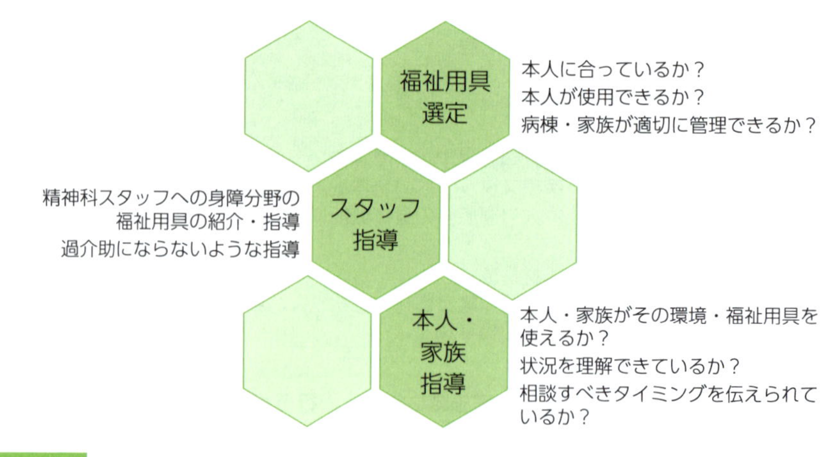

図4　環境調整の際に行うこと

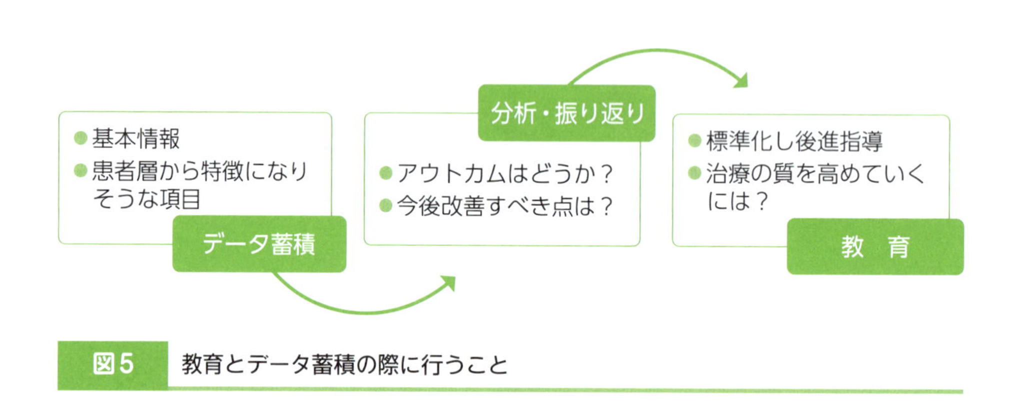

図5　教育とデータ蓄積の際に行うこと

④教育とデータ蓄積

教育とデータ蓄積については表裏一体であると言える。精神疾患があることでバリアンスデータとして取り扱われることは多く、量的データは蓄積され、検討される機会が少ない。そのため、標準化は遅れ、治療の質の向上をめざすには個々の努力などに依存しなければならない（図5）。

以下に当院で行ってきたデータ蓄積と分析・振り返りにより行われた質の改善についてご紹介したい。

［大腿骨頸部骨折・転子部骨折］

大腿骨頸部骨折・転子部骨折は高齢者に頻出する外傷の一つであり、当院には、高齢の精神疾患患者を中心に多くの患者がリハビリテーション目的で入院してくる。整形外科領域の流れにのれず、バリアンスとなった方が多く、治療コンプライアンスが悪い方も多い。当院ではとりためたデータを分析し、予後予測式を算出し、それに当てはめて担当者に情報を伝え、カンファレンスで話題に出す取り組みを行った（図6）。

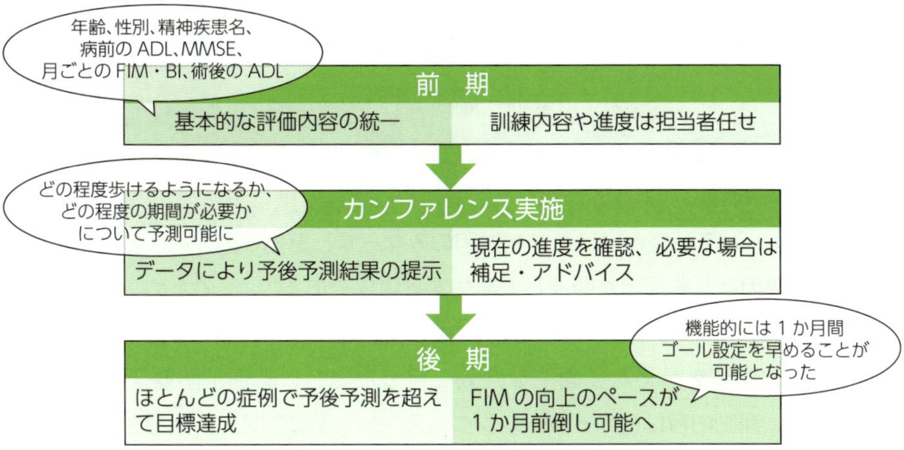

年齢、性別、精神疾患名、病前のADL、MMSE、月ごとのFIM・BI、術後のADL

前期	
基本的な評価内容の統一	訓練内容や進度は担当者任せ

どの程度歩けるようになるか、どの程度の期間が必要かについて予測可能に

カンファレンス実施	
データにより予後予測結果の提示	現在の進度を確認、必要な場合は補足・アドバイス

機能的には1か月間ゴール設定を早めることが可能となった

後期	
ほとんどの症例で予後予測を超えて目標達成	FIMの向上のペースが1か月前倒し可能へ

図6　大腿骨頸部骨折・転子部骨折の取り組みの流れ

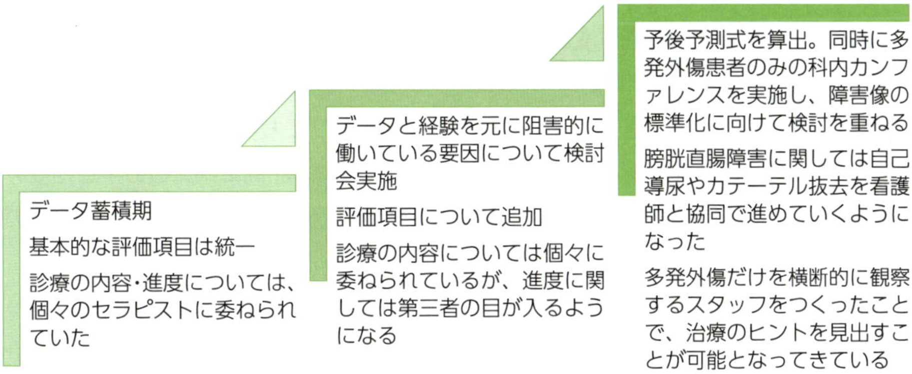

データ蓄積期
基本的な評価項目は統一
診療の内容・進度については、個々のセラピストに委ねられていた

データと経験を元に阻害的に働いている要因について検討会実施
評価項目について追加
診療の内容については個々に委ねられているが、進度に関しては第三者の目が入るようになる

予後予測式を算出。同時に多発外傷患者のみの科内カンファレンスを実施し、障害像の標準化に向けて検討を重ねる
膀胱直腸障害に関しては自己導尿やカテーテル抜去を看護師と協同で進めていくようになった
多発外傷だけを横断的に観察するスタッフをつくったことで、治療のヒントを見出すことが可能となってきている

図7　多発外傷患者の診療に関する取り組み

[多発外傷]

飛び降りなどでの多発外傷受傷患者も多いのが当院の特徴であるが、全症例骨折部位が多く、障害像が多岐にわたっており、治療の内容や進度に関しても標準化しにくい側面があった。基本的には大腿骨頸部骨折・転子部骨折同様であるが、データや検討会を踏まえて、治療の標準化を進めている（図7）。

[大腿骨頸部骨折・転子部骨折についての多施設間検討]

大腿骨頸部骨折・転子部骨折は他精神科病院でも担当しているケースが多いと思われるため、より標準化・普遍化したデータを基に診療を行うため、基本的なデータについて多施設で収集し、検討するような取り組みを行っている。

（上薗紗映）

2 転倒予防

① 転倒予防対策について

転倒は筋力、バランスといった運動要因のみならず、感覚要因、高次要因、薬の副作用、環境要因など多要因が関連して発生する事象である[1)]。そのため、単純な歩行練習や筋力トレーニングのみでは予防効果は低く、運動介入に加えて医学的評価、環境調整、服薬調整を含めた多面的な介入を行った場合に転倒予防効果が認められる[2-3)]。また、運動内容は筋力トレーニング、ストレッチに加え、片足立ちなどの高度なバランス練習を取り入れた総合的な運動が有効であり、少なくとも週2回以上、25週間以上継続することと、年間で計50時間以上行うと有効であるとされている[4)]。

② 精神科における転倒事故と予防対策の現状

精神科病床でもっとも多い医療事故は転倒である。都立病院の医療事故集計結果によると、精神科病床では過去十数年にわたり転倒がもっとも多い[5)]。また、全国184病院、45867床の精神科病床の転倒件数を調査した結果、年間に病床数の半数程度の転倒が発生し、転倒者数は4人に1人に達していたことが明らかとなっている[6)]。このように精神科で転倒が多い理由を示す（表3）。

全国の精神科病床における身体面でのリハビリテーションの需要を調査した結果からも、転倒予防に対する運動療法介入の必要性が高いことが伺える[12)]（図8）。

しかし、転倒予防対策は運動療法の実施率が低く、不十分な内容にとどまっている（図9）。

③ 武蔵野中央病院精神科における転倒予防対策

筆者が勤務する武蔵野中央病院は精神科208床、内科98床を有する病院である。2002年に精神科病床に1年以上入院している患者129名を対象に過去1年間の転倒を調査した結果、平均年齢60.8歳と現在ほど高齢化が進展していなかったにもかかわら

表3　精神科病床で転倒が多い理由

①元々の身体機能が低い
②長期入院患者の高齢化
③精神疾患に起因した認知機能障害により身体機能の自己認識に乏しく転倒リスクが高い
④転倒リスクとなる副作用をもつ向精神薬を毎日服用している
⑤精神科病床の環境が高齢化に対応できていない

参考文献：7）～11）

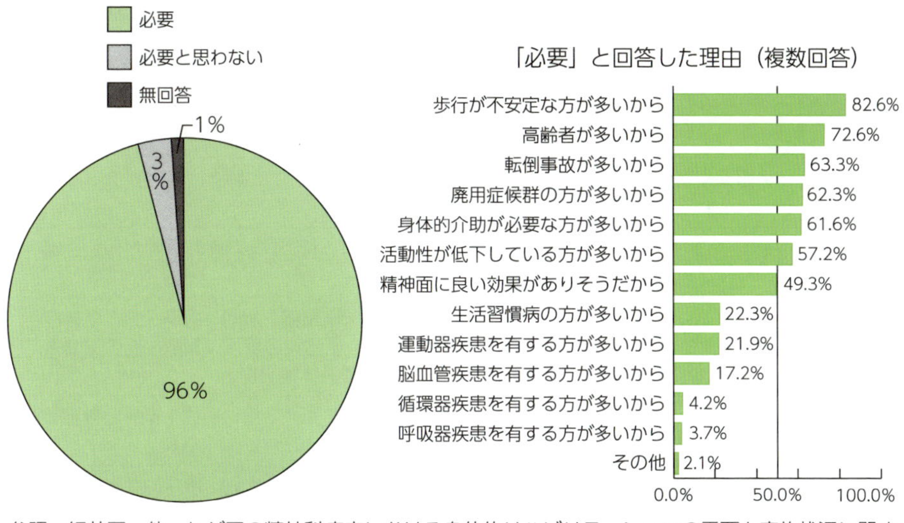

参照　細井匠，他：わが国の精神科病床における身体的リハビリテーションの需要と実施状況に関する調査．作業療法 35(1)：11-11，2016.

図8　精神科に身体リハビリテーションが必要だと思う理由

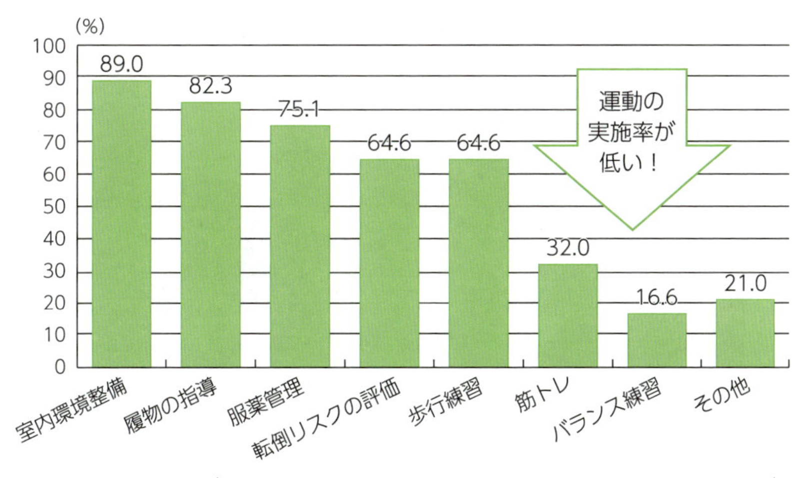

参照　細井匠，他：わが国の精神科病床における転倒事故実態調査．精神障害とリハビリテーション 12(2)：163-170，2008.

図9　精神科病床における転倒予防対策実施内容

ず、21.8%にあたる28名が転倒しており[13)]、地域在住高齢者と同程度の転倒発生率であった。そのため、医療安全管理委員会とリハビリテーション科で協働し、以下の多面的な転倒予防対策を実行した（表4）。

表4　武蔵野中央病院における転倒予防対策の内容

①定期的な転倒リスクの評価	入院時、転倒発生時に年齢、既往歴、感覚、活動領域、認識力、薬剤、排泄の7項目から転倒危険度を三段階に評価し、危険度に合わせた対応を検討長期入院者は毎年9月に全員再評価を実施
②環境整備	転倒危険度の高い方の病室をナースステーションの近くへ変更、躓きの原因となる物品の除去、整理整頓など
③主治医への服薬調整の依頼	ふらつきが強い場合、処方内容変更後に動作に変化があった場合に実施
④履物の購入と指導	スリッパやサンダルで移動している方への靴の購入の促し、踵を踏んで歩かないように指導
⑤転倒予防マニュアルの作成と配布	スタッフの意識、履物、室内環境整備、照明、服薬調整、精神症状、行動の変化、運動の継続、予防具の購入、転倒・転落アセスメントシートの活用、について具体策を提示
⑥転倒調査の継続	アクシデントレポートの集計と、毎年8月に過去1年分の看護記録を見直す二重調査を実施
⑦運動療法の導入	ストレッチ、筋力強化、バランス練習を含めた複合的な集団体操を理学療法士が考案し、週2回、30分ずつ病棟ホールで実施。半年毎に参加者の体力測定を実施。頻回に転倒している方や、歩行が不安定な方に対する個別運動療法を実施

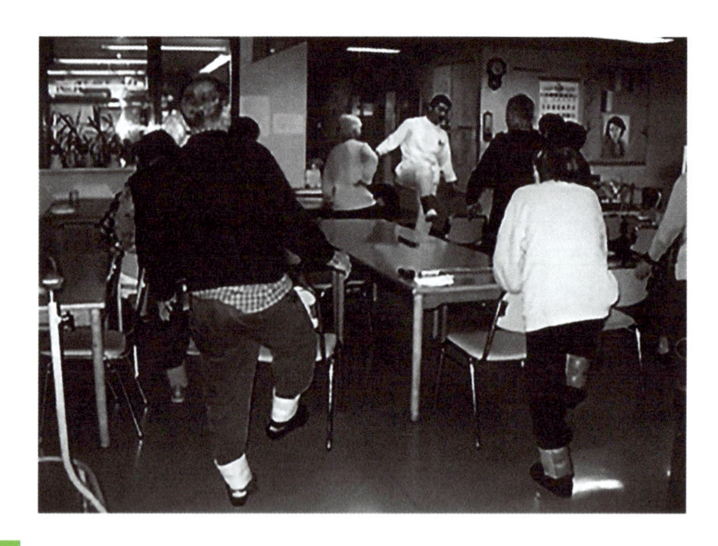

図10　心身両面からのリハビリテーションの実践

その結果、運動療法に参加していた群では半年間でバランステストの成績が向上し、転倒率が減少したが、参加しなかった群では増加傾向にあった[14]。

先述したように精神科入院患者は多くの側面で転倒リスクの高い方たちであり、転倒を予防するのは困難を極める。そのため少なくとも専門職による運動療法介入は必須であり、より正しい内容、頻度での実施が期待される。

しかし、未だ多くの精神科病院では疾患別リハビリテーションの施設基準の取得が困難であり、理学療法士、言語聴覚士の活躍の場は限定的である。精神科医療の現場においても、心身両面からのリハビリテーションを適切な頻度と期間で提供できる新たな施設基準の設置が必要である（図10）。

文　献

1）眞野行生・編：高齢者の転倒とその対策．医歯薬出版株式会社，pp1-53，1999.
2）John T Chang, et al：Intervention for the prevention falls in order adults: systematic review and meta-analysis of randomised clinical trial. BMJ328 (20 March) 7441: 680, 2004.
3）Gillespie LD, et al：Interventions for preventing falls in elderly people (Cochrane Review). Cochrane Library 4, 2001.
4）Catberine Sherrington, et al：Effective exercise for the prevention of falls: A systematic review and meta-analysis. The American Geriatrics Society 56, 2234-2243, 2008.
5）都立病院経営本部サービス推進部：都立病院におけるインシデント・アクシデント・レポート集計結．http://www.Byouin.metro.tokyo.jp
6）細井匠，他：わが国の精神科病床における転倒事故実態調査．精神障害とリハビリテーション 12(2)：163-170，2008.
7）鈴木正孝：向精神薬を服用している精神障害者の立位安定性．リハビリテーション医学 43：431-437，2006.
8）岩井和子，他：精神科病院長期入院患者の身体能力およびその関連要因．精神障害とリハビリテーション 11(2)：164-169，2007.
9）厚生労働省：患者調査の概況．http://www.mhlw.go.jp/toukei/saikin/hw/kanja/11/index.html
10）細井匠，他：統合失調症患者における最大一歩幅の見積もり誤差と転倒との関係．精神障害とリハビリテーション 16(1)：57-61，2012.
11）細井匠，他：わが国の精神科病床における環境面での転倒危険因子に関する調査．精神障害とリハビリテーション 20(1)：91-95，2016.
12）細井匠，他：わが国の精神科病床における身体的リハビリテーションの需要と実施状況に関する調査．作業療法 35(1)：11－21，2016.
13）細井匠，他：精神科病棟における転倒事故の現状．障害者スポーツ科学 2 (1)：53-58，2004.
14）細井匠：精神科病床における転倒予防対策に関する研究－統合失調症患者を中心に－．筑波大学審査学位論文(博士)，国立国会図書館所蔵，オンライン(https://tukuba.repo.nii.ac.jp/)pp175-176，2015.

（細井　匠）

3 精神疾患に対する運動療法の効果

精神疾患に対する運動や身体活動の効果に関するレビュー[1)]では、多くの研究で運動療法の有効性に関する肯定的な結果が得られているが、エビデンスとしては、ほとんどの疾患で限定された内容となっている。それぞれの精神疾患についてのエビデンスレベルを表5に示す。今回は、そのなかでも臨床で関わることの多い統合失調症とうつ病に対する運動療法の効果について詳しく紹介する。

表5 精神疾患に対する運動療法のエビデンスレベル

レベル	内容	精神疾患名
1A	ランダム化比較試験のメタアナリシス	大うつ病、ニコチン依存症
1B	ランダム化比較試験	統合失調症、アルツハイマー型認知症、社会恐怖、パニック障害、PTSD、全般性不安障害、むちゃ食い障害、神経性過食症
2	非ランダム化比較試験	アルコール・薬物依存症、神経性無食欲症
3	対照群を伴う観察研究	―
4	対照群を伴わない観察研究	双極性障害、強迫性障害

文献[1]より改変

①統合失調症に対する運動療法の効果

統合失調症患者に対する理学療法についてのシステマティックレビューは、Vancampfortらの研究グループが報告しており[2,3]、理学療法が精神機能や身体機能、QOLの改善に役立つことを示している。ここで言う理学療法には、有酸素運動やレジスタンストレーニングのような運動療法の他に、ヨガや太極拳、リラクゼーションなども含まれている。そのなかで、運動療法の効果を示した13文献について、運動の内容やアウトカムを表6にまとめた。これらを総合すると、中強度の有酸素運動やレジスタンストレーニングを行うことで、心肺機能や筋力、陽性症状、陰性症状、不安、QOLの改善が期待できると考えられる。

また、統合失調症では中核症状として認知機能の障害がみられるが、Firthら[4]のメタアナリシスは、有酸素運動が統合失調症患者の認知機能を改善させることを示しており、とくに、作業記憶や社会的認知、注意／警戒の認知領域に有意な改善を認めている。さらに、運動量と全体的な認知機能の改善には関連があり、専門家により監督された介入が効果的であったと報告されている。

②うつ病に対する運動療法の効果

うつ病に対する運動療法についてのメタアナリシスはいくつか行われており、高いエビデンスレベルが示されている。Silveriaら[5]は、1970年から2011年までの文献検索を行い、メタアナリシスの結果、運動がうつ病の治療として中等度の利益をもたらすと報告している。このなかで、Blumenthalら[6,7]は、有酸素運動は抗うつ薬と同等の効果を示したと報告しており、身体運動が抗うつ薬の代替治療になる可能性を示唆している。

うつ症状改善のメカニズムについては、未だ不明な点が多いが、動物実験では、Russo-Neustadtら[8]が、運動と抗うつ薬のどちらもBDNF合成を促進すると報告しており、BDNF合成の減少がうつ病に関係することを考えれば、これらの神経学的変

表6 統合失調症に対する運動療法

著者（発行年）	運動療法の内容				アウトカム
	頻度	強度	時間	種類	
Beebe et al. (2005)	週5回・16週	中強度	25-50分	有酸素運動	体脂肪率、BMI減少。6分間歩行試験向上、陽性・陰性症状改善
Duraiswamy et al. (2007)	週3回・16週	—	25-60分	有酸素運動 レジスタンストレーニング	陽性・陰性症状改善
Mazolini et al. (2009)	週2回・12週	60-80% HRR Borg scale：11-14 60RM	90分	有酸素運動 レジスタンストレーニング	6分間歩行試験向上、筋力増強
Beebe et al. (2011)	週1回・3か月	—	60分	有酸素運動 レジスタンストレーニング	明らかな効果は認めず
Pajonk et al. (2010)	週3回・3か月	血中乳酸レベル 1.5-2mmol/L	30分	有酸素運動	短期記憶改善。最大酸素摂取量の増加は海馬容量の増加と関連
Vancampfort et al. (2011)	シングル セッション	—	20分	有酸素運動	不安、精神的ストレス軽減
Scheewe et al. (2013a)	週2回・6か月	45-75% HRR	1時間	有酸素運動	抑うつ軽減、心肺機能向上、ケアの必要度減少、トリグリセリド減少
Scheewe et al. (2013b)					脳容量に変化なし。心肺機能の改善は大脳容量の増加と関連
Scheewe et al. (2012)					最大酸素摂取量、仕事率増加
Battaglia et al. (2013)	週2回・12週	50-80% HRR	100-120分	有酸素運動	体重、BMI減少
Oertel-Knöchel et al. (2014)	週3回・4週	60-70% HRR	75分	有酸素運動	陰性症状、不安、QOL改善
Takahashi et al. (2012)	週6回・3か月	Borg scale：11-13	30-60分	有酸素運動	BMI、PANSS改善
Heggelund et al. (2012)	週3回・8週	85-90% 1RM	—	レジスタンストレーニング	1RM、エネルギー代謝率向上。同一負荷での酸素消費量減少

文献[2, 3]より改変

化が運動の効果を説明できる可能性がある。

うつ症状を改善させるために必要な運動量について、Dunnら[9]は、毎週の総消費エネルギーがうつ症状の改善や寛解率に影響することを示唆しており、public health dose群（17.5kcal/kg/week）がlow dose群（7kcal/kg/week）よりも効果が高く、運動頻度（3day/week vs 5day/week）による差はなかったと報告している。また、Singhら[10]は、うつ病に対するレジスタンストレーニングについて、低強度（20% maximum load）よりも高強度（80% maximum load）の方がうつ症状の改善効果が高く、筋力の増加はうつ症状の改善に直接的に関連していたと報告している。

さらに、他の研究では、運動がうつ症状の改善だけでなくQOLや自尊心を改善させ、社会参加を促進するという報告や、高齢者においてはADLの自立に寄与できることも示唆されており、運動の幅広い効果が明らかになっている。

また、Stubbsら[11]のメタアナリシスでは、運動療法からのドロップアウトを防ぐためには、十分なスーパービジョンを行うことが良いとしている。

総括すると、統合失調症やうつ病患者の身体機能や精神機能、QOLを改善するためには、中強度以上の運動療法を行うことが必要であり、専門家による十分な監督が有効である。そのため、運動療法の専門家である理学療法士が精神疾患患者に関わることは、非常に重要なことだと考える。

③精神科における廃用症候群

廃用症候群とは、身体の不活動に起因する二次的な身体および精神機能の障害とされており、運動器障害や呼吸・循環器障害、自律神経障害、精神活動の低下など症状は極めて多彩である。当院の調査では、理学療法を実施した精神科入院患者の身体疾患の多くは廃用症候群であり、精神科における廃用症候群の予防および治療は、理学療法士にとって重要な役割の一つであると考えられる。

精神科における廃用症候群は、精神疾患や療養環境に起因するものと二次的な身体疾患に起因するものに大別できる（表7）。1）精神疾患に起因する廃用症候群としては、①重篤なうつ状態や統合失調症による昏迷状態など精神疾患の増悪に直接由来するものと、②統合失調症の陰性症状や抑うつ、認知症による自発性の低下など慢性的な精神・身体活動の低下によるものがある。また、2）療養環境に起因するものは、①精神科治療のために身体拘束などの活動制限が必要な場合や、②長期入院により閉鎖的な環境で長期間生活することで徐々に身体運動能力が低下する場合などがある。一方、3）二次的な身体合併症としては、誤嚥性肺炎やイレウス、悪性症候群など抗精神病薬の副作用によるものが多く、それらの治療に伴い廃用症候群が生じる場合がある。

精神疾患の急性増悪や二次的な身体合併症に起因し、比較的短期間で生じる廃用症候群に対しては、急性期からの早期リハビリテーションが必要である。一方、抑うつ

表7 精神科における廃用症候群の例

原因		廃用期間	対策
(1) 精神疾患に起因する廃用	①重篤なうつ状態や統合失調症の混迷状態	比較的短期間	早期からの理学療法介入
	②抑うつや自発性の低下など	長期間で緩徐に進行	日常的な活動機会の提供
(2) 療養環境に起因する廃用	①精神科治療のための活動制限(身体拘束など)	比較的短期間	適切な療養環境の提供
	②精神科長期入院	長期間で緩徐に進行	日常的な活動機会の提供
(3) 二次的な身体合併症による廃用	誤嚥性肺炎、イレウス、悪性症候群など	比較的短期間	早期からの理学療法介入

や自発性の低下などによる慢性的な精神・身体活動の低下による廃用症候群や精神科長期入院に伴う廃用症候群に対しては、日常的に継続した活動機会の提供が必要であり、理学療法士は直接的な介入だけでなく、活動的な生活をマネジメントする役割も求められる。

④事例紹介

[Aさん、60歳代男性、気分障害]

仕事のストレスによりうつ状態となり、X月に当院入院。一時的に改善したが、X+4か月にうつ症状が悪化し、臥床傾向となり、食事量の低下も認めた。X+5か月にADLおよびうつ状態の改善を目的に理学療法開始となった。活気は乏しく、「足がしびれる」「肩や腰が痛い」などの身体的愁訴を認めた。理学療法の拒否はないが、理学療法以外の時間はベッドで横になり過ごしていた。精神機能はSelf-rating Depression Scale（SDS）59点、ハミルトンうつ病評価尺度（HAM-D）13点と軽度のうつ状態であり、自己効力感はGeneral Self-efficacy Scale（GSES）が5段階評定の1と非常に低かった。

理学療法プログラムは、自転車エルゴメーターを用いた有酸素運動とレッグプレスを用いたレジスタンストレーニングを中心に介入した。自転車エルゴメーターは15Wの負荷で10分間から開始し、理学療法開始2か月目以降は60Wの負荷で20分間実施した。レッグプレスは最大筋力の60%の負荷で10回×2セット実施した。理学療法を実施するうえでの工夫として、運動療法の目的が体力向上と抑うつ改善であることを本人と共有し、1か月ごとに評価結果をフィードバックした。また、理学療法以外での活動が増えてきた2か月目以降は、身体活動量計を用いて歩数をモニタリングし、1週間毎にフィードバックし、結果に対する称賛も行った。

3か月間の理学療法介入の結果、表情は明るくなり、声量や口数が増加した。身体機能は向上し（表8）、精神機能はSDS 35点、HAM-D 0点と正常範囲まで改善した。

表8 身体機能の変化

	開始時	終了時
10m歩行時間	11"19	5"28
Timed up & Go	12"19	6"57
膝伸展筋力	12.9kg	28.3kg
握力	11kg	21kg
6分間歩行距離	225m	462m

また、散歩が日課となり、1日の歩数は約1万歩と活動量も増加した。

本症例は、運動に対する自己効力感が低かったが、実際に運動を行う達成経験とその結果をフィードバックする言語的説得により自己効力感が高まったと考えられる。運動療法により身体機能の向上およびうつ症状の改善が図れただけでなく、理学療法終了後も約1万歩の活動量が維持できており、今後の抑うつ再燃予防にも寄与できたと考える。

文 献

1) Zschucke E, et al : Exercise and Physical Activity in Mental Disorders: Clinical and Experimental Evidence. J Prev Med Public Health 46, S12-S21, 2013.
2) Vancampfort D, et al : Systematic Review of the Benefits of Physical Therapy Within a Multidisciplinary Care Approach for People With Schizophrenia. Phys Ther 92, 11-23, 2012.
3) Vera-Garcia E, et al : A systematic review of the benefits of physical therapy within a multidisciplinary care approach for people with schizophrenia: An update. Psychiatry Res 229, 828-839, 2015.
4) Firth J, et al : Aerobic Exercise Improves Cognitive Functioning in People With Schizophrenia: A Systematic Review and Meta-Analysis. Schizophr Bull 43, 546-556, 2017.
5) Silvela H, et al : Physical exercise and clinically depressed patients: a systematic review and meta-analysis. Neuropsychobiology 67, 61-68, 2013.
6) Blumenthal JA, et al : Exercise and pharmacotherapy in the treatment of major depressive disorder. Psychosom Med 69, 587-596, 2007.
7) Blumenthal JA, et al : Effects of exercise training on older patients with major depression. Arch Intern Med 159, 2349-2356, 1999.
8) Russo-Neustadt A, et al : Physical activity-antidepressant treatment combination: impact on brain-derived neurotrophic factor and behavior in an animal model. Behav Brain Res 120, 87-95, 2001.
9) Dunn AL, et al : Exercise treatment for depression: efficacy and dose response. Am J Prev Med 28, 1-8, 2005.
10) Singh NA, et al : A Randomized Controlled Trial of High Versus Low Intensity Weight Training Versus General Practitioner Care for Clinical Depression in Older Adults. J Gerontol A Biol Sci Med Sci 60, 768-776, 2005.

●理学療法開始時（目的の共有）

PT　「理学療法では、体力をつけたり、気分の落ち込みを改善することを目的に、自転車やマシンを使った運動を行います。よろしくお願いします。」

Aさん「はい、よろしくお願いします。」

●評価結果のフィードバック（達成経験と言語的説得）

・1ヶ月目の評価後

PT　「脚の筋力ですが、1ヶ月前と比べて8kgも強くなっています。歩くスピードも速くなっており、10mのタイムが5秒も縮まっています。体力がついてきていますよ。」

Aさん「そうですか、運動のおかげですかね。」

・2ヶ月目の評価後

PT　「脚の筋力は、この1ヶ月でさらに10kgも強くなりました。2ヶ月前と比べると筋力は倍以上になっていますよ。すごいですね。」

Aさん「自分でも力がついてきたのが分かります。これも運動のおかげですね。これからも頑張ります。」

●活動量のフィードバック

・活動量測定開始時（目的の共有）

PT　「最近リハビリ以外の時間でも意識して歩いていますね。この活動量計を使ってAさんがどれくらい歩いているか確認しましょう。まずは1日4000歩以上を目指してみましょう。これくらい歩けていれば、気分の落ち込みが予防できますよ。」

Aさん「分かりました。4000歩を目指して頑張ります。」

・1週間後（達成経験と言語的説得）

PT　「すごい、1日10,000歩も歩けていますね。これだけ歩けていれば十分です。この調子で続けていきましょう。」

Aさん「運動すれば、わしの病気は大丈夫です。家に帰ってからも運動は続けますよ。」

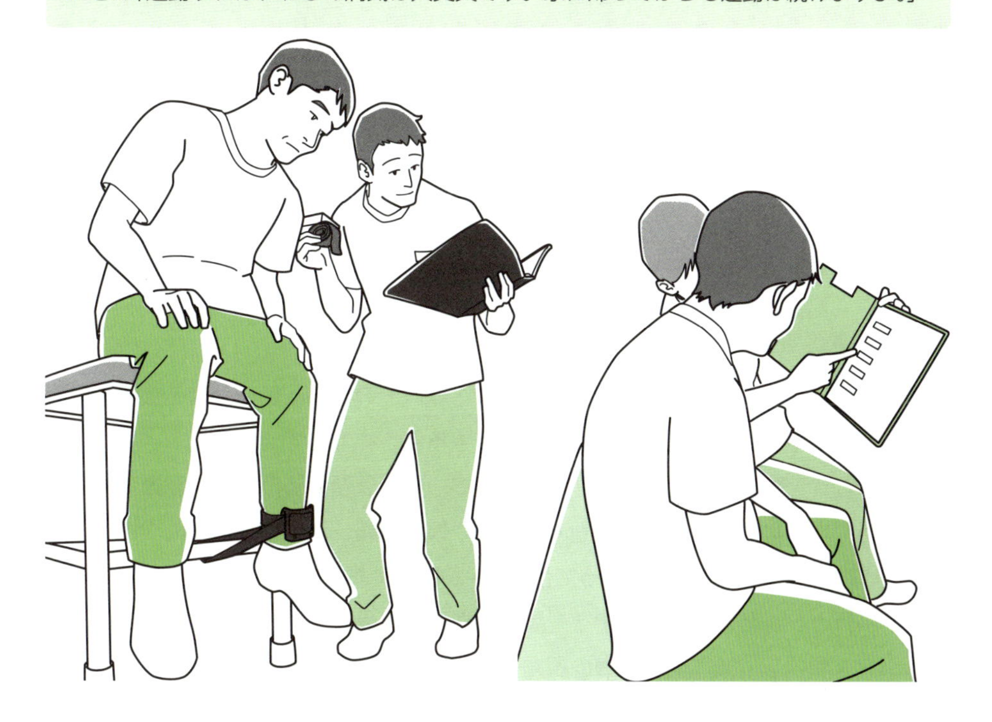

11）Subbs B, et al：Dropout from exercise randomized controlled trials among people with depression: A meta-analysis and meta regression. J Affect Disord 15, 457-466, 2016.

（石橋雄介）

4 高次脳機能障害

①精神科と高次脳機能障害のリハビリテーション

高次脳機能障害とは、脳損傷に起因する認知障害全般のことを指している。このなかには、失語・失行・失認、注意障害や記憶障害、感情障害や幻覚・妄想などの精神症状、人格変化、判断・遂行・問題解決能力の障害、行動異常などが含まれる。

統合失調症やうつ病などの精神疾患でも、記憶障害、注意障害、遂行機能障害などの認知機能障害を認めることがある。精神科では、精神疾患に伴う認知機能障害にも、高次脳機能障害と同様にリハビリテーションを実施している。また、精神疾患に高次脳機能障害を併発した症例にも出会うことがあり、さまざまな症状に対応することになる。

②評　価

リハビリテーションの目標設定、プログラム立案のためには、正しい障害像を把握する必要がある。各障害に対して、神経心理学的検査を実施することで客観的に評価を行う。

精神症状や薬物治療などの影響がある場合は、症状が複雑で変動を認めることがあるため、評価の時期や方法に配慮する。また、病識欠如や意欲の低下、妄想などの精神症状により、検査を実施できないこともある。この場合、医学的情報に加えて、本人や家族、実際に関わるスタッフからの情報や、日常生活やリハビリテーション場面の行動観察から症状を抽出し、障害像を推測することになる。

③訓　練

高次脳機能障害のリハビリテーションでは、障害そのものへ働きかける機能訓練を実施し、高めた機能を日常生活場面で活用できるように促していく。

検査のときと同様に、精神症状などが原因で、机上課題のような機能回復訓練の実施が困難な場合には、日常生活場面での実践や環境調整、代償手段の導入や援助方法の検討、家族指導など、障害によって生じるADL面の問題に焦点をおいたアプローチを中心に行う。また、本人の希望を考慮した課題や、受け入れが良いアクティビティから訓練を開始し、機能回復訓練の課題につなげていくこともある。

④機能回復訓練が実施できない場合の対応

[例：記憶障害でスケジュール管理ができない]

スケジュール表を一緒に確認・行動することでスケジュール表の利用の習慣化をめざす。習慣化ができれば、自身でのスケジュール表作成や手帳の利用を促していく。

[例：パソコン使用の希望があるが、注意障害や遂行機能障害で使用できない]

パソコンを使用した操作練習、簡単に文字入力ができるソフトや機器などの代償手段の導入から、パソコンを使用した機能訓練課題へ移行する。

文　献

1) 中島八十一：高次脳機能障害支援モデル事業について．高次脳機能研究 26(3) ;263-273，2006.
2) 橋本圭司：高次脳機能障害－どのように対応するか．PHP 新書，2007.
3) 松井三枝：精神神経疾患における記憶障害．高次脳機能研究 24(2)：155-163，2004.
4) 船山道隆、他：精神科領域における認知機能．認知神経学 16(3)：151-156，2015.
5) 三村將：高次脳機能障害とその問題点―精神科の立場から．失語症研究 22(3)：185-193，2002.
6) 村井俊哉：精神科の立場からの高次機能障害の臨床．精神経誌 112(9)：933-938，2010.
7) 長谷川賢一：高次脳機能障害(言語聴覚療法シリーズ)．建帛社，2011.
8) 平川淳一，林光俊，仙波浩幸，上薗紗映・編：精神科・身体合併症のリハビリテーション～総合的な治療計画から実践まで．協同医書出版社，2015.

（緒方夕美子、戸祭美生）

5 Quality of life（QOL）に関しての取り組み

わが国では1960年代の経済成長以後、医療は救命を第一目標として展開してきた。その目標がある程度達成した現在、慢性機能障害をもちながら生活する人々が増えている。すなわち、永続的に障害をもちながらも制度や環境を利用し社会生活を前向きに営む人が増えてきているように思う。

筆者は精神科領域で身体障害分野の作業療法を行っている。精神科のなかで身体障害領域の作業療法を行うことは非常にまれである。そのうえで、臨床におけるQOLに関する取り組みについて述べたい。当院にてリハビリテーションを行っている患者の入院期間は約6か月程度であり、平均年齢60歳代中盤である。

本題である精神科領域で身体障害分野へアプローチしている筆者が考えるQOLについて述べたい。そもそも、精神疾患がベースにあり自殺企図により身体障害を併発させた場合、疾患別リハビリテーションの上限期間でQOLを高めることは簡単ではない。むしろ、一度自殺を企てた人間が入院から数か月で前向きに「生活の質」を考えることは無理なのかもしれない。まず、私たちが取り組むべきことは身体機能を向上させることであり、その延長線上にADLや手段的ADL（以下、IADL）が存在している。

症状固定やADLがある程度自立した後、退院をめざしIADL獲得に向けたリハビリテーションを行うこともある。当院で行っているQOLに対する取り組みを2つ紹介する。

①調理訓練

コンビニや食配サービスが普及している現在においても、自分で献立を考え材料を購入し調理することは社会生活を行ううえで大きな意味をもつ。参加者は患者および管理栄養士、担当セラピストである。管理栄養士の指導の下、実際に調理を行い実食までを実施する。治療者は立位保持や上肢協調性などの身体機能や、注意機能や遂行機能などの認知機能をサポートする。調理後にアンケートにて作業療法効果判定可能な評価法であるカナダ作業遂行測定（Canadian Occupational Performance Measure：以下、COPM）（表9）と感想を記述式（表10）にて調査した。比較的、満足度が高い結果が得られている。また、実際に作ったものを家族やプライマリーナースに食べていただくことで普段と異なる交流に繋がっている。

表9 COPM（一部、抜粋）

年齢	性別	開始時			終了時		
		重要度	達成度	満足度	重要度	達成度	満足度
50歳代	男	5	5	5	10	8	8
50歳代	男	10	4	6	10	9	10
30歳代	女	7	10	10	10	9	10
50歳代	女	10	10	9	10	7	10
40歳代	女	10	8	10	8	9	8
50歳代	女	2	2	2	10	10	10
60歳代	女	10	5	3	5	4	6
70歳代	女	5	5	5	10	10	10
70歳代	女	7	6	5	10	10	10

（＊10点満点。点数が高値である程、効果的であったと判断できる）

表10 調理後のアンケート調査（一部、抜粋）

年齢	性別	コメント
50代	男	また参加したいです
70代	女	フライパン返しが上手にできて嬉しかったです
50代	女	楽しかった

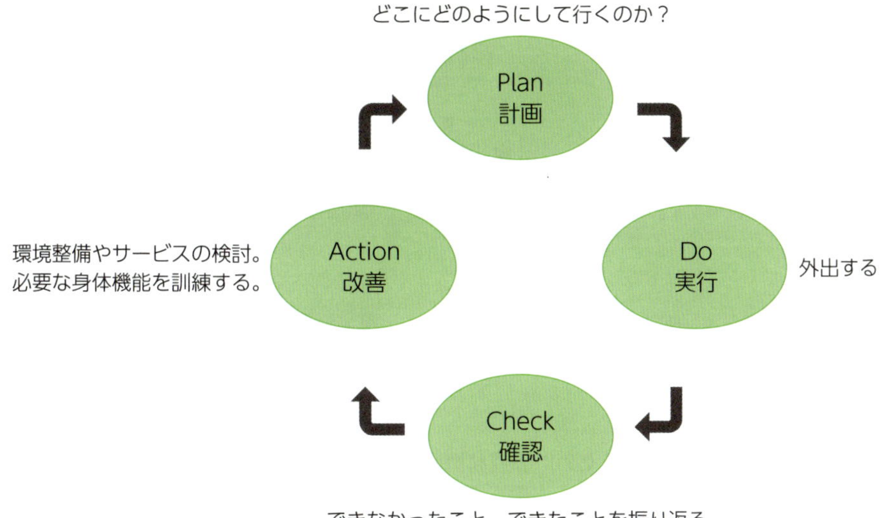

図11　PDCAサイクルを用いた外出プログラム

②外出プログラム

精神疾患に身体障害が加わるとさらに外出が難しくなる。また、身体的には回復したものの外出に対し不安や自信の無さがめだつようになることが多い。そのため、病院送迎バスを使用し最寄駅へ移動する。場合によっては切符の購入練習を行い電車に乗ることもある。また、実際にお店へ行き衣類などを購入する場合もある。患者は笑顔と適度な疲労感で帰院することがほとんどである。PDCAサイクルを用いプログラムを行っている。（図11）

（鈴木淳一）

6 精神疾患を持つ患者に対して身体リハビリテーションを提供する場合の情報収集

①はじめに（図12）

- 精神疾患患者は身体的状況、社会的背景（既往・生活歴）が複雑な方が多い。
- リハビリテーションを実施するうえで、個別性に配慮したアプローチが重要。
- カルテ上では収集しきれない生活歴や趣味・嗜好の聴取も必要。
- これらの項目を情報収集していれば円滑に訓練が進められる場合がある。
- 対応方法や治療環境を設定する際は高い個別性が必要。
- 関係性を構築できず拒否されてしまうとカルテ以外の情報収集が困難となる。

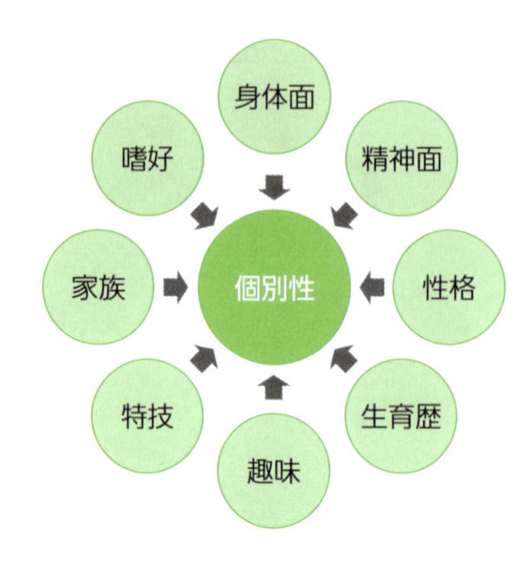

図12　個別性を理解するために必要な情報

②心構え

- 精神疾患患者へ偏見をもたず、精神症状も含めて個性と解釈しておく。
- 精神症状が変動する事や長期化する場合があることを理解しておく。
- ガイドラインなど、標準的な治療の流れに当てはまりにくいため、さまざまな可能性を考える。
- 確固たる治療法などはなく、もっとも適したと思われる手段を選択する。

③事前準備（図13、図14、図15）

- 最低限、精神科的知識・心理学的知識・理学療法学的知識が必要。
- 自傷・自殺企図患者であれば、希死念慮の把握、手段・計画性・具体性などを聴取。
- 社会的背景、病歴の把握（生い立ちや家族関係、精神科通院歴）。
- 投薬状況の確認。

④ 診療情報提供書から得られる情報（図13）

診療情報提供書

入院病棟：［　　］入院日時：［　　］年［　　］月［　　］日

患者氏名：［　　］患者様名（カナ）［　　］

性別：［　　］　生年月日：［　　］　年齢：［　　］

患者様住所：［　　］

保護者氏名：［　　］

保護者住所：［　　］

依頼者：［　　］

病名：［　　］

生活歴

3人同胞末子、兄が2人（9歳、8歳上）。大学は商学部を卒業。中古物件の仲介の仕事に従事。28 歳で結婚。結婚した当初から酒量は多かった。ワインなら1日1本、ウイスキーなら2、3日で1本空ける程度の量。10 年ほど前から飲酒して帰宅中にタクシー運転手とトラブルになり、警察沙汰にあることが2回あった。7年ほど前に、会社の役員になった。300 人の部下を抱える状況であったが、教育などの仕方が悪いと、部下から上層部に話があり、窓際に追い込まれるようになった。2年ほど前から飲酒量が増えた。

病歴、既往歴、入院歴

2年ほど前から飲酒の程度がひどい。家族に対しても暴言などがひどい。妻の勧めでクリニックを受診。アルコール依存症とうつ病の診断。何度か断酒も試みたが継続できなかった。妻からみて、この3年ほど顔つきが病的に変わったように思う。○月○日、近所の橋で首を吊ろうとしたところ足元を滑らせて結果的に飛び降りる形となり、頸椎骨折、頸髄損傷を受傷。

家族、その他

同居家族は妻、長女、長男。
妻：生活保護課のケースワーカー、嘱託で木曜日が休み。精神科通院歴あり。
長女：パーソナリティの問題あり。精神科通院中。

感染症　結核（ ）　HBV（ ）　H

アルコール、うつの問題から仕事と家族との生活を崩している。特に家族への影響は退院などに関係する可能性あり。若手や女子では患者の良いように言葉巧みに振り回される可能性あり。あやふやな態度はとらず、訓練も明確にし、問題を自身に向けさせ「やるしかない」といった対応で行く。あまり良い関係をつくろうとし過ぎなくても良い。

受傷までの本人の生活に対して妻は怒りを覚えており、積極的な関わりは得られがたい。プライドが高く体裁を気にするため、自尊心を傷つけないような対応を要する。一方で、本人の操作的な言動に注意し、毅然とした態度も必要。

図13　診療情報提供書のとらえ方

⑤患者本人から得る情報（図14）

□診療情報提供書から予測した見解とすりあわせる
□本人からしか得られない情報を追加・確認する
□情報をまとめ、仮説検証し、具体的な患者像を把握する

初　回

- マスクは着用せず表情が見えるようにしておく
- 初回は挨拶や様子を伺うなど、説明程度に留める
- なるべく患者本人に語らせる
- 視線は合っているか、表情変化はあるか確認する
- 良好な関係性構築を心がける

2回目以降

- 訓練の必要性をしっかり説明する
- 身体・精神面の相互関係を把握
- 疲労を伴う動的訓練を控え関係性を構築
- 拒否されても何を拒否しているのか考える
- 急に環境を変えない
- 新しい訓練は慎重に取り入れ、飽きにくい訓練を選択
- すぐに理学療法所見ばかりとろうとしない
- 訴えが強い時は他の話題で気を逸らし傾聴

図14　導入と患者像の把握

⑥訓練拒否・意欲低下があると情報収集困難となる（図15）

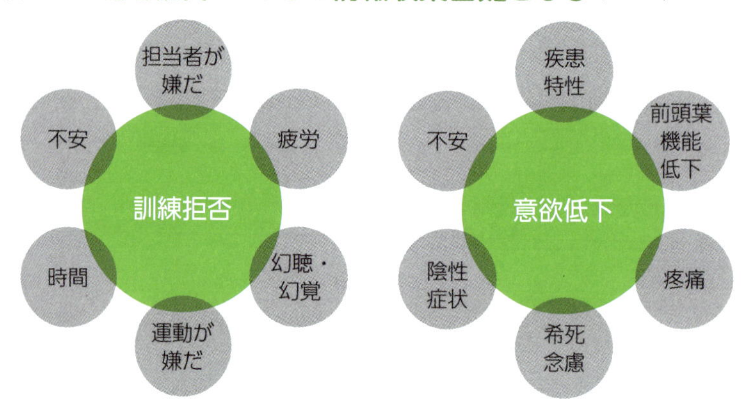

図15　訓練拒否のさまざまな要因

※精神疾患患者では一般病院患者に比べ訓練拒否が多く情報収集が困難な場合がある。訓練拒否にもさまざまな原因があるため事前準備（訓練介入前）の段階で書面上の情報収集や初回面接で患者の特徴を把握することが大切。さまざまな原因のなかで、患者の要因を探して対応する必要がある。

⑦情報の活用（図16、図17）

- 得た情報は対応方法と結びつける。
- 精神状態により使用する情報は異なるため症状のチェックと使える情報の組み合

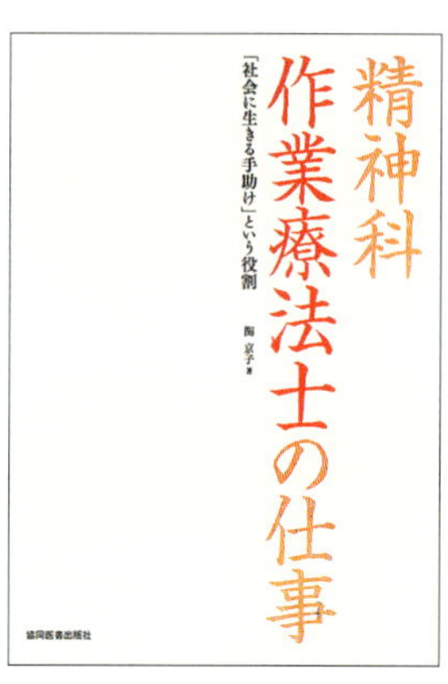

詳細ページ　試し読みPDF

精神科 作業療法士の仕事
「社会に生きる手助け」という役割

関 京子 ● 著

● A5・200ページ・一部4色刷　定価2,750円（本体2,500円+税10%）
ISBN978-4-7639-2147-5

作業療法の目的に適ったプログラムの立て方、
作業手順の指導方法と観察の仕方、
治療効果の判断の方法…
何から何まで、ても細かく、そして具体的に説明

精神科医療に作業療法士という専門職が誕生して58年（2023年現在）、本書は我が国に専門職「作業療法士」が生まれて以来ずっと臨床を続けてきた著者による、若い作業療法士に向けた臨床ガイドです。
近年、リハビリテーション医療では時間的な制約が理由となり、一連の方法と手順を理解して一つの作品を作り上げていく「作業」という技法がますます活用されなくなっています。
そのため「作業」を用いた治療は、特に精神科リハビリテーションにおいて主流な技法であり続けてきたにもかかわらず、それを具体的にどう計画し、手順をどう指導し、作業の治療的効果をどう生み出していくのか、その詳しい知識が見えにくい状況になっています。
本書は、その半生を「作業療法」の臨床で過ごしてきた作業療法士が、自分の仕事の全てを次の世代の作業療法士たちに伝えるために執筆した、即戦力として活用できる実践的な内容のガイドブックです。

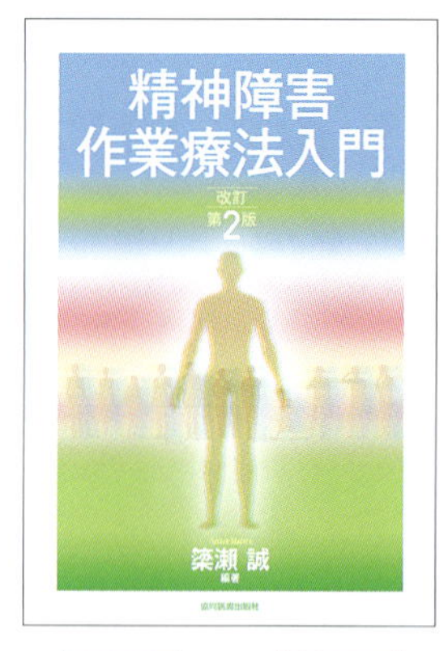

精神障害作業療法入門
改訂第2版

簗瀬 誠 ● 著

● A5・216ページ・2色刷　定価2,970円（本体2,700円+税10%）
ISBN978-4-7639-2146-8

日常生活をていねいに再建していく
作業療法の実践者になるために！
精神障害に対する作業療法を学ぶ
第一歩として格好の教科書

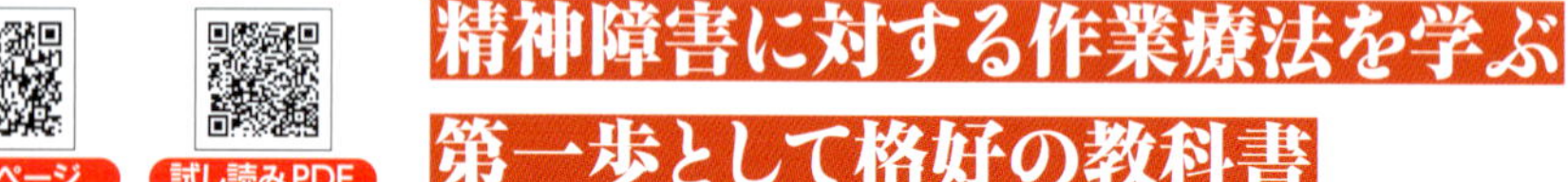

詳細ページ　試し読みPDF

本書は、精神科作業療法について、短時間で、無駄なく、最大限の学習効果をあげるための教科書です。
作業療法士が対応する精神疾患では最も多い統合失調症を中心に、疾患・障害に対する理解と作業療法の目的、そのための実践手順の解説に主眼がおかれています。
改訂版ではより具体的に「日常生活の制限－6要因モデル」による作業療法の進め方を提示し、実践例を紹介しています。読者はそれによって、退院へ繋げ、地域生活に繋げ、日常生活の安定に繋げる作業療法士としての仕事の核心部分を知ることができます。またその実践例を挟んで、作業療法の黎明期から「リカバリー」へという移り変わりも理解できるようになっており、日々の実践の意味をより深めることができます。MTDLP（生活行為向上マネジメント）の活用、地域での作業療法士の役割や多職種との連携などについても加筆されています。
授業での活用のみならず、臨床実習の参考書としても役立つ一冊です。

わせについて試行錯誤が必要。

- 情報を使用する際は、単発や組み合わせて使用する。
- 社会的背景を考慮し、本人の身体機能・精神状態に合わせた退院先を想定する。

※精神状態が不良の場合、目標である自宅退院ができない場合がある。

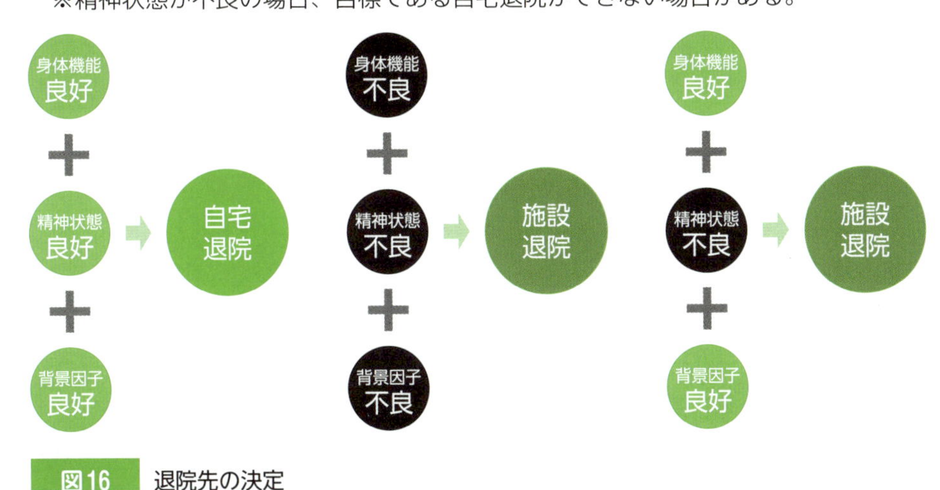

図16 退院先の決定

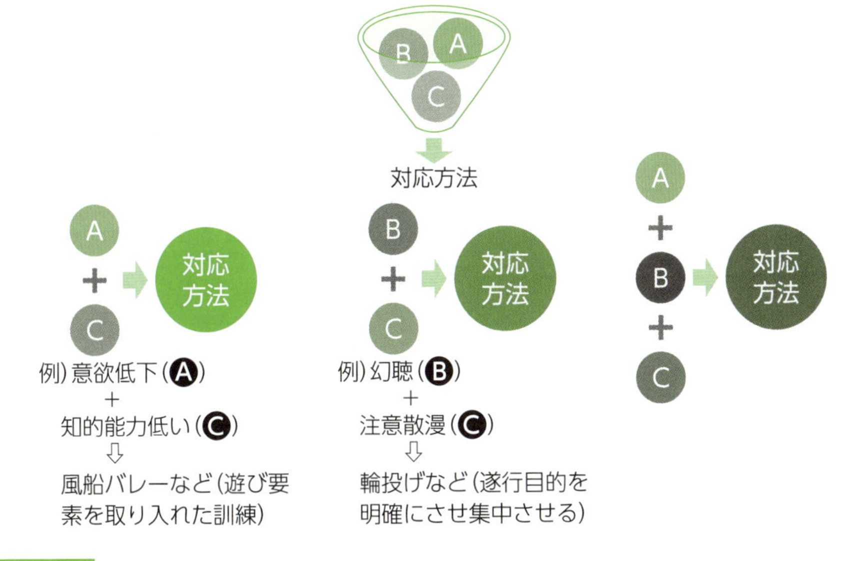

図17 対応方法・情報の抽出・組み合わせ

⑧まとめ

- 精神疾患患者は、身体面に加え環境因子・背景因子の情報を重要視する必要がある。
- 事前の情報収集やカルテ上で得られる情報以外の聴取も必要である。
- 関係性構築を心がけるが、拒否をされた場合、拒否の中身を考えながら対応する。

- 情報を組み合わせて訓練・対応方法を考えるため収集量は多いほうがいい。
- 身体機能が良好でも、精神状態により目標とした退院先へ帰れないこともある。

⑨おわりに

- 精神疾患は原因不明なものもあるため、病態が把握しにくい。
- 患者の生活背景が複雑なため情報収集が重要、収集することで患者像が把握できる。
- 情報収集し仮説検証を繰り返すことでより早い段階で患者像が把握できるようになる。

《新人セラピストに一言》

- 困難な患者に出会ったときに振り返ることが大切であり、身体機能が改善しない原因を精神症状のせいにしてはならない。また、過去の指導者や著名人が自身と同様の立場であれば、どのような判断をするか考えてみる。
- 私たち理学療法士は、身体機能を中心に診る職種であるため精神・心理学的知識が少なくても圧倒的な理学療法学的知識・技術があれば患者は満足する。あくまでも知識量のバランスと使うタイミングが大切であり、自身の知識・技術を高めることを忘れてはならない（図18）。

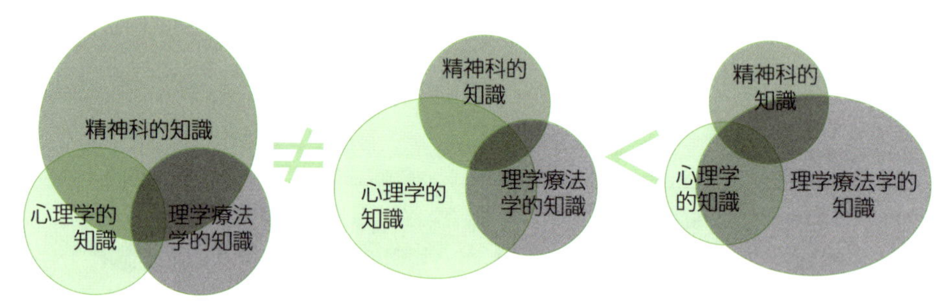

例）ラーメン屋：店が綺麗（精神科的知識）、接客がいい（心理学的知識）、しかしもっとも大事なのはラーメンが旨いこと（理学療法学的知識・技術）、旨いラーメンが作れなければ意味がない、なぜなら目の前にいる客（患者）はラーメンを食べに来ているのだから。

図18　必要な知識の比重

（濱田賢二、宮下泰範）

自殺企図にて高所から飛び降り多発外傷を受傷した広汎性発達障害、精神遅滞の患者

[症例の特徴]

- リハビリテーションへの遅刻や入院生活の行動管理困難。
- 多弁や一方的な会話による治療中の集中力低下。
- スタッフと適度な距離感がとれない。慣れるまでは時間がかかり、慣れると距離が近くなる。

[症例の紹介]

20歳代、女性。

精神科疾患名：広汎性発達障害、精神遅滞。

身体疾患名：多発外傷（第3腰椎破裂骨折、右リスフラン脱臼骨折、両踵骨骨折）。

過去にリストカット、ガラスを割るなどの問題行動、過量服薬による自殺企図歴あり。

[当院入院までの経緯]

母への反抗心から衝動的にマンション2階から飛び降りA大学病院に救急搬送。手術後約1か月のリハビリテーションを行い、その後精神科加療およびリハビリテーション目的で当院入院となった。

[入院時現症]

父に伴われ車いすにて来院。開始当初は、緊張と不機嫌が入り混じったような態度。今回の自傷の経緯について「家族を悲しませてやろうと思って飛び降りた」などと他罰的に語る。今回の件について「反省なんかしません」と逆ギレやふてくされた態度をとる。

本人が自分を大事にしてリハビリテーションをする気持ちが無ければ入院治療は成立しないと説明すると、涙を浮かべて自身の辛さを語ったうえで、今後は自傷しないことを約束した。

[精神症状および性格]

唐突で一方的な会話が多く、他者への遠慮・配慮に欠け自己中心的。物事の優先順位をつけることが苦手で具体的な計画が立てられない。就労の経験は無く、対人関係は苦手で情動不安定になりやすいが環境に慣れると積極的に関わろうとする。ストレスに脆弱であり自傷行為や多量服薬の経緯あり。

リハビリ
頑張ったから
ハグして～!!
よくできました！
でもハグはだめですよ

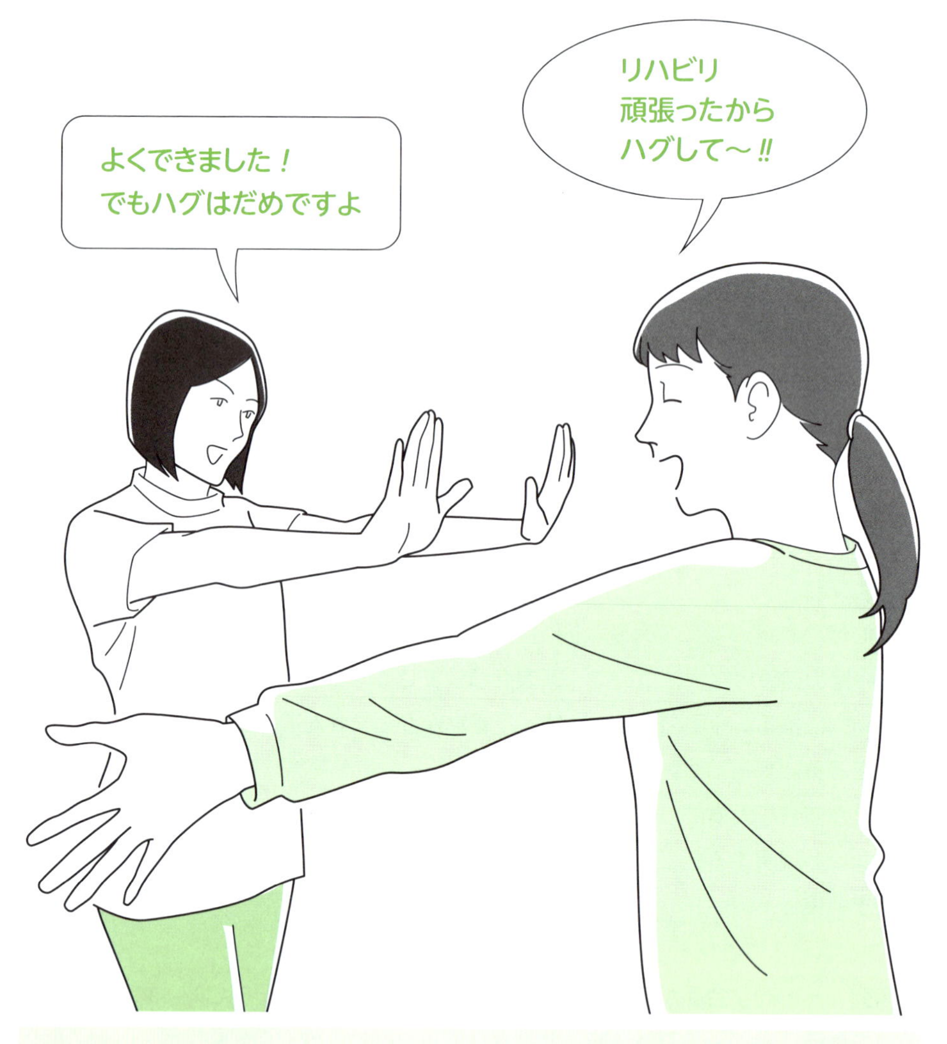

対応例

過度なスキンシップを求めてくる場合は、曖昧な態度をとらずに、はっきりと断る。

[理学療法評価]

入院時
●BI：20点 ●FIM：58点 ●両下肢非荷重 ●体幹硬性コルセット装着 ●膀胱留置カテーテル挿入 ●寝返り～起き上がり：自立

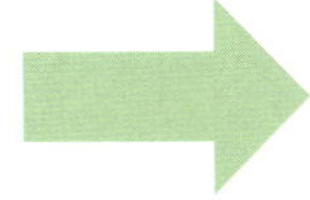

退院時
●BI：100点 ●FIM：117点 ●独歩自立

[リハビリテーション中の精神科的問題点と対応方法]

リハビリテーション中の精神的問題	対応方法
リハビリテーションへの遅刻 入院生活の行動管理困難	1日の具体的なスケジュールをスタッフと一緒に考え作成。看護師も内容を共有し適宜声かけ依頼。毎日スケジュールを確認し行動することで習慣化できた。
多弁や一方的な会話による治療中の集中力低下	環境因子として他患の少ない場所を選択。小休憩をはさみながら治療時間を明確化した。治療内容は道具を用いるなど本人が好みやすく、内容が明確で取り組みやすいものを選択。数などは復唱させ能動的になるよう工夫した。結果、おおむね訓練を集中して行えた。
スタッフと適度な距離感がとれない 慣れるまでは時間がかかるが、慣れると距離が近くなる	基本的には毅然とした医療者の態度。 慣れるまでは好みの内容を把握し、多く話題提供しながら好印象を与え、治療でも信頼を得ながら関係性の構築。 慣れた後に適度なスキンシップなどがあった場合は不快である旨をはっきりと言い、こちらの意思表示を明確にした。結果、適度なスキンシップは軽減された。

[結　果]

患者の特性を把握しながら対応方法を検討し実施した。訓練への遅刻や集中力低下、依存などみられたが、大きなトラブルはなく、身体面では独歩も獲得し、自宅退院となった。神経発達障害患者の場合はとくに疾患や人格の特徴をあらかじめ予測し、さらに経過のなかでより具体的に把握し対応することで、リハビリテーションは進めやすくなる。

（久保田直美、濱田賢二、木村　舞）

大腿切断となった統合失調症患者（認知機能障害への対応）

［症例の紹介］

40歳代、女性。

診断名：型分類困難な統合失調症　コンパートメント症候群（右大腿・左下腿）
右大腿切断術後。

職　歴：事務員。

21歳頃にうつ症状あり通院するも自己中断。その後は症状悪化に伴い入退院を繰り返す。

症例には以下に示した特徴があり、リハビリテーションを提供するにあたりさまざまな対応のポイントとなった。

メタ認知の低下：客観的に自己を評価できない、状況に合わせた行動がとれない。

興味・関心の欠如：自己価値観↓、切断の喪失感↓、運動学習↓、回復の実感↓、リハビリテーションの動機づけ困難。

課題遂行能力低下：多重課題困難、計画を立てられない。

意欲・発動性低下：受動的、頑張れない、回復に気持ちが向かない。

指示理解力の低下：決まりごとが守れない、忘れてしまう。

適応・応用の低下：新しいプログラム導入への拒否的反応、環境の変化についていけない。

ボディイメージの低下：動作表出が稚拙。

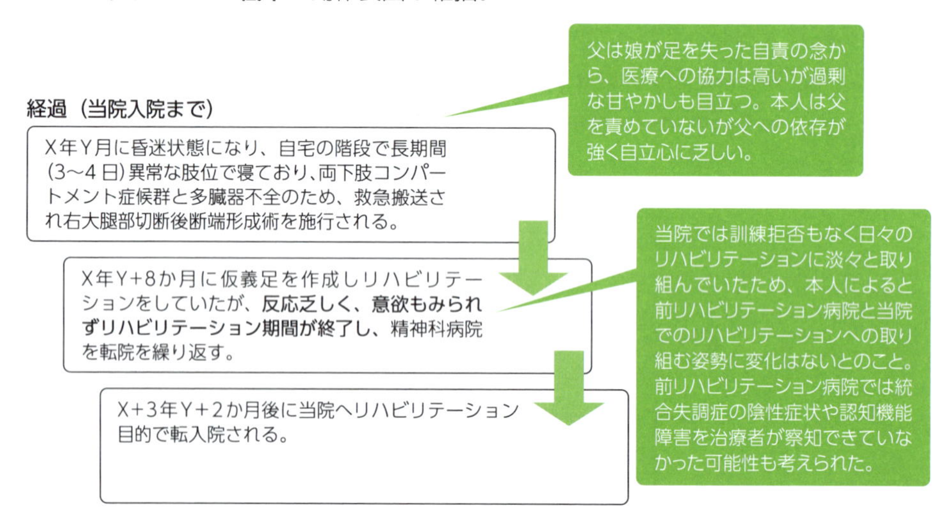

［対応のポイント］

自己への関心の乏しさから、身体面へ意識が向きにくく、リハビリテーションの振り返りに乏しかったため、訓練内で獲得した動作を日常生活内に汎化できず、BIと

FIMの解離がみられていた（a）。

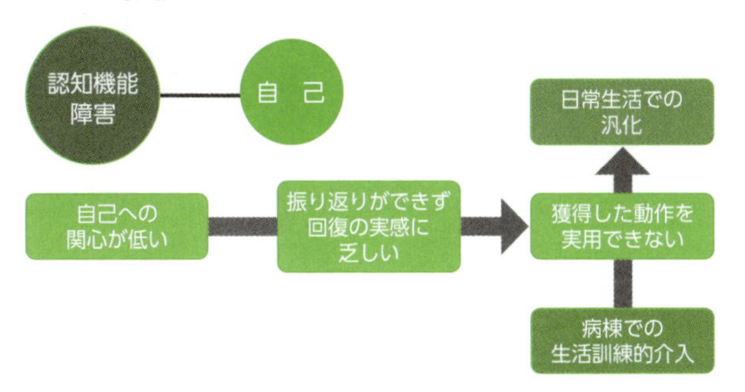

思考においては論理の飛躍やバリエーションの乏しさから、多くの思考プロセスを生み出せず、単一的であった。情報量の多さに対して思考が停止することもしばしば見られた。一度に与える情報量は少なくし、理解を確認しながら物事を進める必要があった。（b）

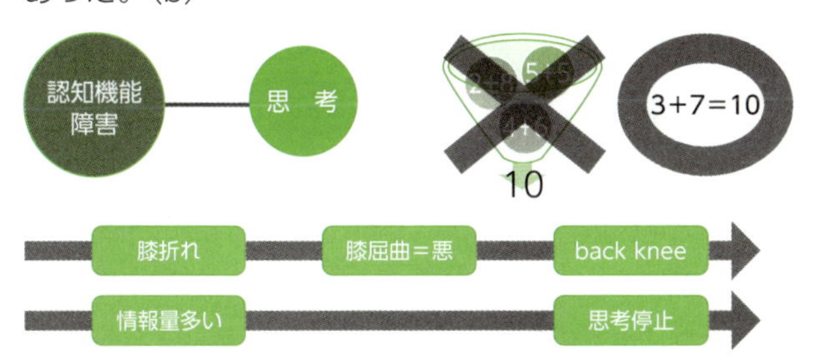

ボディイメージの低下から運動学習がされにくく、とくに義足への荷重訓練には難渋した。

まずはシンプルなプログラムを心がけ、反復運動や明らかな運動目的の提示や徒手誘導を多く入れた指示出しをし、機能の向上に努めた。リハビリテーション場面の動画を撮影し、スロー再生をしながら視覚的手段を用いたフィードバックが有効であった（c）。

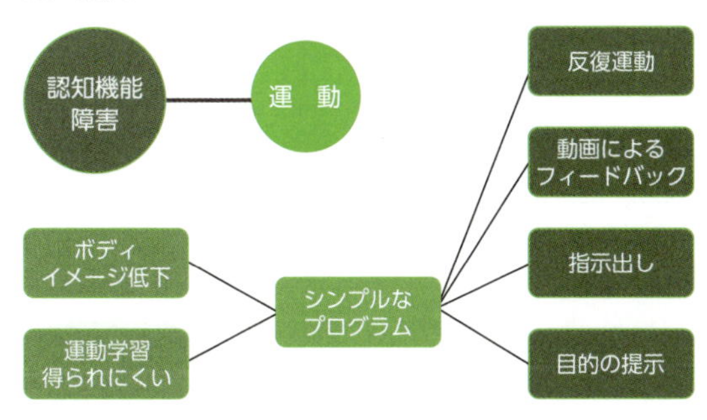

［結　果］

約1年間のリハビリテーション実施にて義足の再製作と義足での歩行も獲得され、自宅退院調整を目的に地域の精神科病院へ転院となった。

（奥出　聡、久保田直美）

統合失調症に多発外傷を合併した症例

[症例の特徴]

- 再自殺のリスクあり。
- 不安が強く、訴え多い。
- 陽性症状、陰性症状みられていたがリハビリテーション拒否なし。

[症例の紹介]

30代　女性。

精神科診断名：統合失調症。

リハビリテーション診断名：多発外傷（右鎖骨骨折、多発肋骨骨折、仙骨骨折、恥坐骨骨折、左寛骨臼骨折）。

第一印象：細身の女性。表情の変化が少なく、不安や不眠の訴えなどが聞かれる。礼節は保たれており、表面的な疎通は良好だが、思考・会話はやや深まり乏しい。

[現病歴]

受傷2年前より、職場のストレスから精神科クリニック通院開始。受傷1年前、幻聴・希死念慮を生じ、包丁を自身の胸に当てる自殺行為を起し精神科病院入院となる。退院後、精神科クリニックに再通院していた。受傷数日前より、不眠・幻聴などが再燃していた。そして受傷当日、駅にて電車に飛び込み、多発外傷を受傷し救急病院に搬送され入院となった。受傷約20日後に、精神的加療およびリハビリテーション目的にて当院転院となった。

[様　子]

ポジティブ因子	ネガティブ因子
・訓練拒否なし ・疎通良好 ・知的水準が高く物事の理解は良い	・環境の変化にストレスを感じやすい ・身体面や将来への不安が強い ・陽性症状、陰性症状あり ・再自殺のリスクあり

[理学療法評価]

初　期
・FIM：80点 ・BI：40点 ・体幹コルセット使用 ・移動手段：車いす

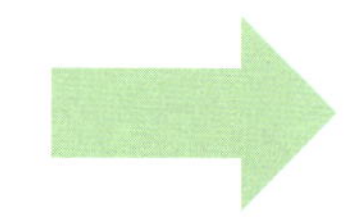

最　終
・FIM：121点 ・BI：100点 ・体幹コルセット除去 ・移動手段：独歩

[対　応]

リハビリテーション時間内

①関係づくり：初期は好む話題を増やし、取り組みやすい訓練から始めるなど工夫を行い関係づくりに重点を置いた。その後、訓練に対し協力的になり笑顔も見られるようになった。

②希死念慮：訓練中の発言内容や行動について常に注意を払った。

③幻　覚：基本的に幻覚については触れず、好む話題提供や道具を用いた訓練などを取り入れ、治療に対し集中するよう促した。

④不　安：事前に訓練内容を説明し、失敗体験をさせないように単純なものから徐々に難易度の高いものへと難易度を変更した。

リハビリテーション時間以外

①情報共有：身体機能、精神状態について主治医、病棟スタッフと随時多職種連携を行った。

②再自殺防止：閉鎖病棟に入院、危険物などの物品管理を徹底、訓練前後でのボディチェックなど、病棟全体でも希死念慮に対して注意を払った。

跨ぎ動作
練習
浴槽内での
立ち座り練習
裸足で歩く
練習
個浴自立
実際に個浴を行う場所で
訓練
見守り下で入浴可能

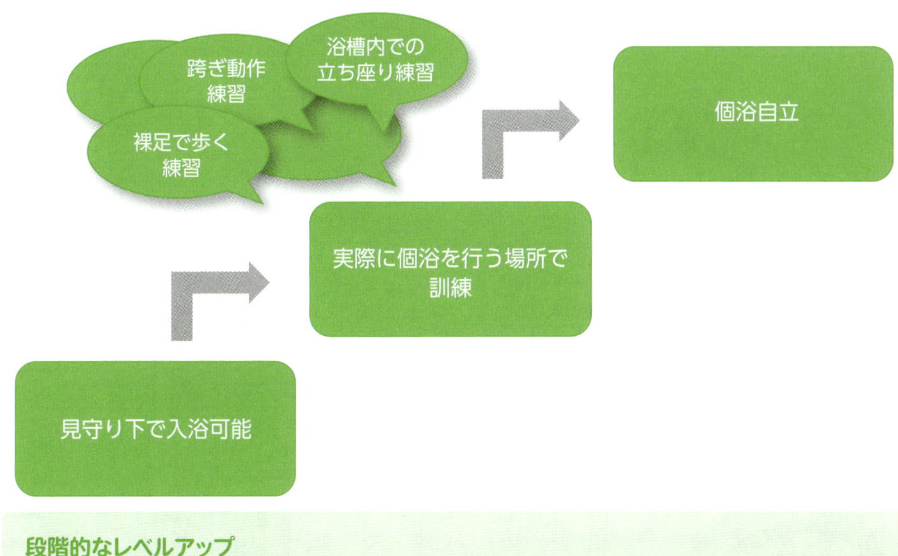

段階的なレベルアップ

「できるか不安」「自信がない・・・」といった発言あり。
実際に行い必要な動作を一緒に考える。
出来そうなところから行い、難易度を徐々に変更していく。

[結　果]

リハビリテーションは拒否なく遂行でき、独歩獲得し自宅退院可能となった。希死念慮、陽性症状、陰性症状がみられる患者の場合、身体・精神症状の把握やキャラクターや個別性を把握したうえで会話や訓練内容などの配慮をする事で一定のリハビリテーションを行えることが可能である。

（古屋真美）

Th「アイドル好きなんですね。
どのグループが好きですか?」
患「○○○○が好きです♫
特に△△△の□□□!!」
Th「またライブ行きたいですか?
行けるように歩く練習がんばりましょう!」
患「はい!!」

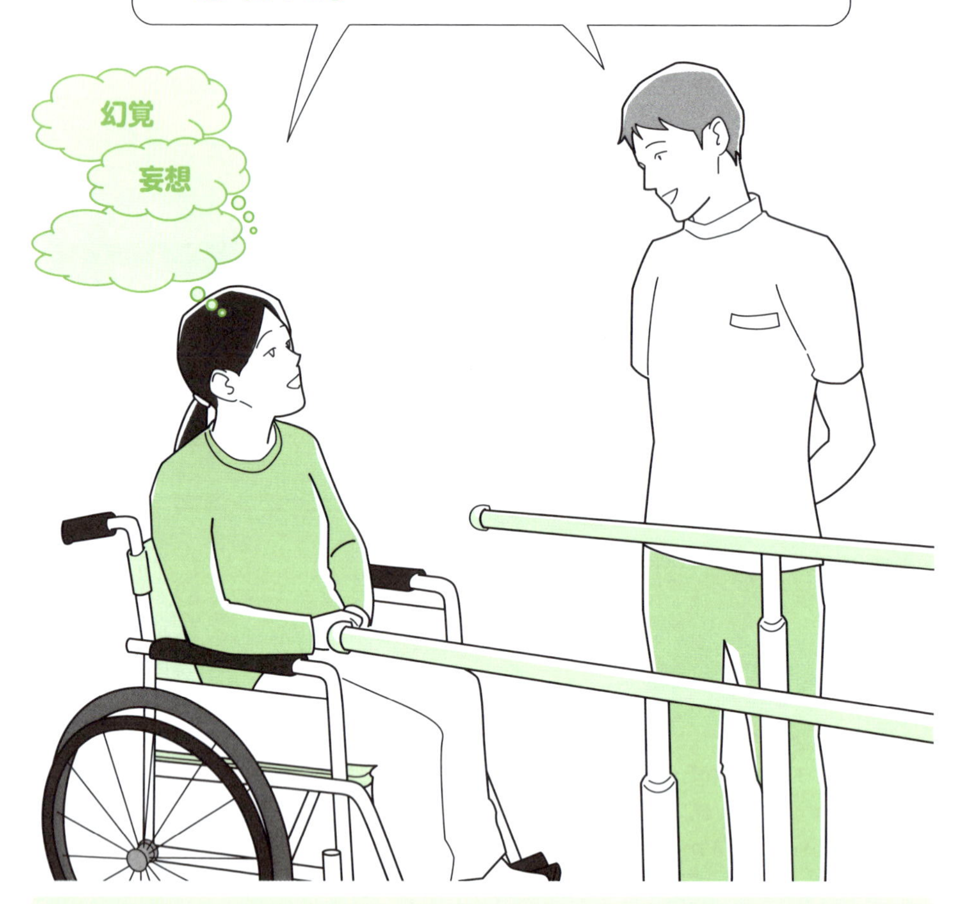

対応方法例

訓練中、陽性症状のため注意散漫となってしまう。興味のある話をして妄想、幻聴を追いやる。

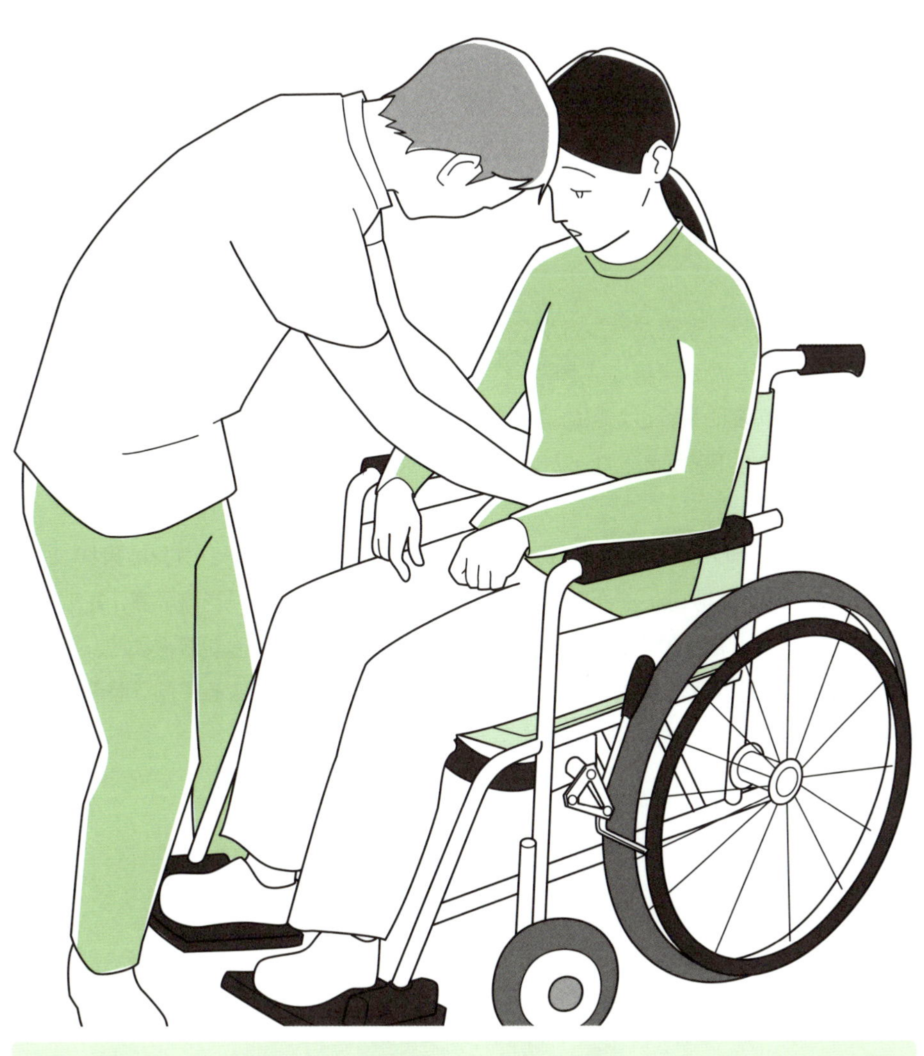

ボディチェック
ポケットなどに衣類に物品を隠し持っていないかチェック！

アルツハイマー型認知症に左下肢切断を合併した症例

[症例の特徴]

- 重度の認知機能低下あり。
- 病識の低下あり、急に歩き出そうとするなど危険管理はできず転倒リスクは高い。
- 中核症状…記憶障害、判断力低下、見当識障害、遂行機能障害。
- 行動症状…不隠・興奮、攻撃性、無為、自発性低下。

[症例の紹介]

60歳代、男性。

精神科診断名：アルツハイマー型認知症。

リハビリテーション診断名：左下肢切断術後。

Hope：バイクに乗って出かけたい。

[現病歴]

受傷1年前より、家族が話し方や会話に違和感を感じ始めた。X年、交通事故により左足指を受傷したが自身では病院へ行かずそのままにしていた。歩行の異変に家族が気づき、A病院に受診した際には左1～3趾が壊疽しており、転院を繰り返した後に、B病院にて左下肢切断となった。

[入院時所見]

当院入院時のHDS-Rは6点。その場での表面的なコミュニケーションは図れ、簡単な指示による動作は可能。認知機能障害の程度は重度であり、見当識障害、短期記憶障害、注意障害、書字障害、視覚－運動処理能力の低下、遂行機能障害など、複数の認知領域に障害が認められた。身体機能については、切断後による患側下肢の浮腫や疼痛、可動域制限や筋力低下を認めた。

[対応の工夫]

記銘力低下	●コミュニケーションを多めに図り、記憶の想起を促す。
理解力低下 複雑な指示や運動に対する理解は得られにくい	●余分な聴覚情報が入らないよう、説明は簡潔・単純に単語レベルで伝える/訓練内容に本人が好むゲーム要素を取り入れる。
病識低下、状況判断不十分 「転んだせいで足が短くなっちゃった」 「バイクに乗って出かけるんだ」	●実際の身体機能を一緒に確認し、無理な動きは行わないように説明する。
見当識障害	●会話の中に「今日は暖かいですね、何月でしたかね」と、季節や日付を感じることができる内容を意識して盛り込む/日時・場所・周囲への関心を喚起させる。
遂行機能障害	●動作を単純なステップに分けて部分的なものから実施/動作の反復/目印を使用。
易怒性、不穏・興奮 自分のペースを崩された時や混乱した時に易怒性となりやすい	●関わりの中で怒りやすい・落ち着きやすいポイントを捉える/穏やかな声で本人が理解しやすいように説明/怒りの対象から、他のことや異なる話に誘導。
自発性低下	●離床時間の確保・余暇活動を提供し日中の活動量を維持。

[結　果]

興味があることや気分が変動する原因を早めにとらえて対応を行った結果、訓練の継続は可能となり、身体に関する注意・意識も向き的外れな発言や危険行動は減少した。しかし、能動的に動作を行うことは少なく、身体状況の認識不十分・自身での義足管理も困難であるため、退院時においても日常生活動作全般に介助は必要であった。

ただし、①外観の再現、②移乗動作の安定、③歩行など全身運動の機会の獲得など、義足を装着できたことによる意義はあったと思われる。

（亀田南美、濱田賢二、宮下泰範）

装着手順

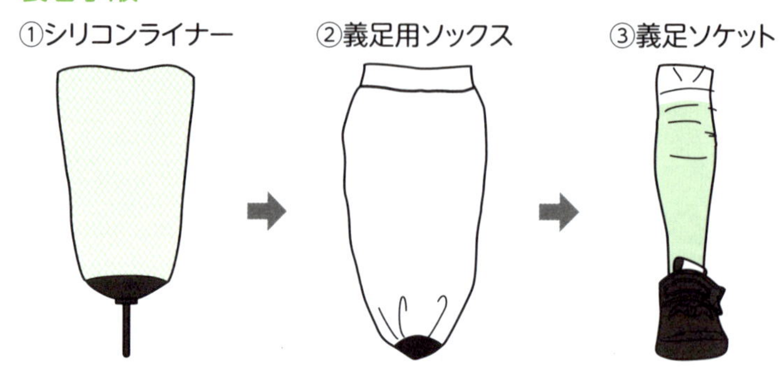

この次は
何をするん
だっけ？
シリコンライナーの
次は
どっちですか？

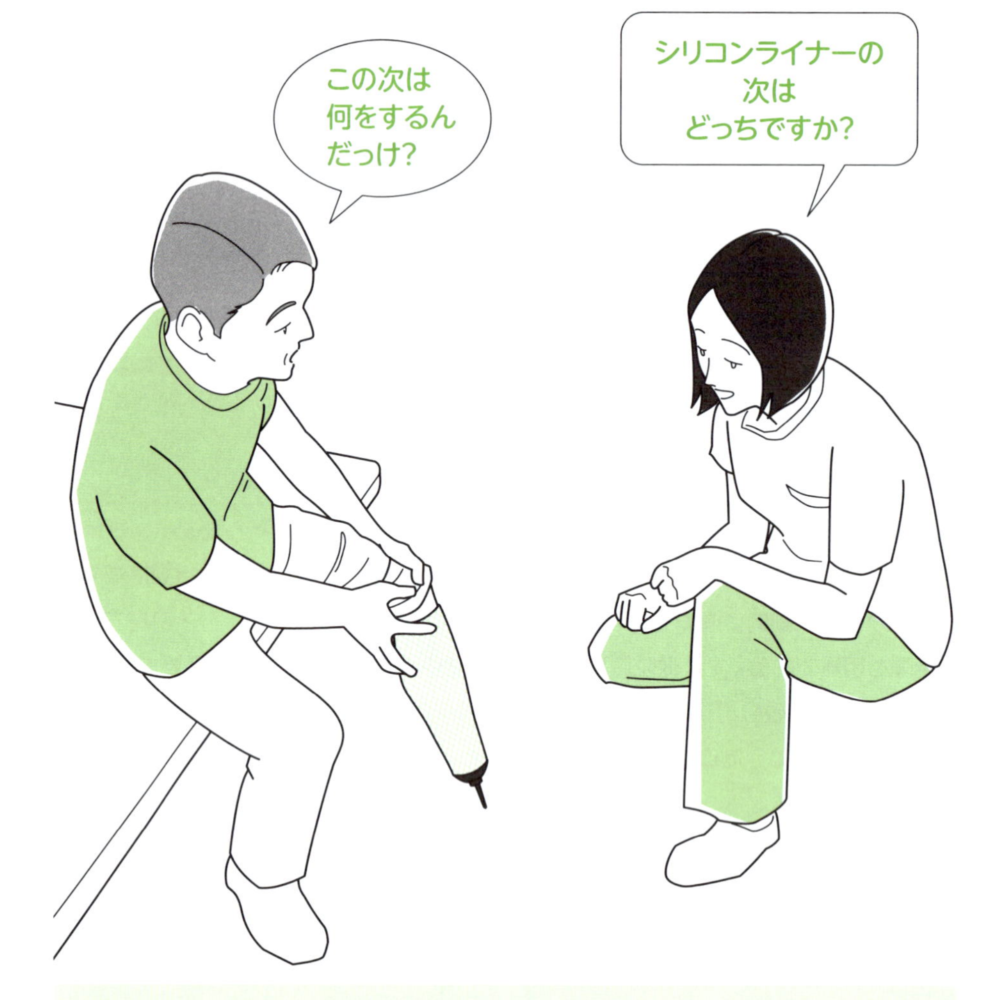

義足装着訓練

本人の理解度に合わせて段階づけし、繰り返し練習する。

例：最初は手順を説明した後に、全て介助にて装着していただく。
　　その後徐々に指示・介助の量を減らしていく。

統合失調症でリストカットをした症例

［症例の特徴］

- 妄想があり思い込みが激しい。
- 抑うつ傾向があり、ポジティブなフィードバックに対し納得しない場面がある。

［症例の紹介］

60歳代、男性。

精神科疾患名：統合失調症

リハビリテーション診断名：左手関節挫滅創術後。

主　訴：左手が動かない。

Hope：食事の際に茶碗をもちたい。自分で洋服が着たい。

［生活歴］

X年5月4日ご近所の方のお葬式の受付を頼まれたが、遅刻をしてしまう。これがきっかけでご近所が皆自分のことを悪く言っていると妄想症状出現。日に日に妄想症状悪化し同年5月14日、自宅の浴槽内にてリストカット。手術後当院に入院となる。

［症　状］

おおむね穏やかにリハビリテーションに参加されていたが、退院が近づくにつれ徐々に不安が高まる。これがきっかけで妄想症状出現。病棟スタッフに対しては拒薬があり、「身体に悪い薬を無理矢理飲ませようとしている。」との発言がみられる。同じ病棟の他患に対しては、「自分のことを臭いと言っている」との発言あり、リハビリテーションスタッフに対しては「どんどん左手が悪くなっている」、ポジティブなフィードバックに対しては「何で嘘つくんですか！」と被害妄想増悪する。

[対応の工夫]

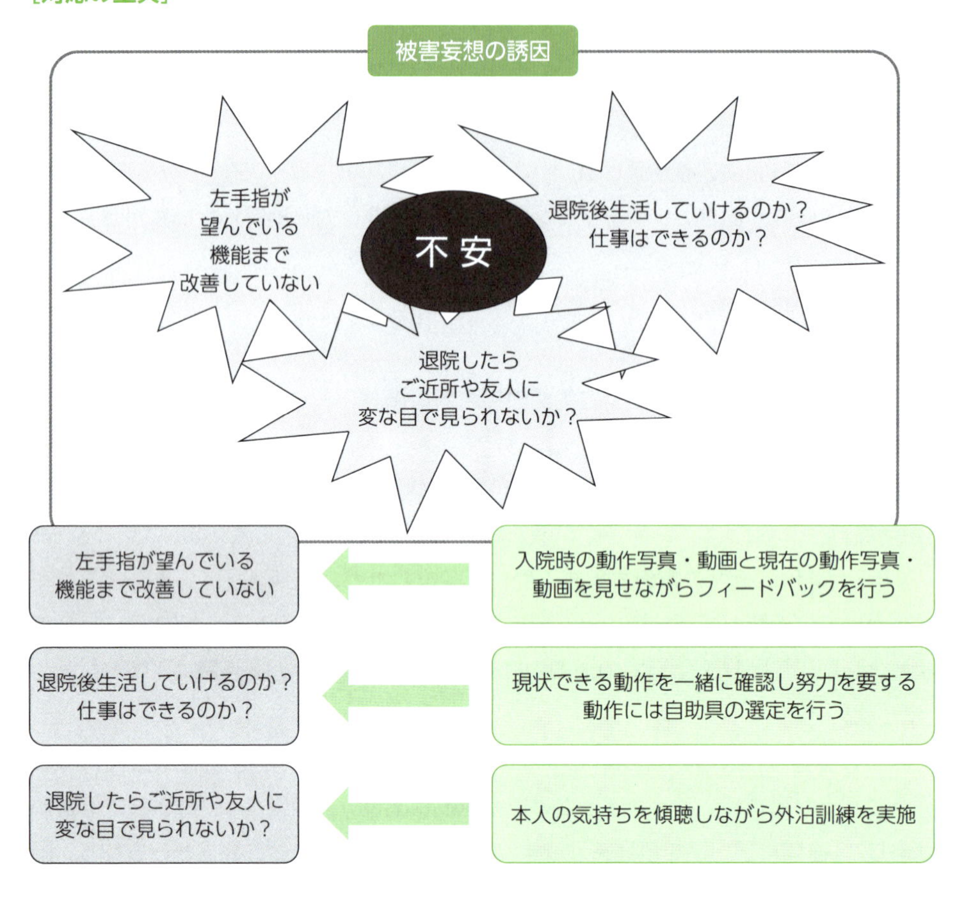

[結　果]

不安となっている要素に対し、一つ一つ具体的に説明していくことで被害妄想の症状を修正していくことが可能であった。また、主治医、病棟と情報を共有し、薬剤調整と統一した対応を行うことで早期に修正を行うことができた。

（鈴木淳一、長尾巴也）

抑うつ症状が前景にあり、自宅2階ベランダから飛び降りた症例

[症例の特徴]

- 転院当初、健忘と見当識障害あり。
- リハビリテーションは拒否なく、家族を巻き込んでいった。
- 入院中、おおむね穏やかに過ごし抑うつ感の再燃は無し。
- 独歩で自宅に退院（処方薬は抗うつ薬のみ）。

[症例の紹介]

60歳代、女性。家族の関わり良好であり、経済的に恵まれ退院先は自宅。

精神疾患名：うつ病、器質性精神障害、脳挫傷後遺症、くも膜下出血後遺症。

身体疾患診断名：右大腿骨頸部骨折術後障害。

リハビリ診断名：くも膜下出血後遺症。

手　術：右大腿骨人工骨頭挿入術。

主　訴：一応、足のリハビリをする。歩くのに不自由。長い間、歩いたりできない

入院時発言：「骨折して、その辺が覚えていない」との発言。自殺企図については健忘あり見当識障害あり。

[受傷までの経緯（生活歴・現病歴）]

1. 同時期にライフイベントが重なり、高ストレス状態
   - 所有するマンション工事に数千万円かかり、相続税支払いの心配増強
   - 娘が会社を退職　• 息子が結婚後1年で離婚　• 義父が他界
2. 半年後、不眠・食思不振など明らかな抑うつ症状を呈し精神科クリニック通院
   - 抑うつ気分残存し　• ネガティブな訴えは残存
   - パーキンソン症状呈したため、減薬調整しADLレベルは改善
3. さらに半年後、自宅2階のベランダから飛び降り

[対　応]

- 初期から最終へのリハビリテーション対応の遷移

リハビリテーション	症　状	対　応
初　期	• 深まりの乏しさ、理解力低下	• 動作の模倣による動作訓練 • 輪投げやボールを用いたレク・プログラム
中　期	• リハビリテーション停滞感の訴え	• 現実的にとらえられていることの称賛 • 達成レベル8割以上のプログラムを組む
	• 病棟での疲労感・筋肉痛の訴え • 入浴による疲労感	• 低負荷プログラムに比重（負荷軽減） • リハビリテーション時間変更
	• 入眠困難	• 頓服使用の促し（不安を取り除く助言）
退　院	• 情報処理や実行機能障害の残存	• リハビリテーションを通じ家族の障害理解促進
	• 退院に向けた不安の訴え	• 外出・外泊練習プログラム提案 • 家族に心身機能の情報共有

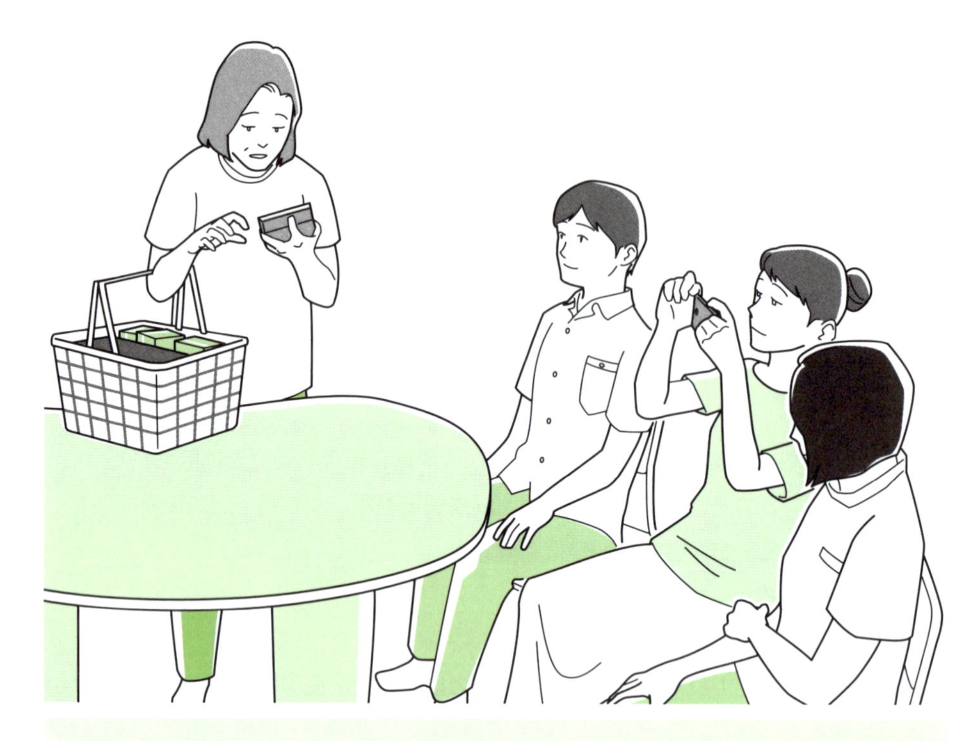

家族参加型のプログラム
和やかな雰囲気作りのためにご家族に参加してもらい、賞賛や励ましの言葉があることで前向きにリハビリテーションに取り組む。
また、症例のうつ症状や認知機能低下の現状を家族に示し理解を促す。

[結　果]

- うつ症状は再燃せず、身体機能は順調に回復し独歩で自宅に退院した。
- 抱え込み過ぎず、できないこと・できることを理解し体力低下や不安の吐露できるようになり、「疲れやすいし、全部自分では行うのは困難」「無理なところは娘に手伝ってもらう」など家族を巻き込んだ退院後の生活イメージが可能となった。

[まとめ]

- 脳血腫による健忘と見当識障害は徐々に回復し、認知機能も向上した。
- リハビリテーションは家族を巻き込み、大きな停滞なく身体機能し向上した
- 抗精神薬調整、心的負担に目を配りプログラム負荷を設定し抑うつ再燃はなかった。
- リハビリテーションゴール達成し、家族と自宅で心的負荷を増加させず暮らせている。

（風間広行、奥出　聡、鈴木淳一）

反復性うつ病に多発外傷を負った症例

[症例の特徴]

- ネガティブな発言が多い。
- 一方で訓練に対しては過大評価とも言える発言あり。
- 訴えはリハビリテーション担当者のみであり、看護師・医師には本音を話さない。

[症例の紹介]

30歳代、男性。

精神科診断名：反復性うつ病。

受傷機転：マンション11階からの飛び降り。

身体疾患名：外傷性くも膜下出血、外傷性硬膜下血腫、肋骨多発骨折、第12胸椎第3腰椎破裂骨折、骨盤骨折、両側踵骨開放骨折、両下肢不全麻痺。

[受傷までの経緯]

1. 交際中の女性と破局後、動悸・不安・焦燥感出現。
2. 精神科クリニックに通院するが自己中断を繰り返す。
3. 状態悪化、希死念慮認めA病院へ入院。
4. 妻との離婚・別居の話で不安・困惑訴える。
5. A病院退院後、飛び降りにて受傷。

[入院中の様子・発言、対応方法]

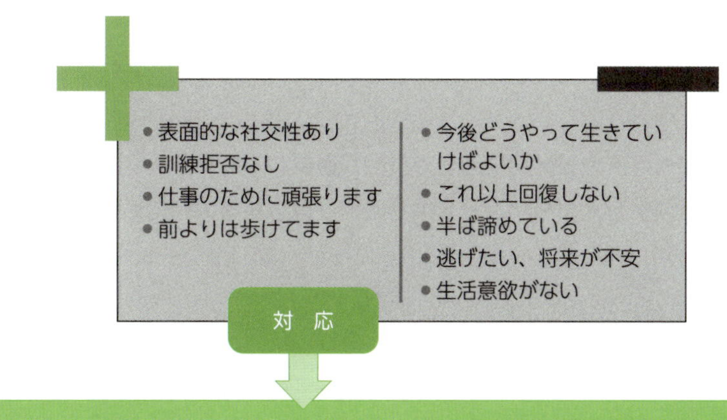

①選択肢を示して自己決定を尊重するように促した。
②リハビリテーション中に訴えている気持ちを病棟スタッフ・主治医へ伝えるように促した。
③悩みに対する解決策を聞き、具体性がないときは解決策を提案した。

[結　果]

訓練が滞ることもあったが、訴えに対し一つ一つ対応することで継続して行えた。身体面では、機能改善を説明し、獲得できた動作を評価することでT字杖歩行自立となった。

[まとめ]

- セラピストは他職種に比べ患者と濃密な時間を過ごすことが多い。
- 患者の主訴や感情を打ち明けられる機会が多く、日々の言動や変化を把握しやすい。
- 自殺企図患者であれば再自殺の危険性を察知できる立場とも言える。
- 身体面だけでなくときには精神面に配慮しながら訓練を進めていく必要もある。
- 自殺企図や方法、計画性、希死念慮の聴取も重要、具体的な情報を医師に伝達する。

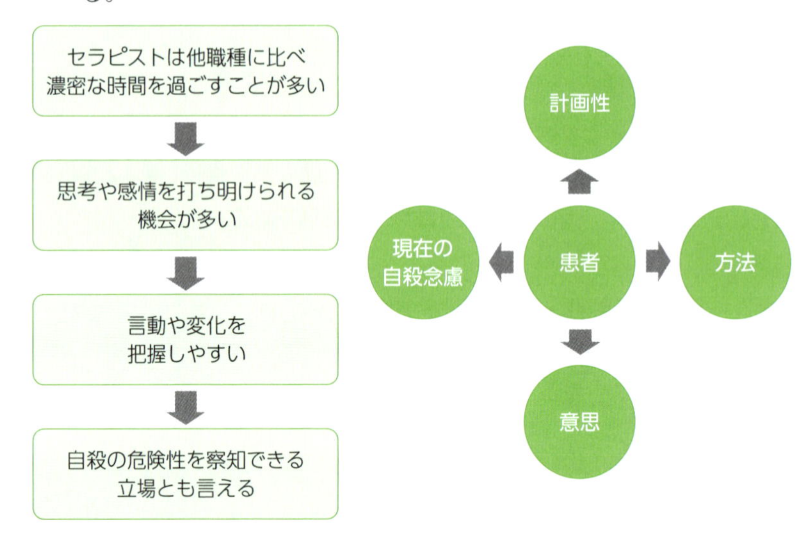

[その他]

- 理学療法士から主治医・看護師に対し患者の自殺念慮サインを伝達することが重要。
- 家族・本人への疾患教育、リスクの説明が必要。
- 退院後、家族や友人からサポートはどの程度得られるのか情報収集が重要。

（宮下泰範）

躁うつ病に左脛骨高原骨折を受傷した症例

[症例の特徴]

- 躁状態とうつ状態で身体パフォーマンスに著しい解離がある（FIMにてうつ期50点、寛解期126点）。
- 受傷部の禁忌が守れない。
- 躁状態→過活動となり、荷重制限を守れない、装具未装着にて歩行。外出時に金髪に髪を染める、高価な買い物を繰り返す。
- うつ状態→活動量低下、動作緩慢。健忘を生じ、担当療法士の氏名・顔を失念する。

[症例の紹介]

50歳代、女性。

精神科診断名：双極性感情障害。

リハビリテーション診断名：左脛骨高原骨折術後。

主　訴：膝が痛い。

Hope：歩けるようになりたい。犬の散歩をしたい。

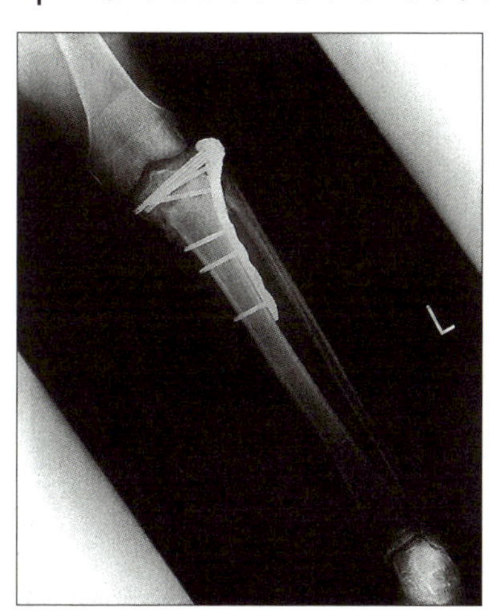

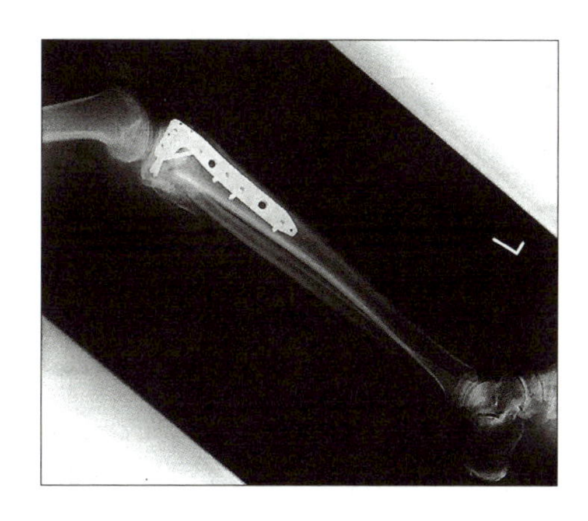

[生活歴]

30歳代、母が他界したときから抑うつ的になり、A病院精神科通院開始。A病院精神科入院歴2回あり。

近年は、Bクリニックの心療内科に通院していた。

［対応の工夫］

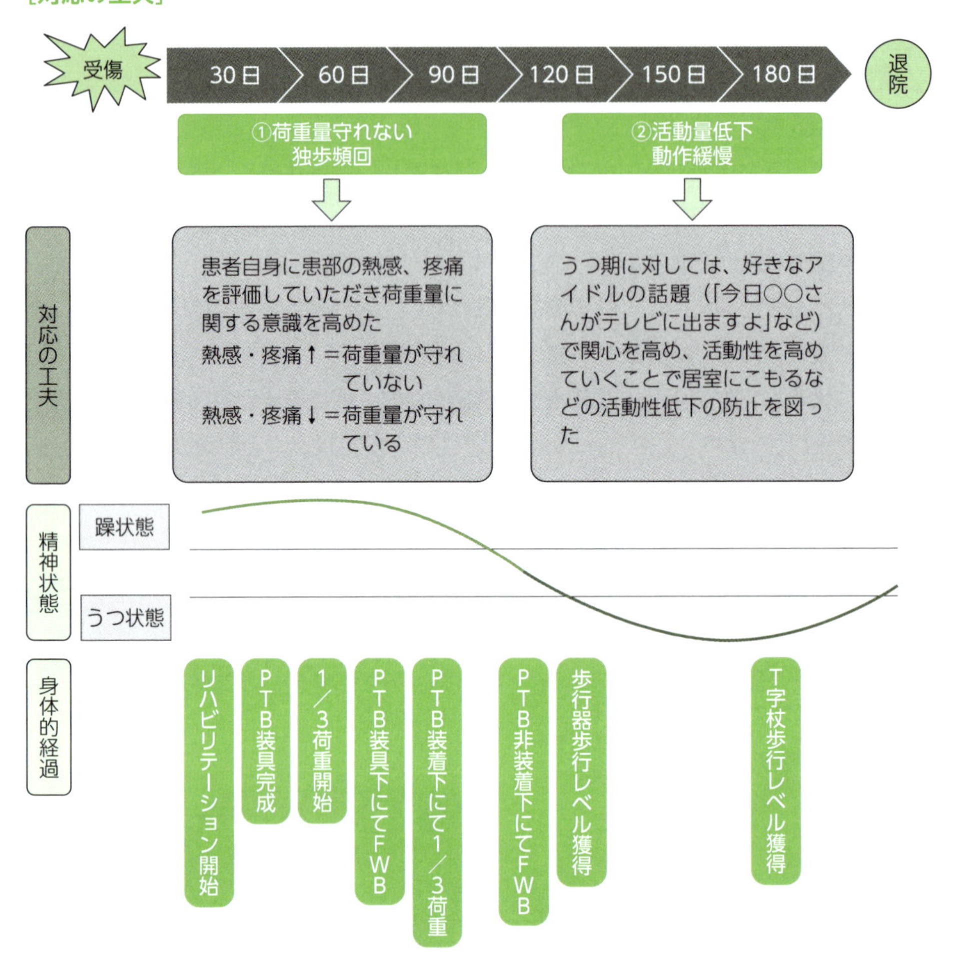

［結　果］

患者自身で自らの身体を評価（認識）させることで、なぜ痛いのか、なぜ熱があるのかを考えていただき、活動量、荷重量（禁忌）を自らコントロールできるように促したことで、「足が痛いんですけど、歩き過ぎましたかね？」との発言もみられるようになり、自身の身体に対する関心が高まった。

常に主治医、病棟と情報を共有し統一した対応を行うことで退院時の精神状態は安定していた。

（山中裕司）

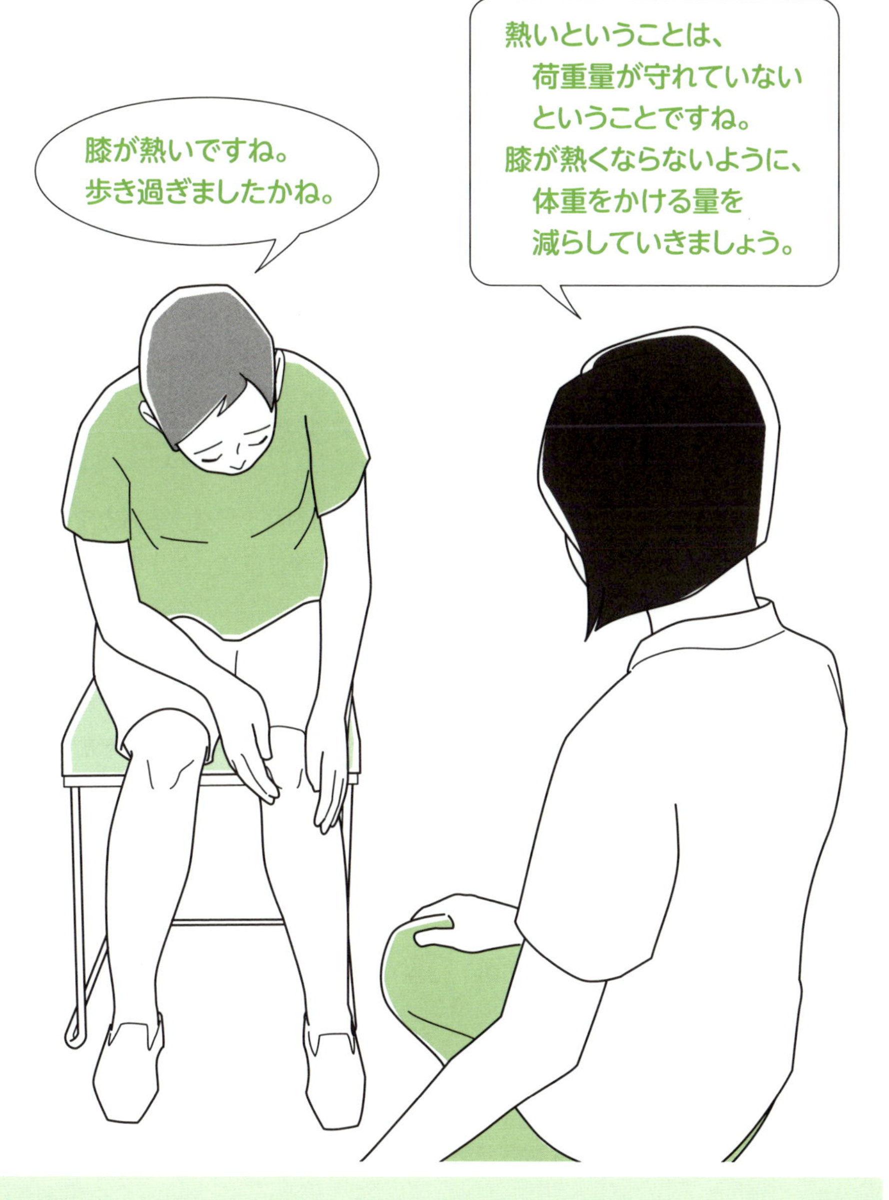

対応例

身体にあらわれる症状と必要な運動制限を具体的に結びつけて説明する。

アルコール性ニューロパチーにより重度の感覚障害が出現した症例

[症例の特徴]

- 身体合併症として、体力の低下や感覚障害が重度。
- リハビリテーションの訓練に対しては穏やかだが、多弁傾向で一方的に自分のことを話し続ける。
- 病棟では他患や職員に対して横暴な態度をとり、易怒的。

[症例の紹介]

50歳代、男性。

精神科診断名：アルコール依存症。

リハビリテーション診断名：アルコール性ニューロパチー。

主　訴：両足の感覚がわからない。

Hope：元家族のいる地域に戻って、一人暮らしがしたい。

[生活歴]

30歳時に結婚し、挙児2名。妻の父親の援助にて居酒屋を経営するも赤字のために離婚。その後も自身で居酒屋業を営んでいたが、数年後に廃業し生活保護を受けながら単身生活。

徐々に飲酒量が増え、連続飲酒認められたために福祉指導にて、週6日デイナイトケア通所。その年の10月頃より意識レベルが低下し、疎通不良、尿失禁、脱水の診断にて急性期病院へ入院。身体加療終了後は、スタッフに対する暴力行為を認められ、対応が困難となったために精神科病院に転院。

[身体評価]

両下肢の痺れによる異常感覚、触覚重度鈍麻、圧覚重度鈍麻。

柔軟性低下による筋出力低下。

FIM94点（身体機能59点　認知項目35点）

[問題点]

①感覚障害の残存した下肢での社会生活が必要となるが、独居生活の具体的な想像ができない。

②他者への易怒的・過干渉な態度があり、病棟内でのトラブルが多くある。

[対応の工夫]

- 目標となる生活に近づけるため、実際の独居生活を想定しての訓練を中心に行っていく。

本人の言葉	訓練内容
「畳の部屋での生活になりそう」 「お風呂はユニットバスだろうな」 「電車とかバスには乗れるかな」 「外はどうやって歩こう」	● 畳の部屋での生活を想定しての床上動作訓練 ● 浴槽のまたぎなどの入浴動作訓練 ● 視覚の代償を用いての屋外歩行訓練

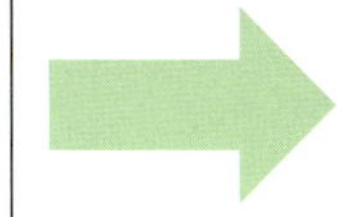

⇒応用動作を行った後は、どのように行えば良いのか、注意点は何かなどのフィードバックを行う。

- 病棟内での過ごし方や、他患についての感情などを聞き出し、認知行動療法を実施する。

[結　果]

- 今後の生活場面に訓練を近づけることで、独居生活について想像ができやすくなった。
  独居生活を行ううえでの、より具体的な不安や相談などが聞かれるようになった。
- 他者への過干渉に変化はみられなかったが、イライラしたときの対処法を知ることにより、思考に拡がりができ、易怒的な態度が減少した。

（ミスランシャ・アキ、久保田直美）

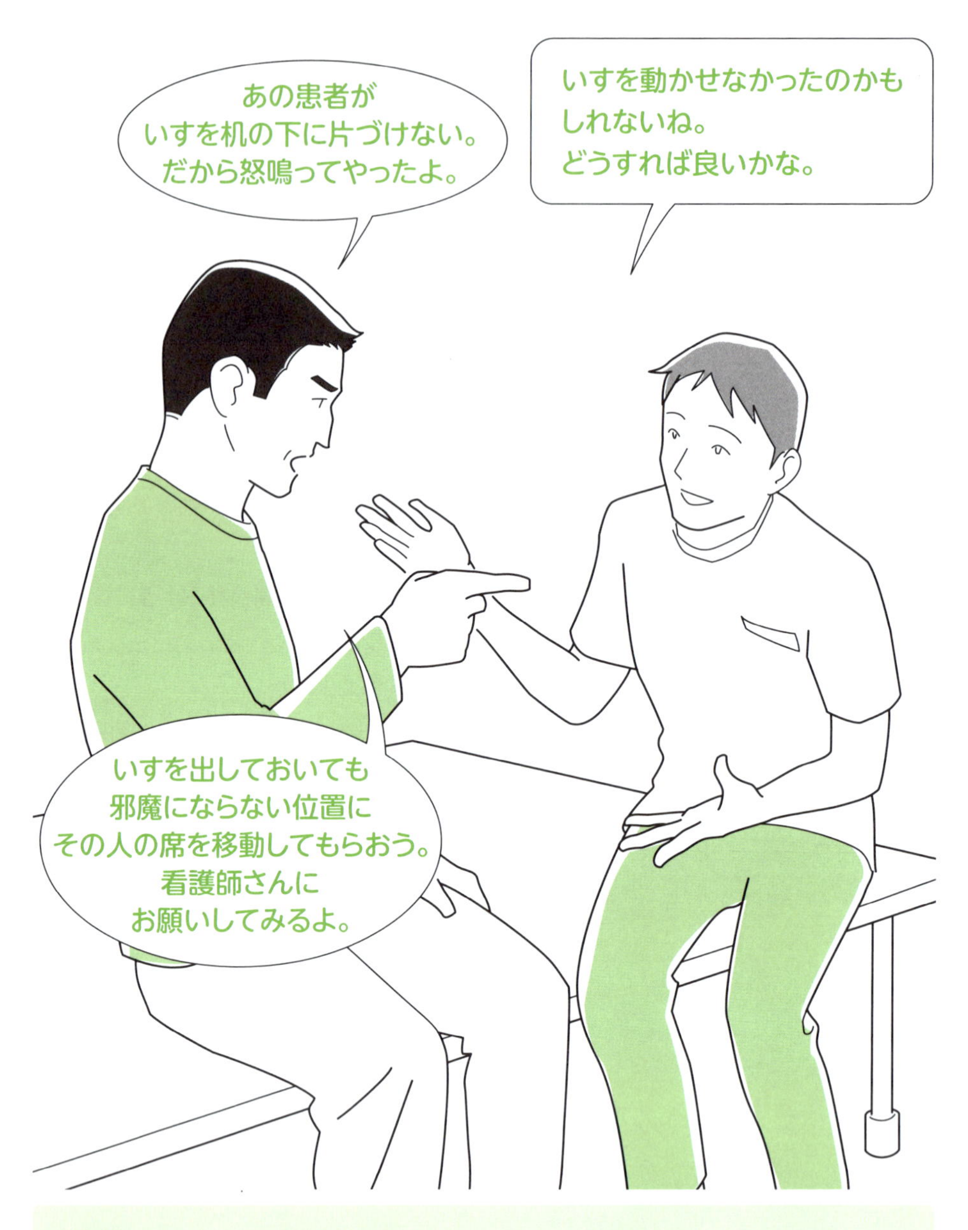

対応例

本人の行動や言動に対して、リフレーミングを行い、より良いと思われる行動や言動をいれるように促す。

リハビリテーション室の中で、SST（Social Skill Training）の要素も取り入れる。

アルコール依存症に鎖骨骨折を受傷した症例

[症例の特徴]

- 受動的であり、能動的な治療内容は好まない。
- 表面的には穏やかに見えるが、自分の思いどおりに事柄が進まないとクレームを言う。また、身体的不調を訴え他科受診を望むこともある。
- 話し合って決めた約束も長続きせずに、翌日変更を求めてくる。

[症例の紹介]

50歳代、男性。

精神科疾患：アルコール依存症。

リハビリテーション診断名：鎖骨骨折術後。

主　訴：肩や鎖骨よりも足が調子悪い。

Hope：早く退院して仕事をしたい。

[生活歴]

20歳代で結婚し2男児をもうける。アルコールが原因で暴力をふるい離婚する。その後、40歳代で朝から飲酒するようになり退職した。

X年7月連続飲酒となり自宅にて転倒し手術を必要としたが、飲酒が止められず手術を受けられなかった。X年9月、近位骨片が皮膚を穿破する可能性があるため左鎖骨遠位端骨折後偽関節に対する手術を施行した。X年10月に当院入院しリハビリテーション実施。リハビリテーション開始後に外泊訓練を行った。その際、飲酒を行いリハビリテーション回数5回で退院となった。

[対応方法]

- 受動的であり、能動的な治療内容は好まない。

マッサージを30分やってよ!!
筋トレは疲れるからやらない。

マッサージだけでは回復しませんよ。
マッサージは5分にしましょう。
筋力が弱くなっているので
少ない数から開始しましょう。

[ポイント]
- 本人の話をすべて否定するのではなく、希望する時間を短縮して納得していただく。
- 疲労感に対する訴えには、必要性を説明し、少ない負荷から開始し、徐々に増やす。

- 表面的には穏やかに見えるが、自分の思いどおりに事柄が進まないとクレームを言う。また、身体的不調を訴え頻回に整形受診を望むこともある。

マッサージが少ない。
筋トレをやったら肩が痛くなった。
整形受診をしたい。

主治医（精神科）に相談しましょう。

[ポイント]
- 必ずしも不定愁訴とは限らないため、主治医に相談することを説明するのがベター。
- 主治医の判断により他科受診の必要性を判断していただく。

- 話し合って決めた約束も長続きせずに、翌日変更を求めてくる。

やっぱりマッサージを
30分やってほしいです。

昨日、相談して約束した内容を
覚えていますか？？

[ポイント]
- 3日前に約束した内容を言語化していただく。
- 本人の要求に応じるのはNGである。患者－治療者関係が崩れてしまう。
  同様の要求をしていくる可能性が高い。

まとめ

このような症例は、自己愛が高くストレス耐性に弱いのが特徴である。自分の思いどおりにならないことがあれば、クレームや複数箇所の不定愁訴などが出現する。

治療者は一貫した対応をとる必要があり、本人の要求をそのまま受け入れるとエスカレートしやすい。治療の根本となる方針は主治医に一本化すると比較的スムーズである。本人の要求に応じるのはNGである。患者－治療者関係が崩れてしまう。同様の要求をしていくる可能性が高い。

（鈴木淳一、上薗紗映）

境界型パーソナリティ障害に多発外傷を受傷した症例

[症例の特徴]

- ストレス耐性が低い。
- ストレスからの逃避として解離状態となる。
- 解離状態となると臥床が続き、リハビリテーションが実施できない日が続く。

[症例の紹介]

40歳代、女性。

精神科診断名：情緒不安定性パーソナリティ障害。

リハビリテーション診断名：多発外傷後遺症（腸管穿孔、両側血気胸、肺挫傷、多発肋骨骨折、第9胸椎・第2腰椎破裂骨折、骨盤骨折、右上腕骨遠位端骨折、右大腿骨粉砕骨折、左脛骨近位端骨折、右第4・5中足骨骨折、左第5中足骨骨折、両踵骨骨折、右膝靭帯損傷）。

Hope：歩けるようになりたい。娘に会いたい。

[現病歴]

30歳頃より抑うつ状態となり、精神科入院を繰り返していた。弟の自殺や娘が児童相談所に引き取られたことなどから精神的に不安定になり、X年Y月Z日、自宅マンション6階から飛び降り、多発外傷を受傷。術後経過良好であったため、リハビリテーション目的で当院入院となる。

[結　果]

人格障害患者は操作的な態度や行動をとる傾向があると言われている。今回の症例では、主治医、病棟と対応を統一し、解離症状に付き合わず、あえて突き放すことで疾病利得を得られないということを自覚させた。それにより、患者が自身と向き合えたことで解離症状の継続期間が短縮し、リハビリテーションを進めることができた。

［入院中の経過、対応］

入院 75 日：自室にて自殺企図 ⇒ 主治医と自殺企図・自傷行為をしないと約束する

入院 86 日：脱力様発作あり転倒、意識消失 ⇒ 院内救急要請の大事となる

⇒ 声かけをしても閉眼したままだが、瞼がピクピクする様子が見られる

⇒ 食事摂取困難となり点滴へ、その後 1 週間解離状態となり臥床続く

主治医の見解：これまでの経過・理学所見・検査結果から、明らかなヒステリー
院内救急要請の大事に無意識的に味をしめている可能性あり
かまえばかまうほどエスカレートする
自殺企図・自傷行為をしないと約束すると、今度は解離することでストレスから逃避していると考えられる

⇒ 主治医を中心に対応を統一、本人が自力で解離を止めるのを待つことに
主治医：点滴は入れ切り終了、食事摂取できなければ経鼻胃管を挿入すると本人に伝える
病　棟：特別な対応はせず、普段どおりに接する
リハビリテーション：リハビリテーションができないことのデメリットを本人に伝える

入院 122 日：会話中に車いす座位にて突然脱力感とともに閉眼し解離様の症状あり

⇒ 1 日で解離状態終了、翌日からリハビリテーションに参加可能

入院 127 日：早期に転倒し、解離様症状あり

⇒ 午後のリハビリテーションには参加可能

解離期間短縮

（山本洋樹、山中裕司）

認知症の症例

[キーワード]

コミュニケーション障害、感情の変動、幻覚。

[症例紹介]

80歳代、女性。

リハビリテーション診断名：右大腿骨頸部骨折。

精神科診断名：アルツハイマー型認知症。

既往歴：糖尿病、高血圧症。

主　訴：足が痛い。

Hope：歩けるようになってほしい（家族から聴取）。

Need：介助下での歩行獲得、ADLの介助量軽減。

[現病歴]

5年前から物忘れが出現し、アルツハイマー型認知症と診断された。1～2年前から家事困難になり、失禁がみられ日常生活に介護が必要となった。その後、介護抵抗や暴言や暴力行為、幻覚などみられるようになり、自宅での生活が困難になってきていた。入院3か月前に、自宅で転倒し、右大腿骨頸部骨折を受傷。救急搬送され手術を施行。その後、精神科加療、身体リハビリテーション目的に当院へ入院となった

【身体機能評価】

項目	初期	最終（入院から5か月後）
運動時痛	右股関節術創部周囲	疼痛の訴えは減少した
筋力低下	右股関節周囲筋 全身（廃用性症候群）	歩行時の右股関節の可動性は向上し、右股関節周囲の筋力は増強した
関節可動域制限	右股関節、両足関節	右股関節の可動域は拡大した
ADLの低下 (Barthel Index)	10点（すべて部分介助） 加点項目：食事、移乗	30点（すべて部分介助） 加点項目：食事、移乗、歩行、排尿、排便

【認知機能評価】 ※初期評価のみ

項目	備考
MMSE：2点／30点	加点項目：即時再生、理解は一部可
心理・行動症状（BPSD）	言語でのコミュニケーション障害、感情の変動、幻覚
画像診断	前頭葉、側頭葉、海馬に重度の萎縮が認められた

[行動・心理症状（BPSD）への対応・リハビリテーション]

〈コミュニケーション障害〉

症状	多弁で会話の内容にまとまりなく、成立しにくい状態であった
対応	相手の発言に傾聴し、会話内容の特徴を探索した。
身体リハ	『立ちましょう』『歩きましょう』など単純な内容は理解が得られたため、動作練習を中心に実施した。
経過	相手のペースに合わせコミュニケーションを図ることにより、情緒面は安定し、治療への協力が得られた。

〈感情の変動〉

症状	不安、悲観、易怒性など感情に変化がみられていた
対応	不安や悲観がみられる場面では、近くに寄り添い、手を握り安心感を与えた。また易怒的な場面では、特異な話題へ移行させ、情緒面の安定化を図った。症状に変化がみられない場合は、一時席を外し、気分の変化を観察しながら再び対応を試みた。
身体リハ	歩行中に『1、2、3』と一緒にカウントしたり、歌唱しながら実施することにより、練習へ意識を傾け、集中して取り組むことができた。また運動痛の訴えは減少し、リズムをとりながら実施することができ、歩行能力の向上が図れた。
経過	コミュニケーションやタッチセラピーにて、不安や悲観は緩和され、情緒面の安定化が図れた。易怒的な場面でも、話題変更や環境の変化によって、症状の緩和がみられた。

〈幻　覚〉

症状	天井を指さし「子どもがいる」、外を見ながら「お父さん」と訴えることがあった。
対応	否定をせず傾聴し、話題変更や環境の変化を与えた
身体リハ	歩行練習中、幻覚へ意識が傾いていることを利用して、症状へ対応しながら、歩行距離の拡大を図った。
経過	傾聴し、話題や環境の変更によって、症状は消失した。

[まとめ]

高度認知症で身体合併を呈した症例であったが、BPSDの症状を捉え対応し、残存能力を引き出しながら、治療を実施することによって、認知面、身体面に変化を与えることができた。

どんな症例であっても、諦めず、残存能力を見極めながら、リハビリテーションを実施していくことが大切であると考える。

認知症の対応～セラピストの立場として

わが国は超高齢化社会へ突入しており、認知症者数はさらなる増加が見込まれている。日本リハビリテーション病院、施設協会が2013年に行った全国調査で、112の回復期リハビリテーション病棟の6,946人中32.6%が認知症だったという報告を踏まえれば、リハビリテーション対象者に認知症があるのは当たり前の時代である[1)]。

身体合併を呈した認知症の人へのリハビリテーションは、身体機能の回復が前提にある。しかし、認知症の人は認知機能が低下しているだけでなく、その自覚に乏しい。つまり病識が低下していることが多い。そのため、リハビリテーションが必要な状況でも、病識が乏しいために、リハビリテーションの必要性を理解できず、拒否する[1)]。「この患者さんは指示が入らないから」「治療を拒否するから」という理由で治療を断念してしまったら、身体機能の回復や認知症の行動・心理症状（BPSD）を低減させることはできない。セラピストとしてのスキルを磨くこともできない。

認知症の人へリハビリテーションを実施するにあたり、認知面へのアプローチは不可欠である。認知症の対応は、接遇から始まり、その原則は「キーワードを発見してケアに生かしていく」「ゆとりをもって予測しつつ関わる」「表現を技にしていく」「コミュニケーション能力を発掘する」ことであると言われている[2)]。また、BPSDが起こる要因に対して、「なぜ、そのような行動をとるのか」を分析し、原因のもととなっているものに、きちんととらえて、言葉ではなく感情に話しかけるようにしていく。

認知症の人に生じている脳の器質的障害をしっかりととらえ、的確にサポートし不安を取り除いていく。そして、残存能力を見つけ出し、それをフル活動しながら、失われた機能を補っていく。セラピストは、認知面と身体面の両面に変化を与えることができ、他職種へ情報発信し連携を担う役割があると考える。

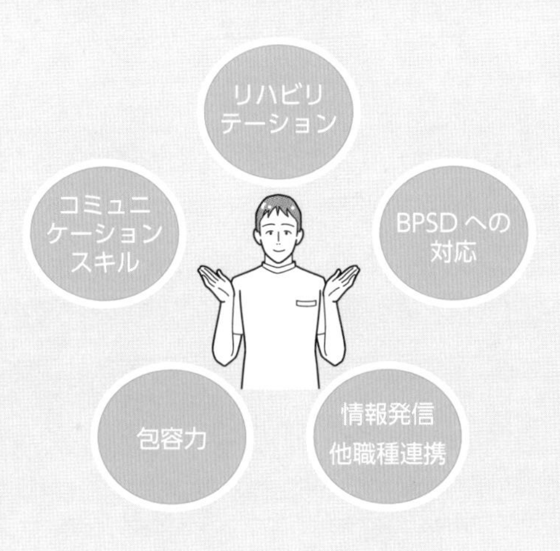

文　献

1）内藤典子，他：認知症と地域包括ケア．Jpn J Rehabil Med 2018; 55：106-110.
2）羽田野政治："根拠"に基づく新しい認知症ケア「キョウメーションケア」でBPSDが緩和する！．中央法規，2014.

（田川　勉）

アルツハイマー型認知症に大腿骨頸部骨折を合併した症例

［症例の特徴］

- 当院入院時のHDS-Rは1点、MMSEは6点。
- 臨床上は短期記憶（視覚、聴覚含む）作動記憶に関連する問題。
- 病識低下・危機管理意識の低下。
- 術創部の疼痛により訓練に対して拒否的発言・訓練拒否。
- 移動手段を守れない。
- 食事自力摂取困難により低栄養状態。

［症例の紹介］

80歳代後半、女性。

精神科診断名：アルツハイマー病の認知症

リハビリテーション診断名：右大腿骨頸部骨折術後管理2か月後：腰椎圧迫骨折。

主　訴：足が痛い気がする。

Hope：元のように歩きたい。

［対応方法（成功例）］

認知機能低下：回想療法的に昔のことを聞き、訓練実施。

動作指導：移乗動作を環境設定からつくり反復訓練。同じ環境で動作獲得したうえで、徐々に環境を変化させ順応させた。

抑制困難：病棟スタッフに易転倒性を理解していただき、見守りの強化をお願いした。

疼痛訴え：患者「足が痛いから何もせんといて」Th「痛いからマッサージしましょう」と促す。疼痛部位を聞きながら術創部新たな外傷がないか確認し、話を逸らせ訓練導入。

訓練拒否：時間を空け、自己紹介から始め介入してみる。○○さんと一緒に散歩したいので少し外に出てみませんか？と声がけをしリハビリテーション室にお連れする。

訓練中疲労感：患者「もう疲れたからやめておくれ」Th運動時にあらかじめ回数、時間を指定し、患者にフィードバックしながら訓練継続。比較的保たれている長期記憶を利用し会話継続。

食事拒否：患者「食べるものなんて、ないですよ」と食事を認識できず、食べ物で遊んでしまう。日常会話をしながら、食事のセッティング（食器に注意が向きやすい傾向であったため、必要の無い食器の撤去）。

[対応方法（失敗例）]

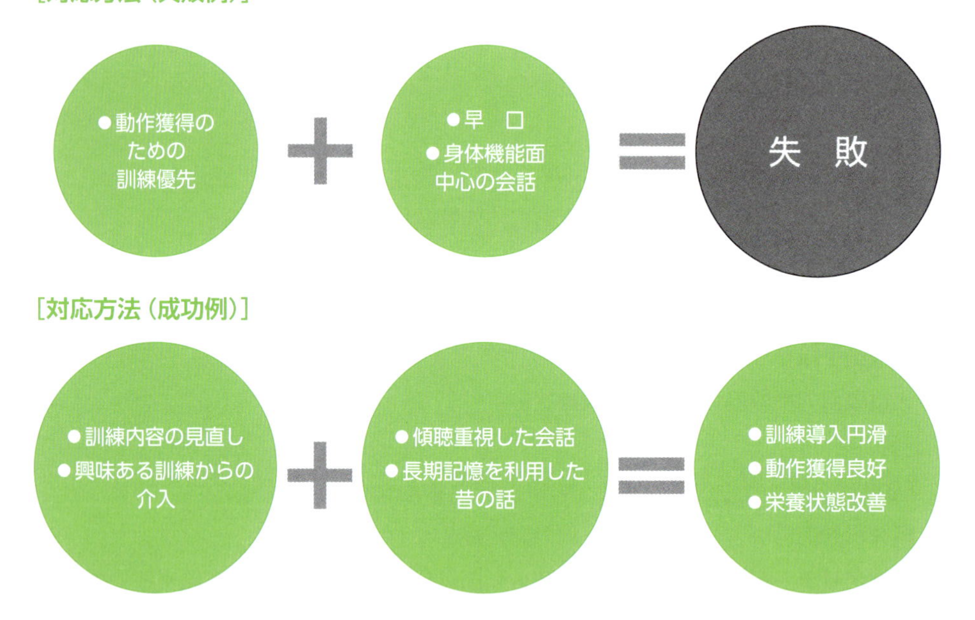

[結　果]

上記対応することでリハビリテーション拒否は無くなり、訓練遂行可能。移乗動作自立、屋内歩行壁伝い獲得し施設に退院可能となった。アルツハイマー型認知症の患者の場合、会話や訓練内容は患者が興味あることを中心に実施することで、訓練継続に繋がったと思われる。

（田中悠稀、山本洋樹）

精神科におけるリスク管理・感染管理

①精神科におけるリスク管理

[自傷・他害のおそれ]

自傷他害のおそれとは精神保健福祉法によれば「精神障害のために自身を傷つけ又は他人に害を及ぼすおそれ」との記載で法第24条、第27条、第29条にその文言がみられる。自傷他害に関しての判定基準は「自傷行為を自殺企図など、自己の生命、身体を害する行為」他害行為を「殺人、傷害、暴行、性的問題行動、侮辱、器物破損、強盗、恐喝、窃盗、詐欺、放火、弄火など他の者の生命、身体、貞操、名誉、財産など又は社会的法益などに害を及ぼす行為をいい、原則として刑罰法令に触れる程度の行為をいう」とされている。

[離　院]

精神科病院には、出入口に施錠された閉鎖病棟と呼ばれる機能を有する病棟がある。ここでは、自傷他害のおそれがある患者や、行動の自己管理ができない患者が主に入棟する。また、精神科主治医の判断により患者ごとの行動範囲が設定されており、「院内単独」「院内同伴」「院外外出単独」「院外外出同伴」などがある。なんらかの理由で、この範囲を越えて患者が病棟外に出てしまうことを離棟、院外に出て行ってしまうことを離院と呼ばれる。

[転　倒]

精神科では患者の認知機能や身体機能低下だけでなく、薬剤の影響や精神状態、患者間トラブルなどさまざまな要因が複雑に関与しており予測困難で想定外に起こる転倒・転落事故が多い。勝手に他患者のベッドに立ち上がり、高所にある物を取ろうとして転落して大腿骨頸部骨折受傷や、オリンピックに出ようと思い倒立の練習をして転倒、大腿骨頸部骨折受傷などの事例がある。

[物品管理]

精神科病院では患者の精神状態や病棟の特性によって、杖や紐類の使用が制限されることがある。歩行補助具の選定や自主練習で使用する器具については、精神科主治医や看護師と相談しながら決定していく。当院においてリハビリテーション室内の備品の持ち出しはすべて管理対象となっている。

[行動制限について（隔離・拘束・危険予防策）]

行動制限は精神科医療においては避けられないものであり、安全管理と表裏一体であるため、事故と合併症に最大限の注意を払う。精神科医療において行動制限は入院患者の医療または保護に欠くことのできない限度において、その行動に対して必要な制限を行うことができる。患者の尊厳を尊重し、その人権に配慮する。決して懲罰や見せしめで行われてはならない（図19）。

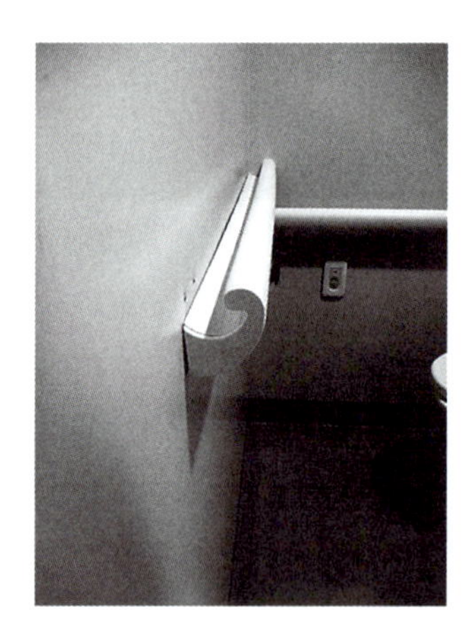

図19　トイレに設置されている手すりの工夫（自傷行為ができないように、紐などが通せないような構造に変更）

信書の制限：原則として行ってはならない。

電話の制限：人権擁護に関する行政機関の職員および患者の代理人となる弁護士との電話は禁止してはならない。

面会の制限：人権擁護に関する行政機関の職員および患者の代理人となる弁護士との電話は禁止してはならない。

任意入院は開放的な環境で処遇を受ける。本人の意志により開放処遇の制限を受ける環境に入院する場合、本人の意志による入院である旨の書面を得なければならない（閉鎖病棟への任意入院など）。行動制限を理由に任意入院患者が退院を希望した場合、退院制限もしくは入院形態の変更をするか、退院させなければならない。

〈隔　離〉

隔離は患者の症状からみて、本人または周囲の者に危険が及ぶ可能性が著しく高く、隔離以外の方法ではその危険を回避することが著しく困難であると判断される場合に、その危険を最小限に減らし患者本人の衣料または保護を図ることを目的として行われる。隔離中は30分に一度の巡視が義務づけられており、患者に対して適切に隔離が行われているかを確認する（図20、21）。

〈隔離の適応〉

◆自殺・自傷

◆他害・器物破損

◆身体的問題発生のおそれ

◆器質因が疑われるのに安静が保てぬおそれ、薬剤治療の副作用のおそれ、せん妄の予測不能な行動のおそれ

◆症状緩和に役立つと認められる場合

◆他の患者との人間関係が損なわれないように保護するとき

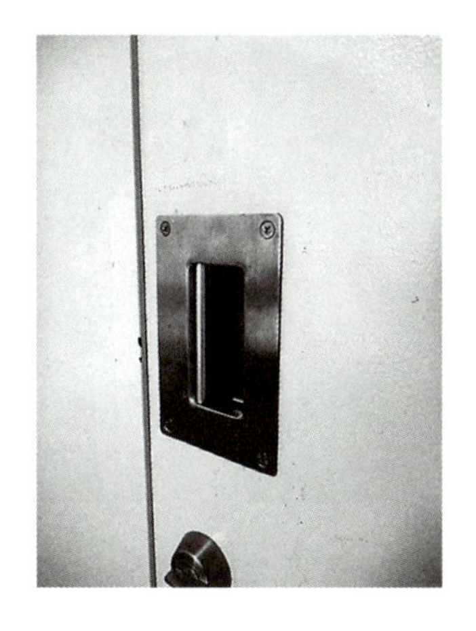

図20 一般室の扉も突起物をなくしている（ドアノブにも紐がかけられるため、ドアノブを外して、突起物がないタイプに変更）

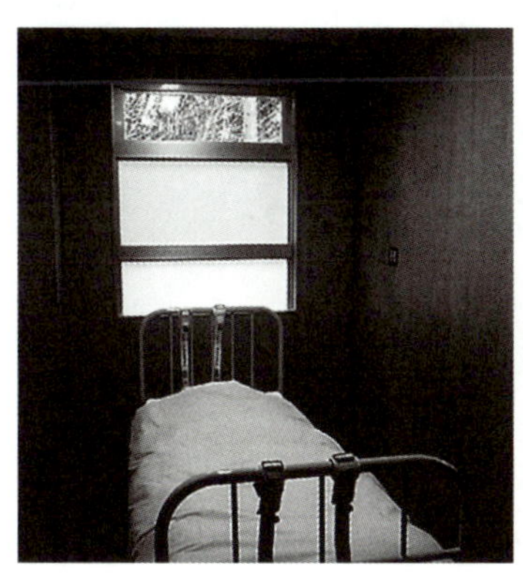

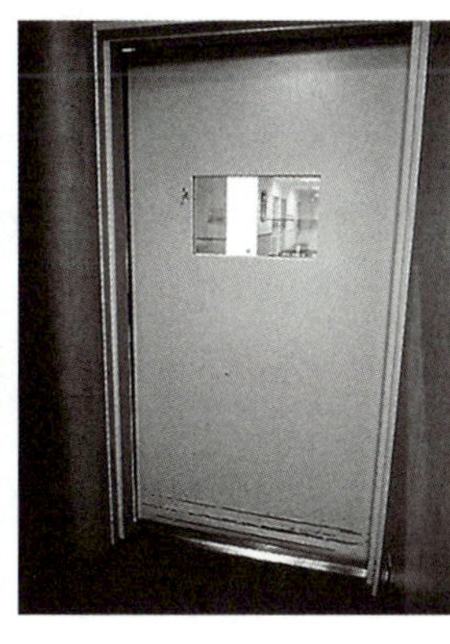

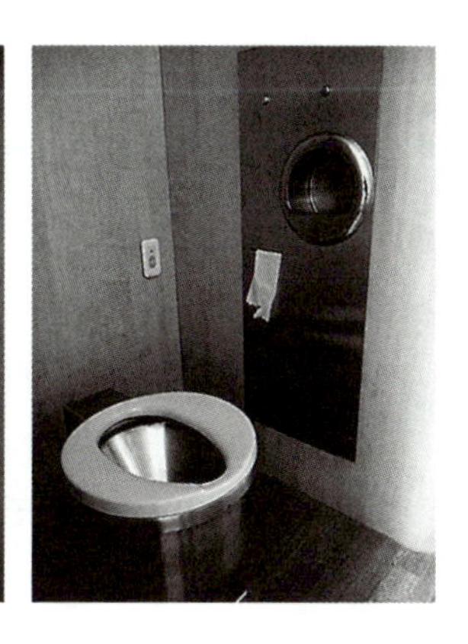

図21 保護室（自傷行為ができないように、手すりや突起物等をできるだけ排除した造りになっている。過飲水を防止するため、トイレも自身で流せないようになっている）

〈身体拘束〉

身体的拘束は、制限の程度が強く二次的な身体障害を生じる可能性もあるため、代替的な方法が見出されるまでの間のやむをえない処置として行われる行動制限であり、できる限り早期に他の方法に切り替えるよう努めなければならない。患者の生命を保護することや重大な身体損傷を防ぐことに重点を置く。当院では拘束中の患者に対して15分に1回の巡視による適切な拘束の確認と、訪室スタッフによる血栓塞栓予防のマッサージが義務づけられている。患者に異常が発見された際には可及的速やかに医師に報告し、しかるべき対応をとる（図22）。

〈身体拘束における3要素〉

切迫性：患者本人または他の患者の生命または身体が危険にさらされる可能性が著しく高いこと。

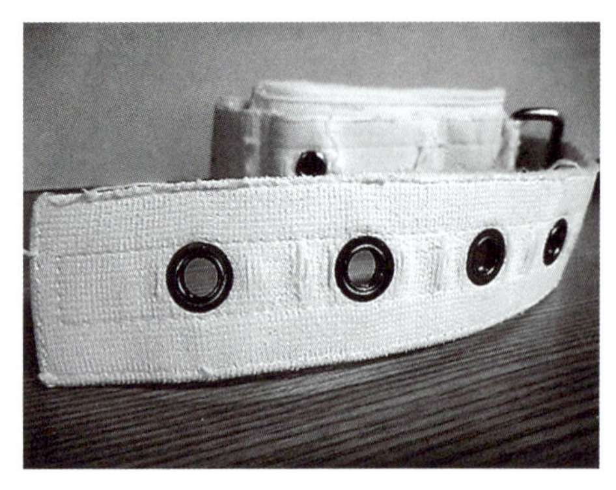

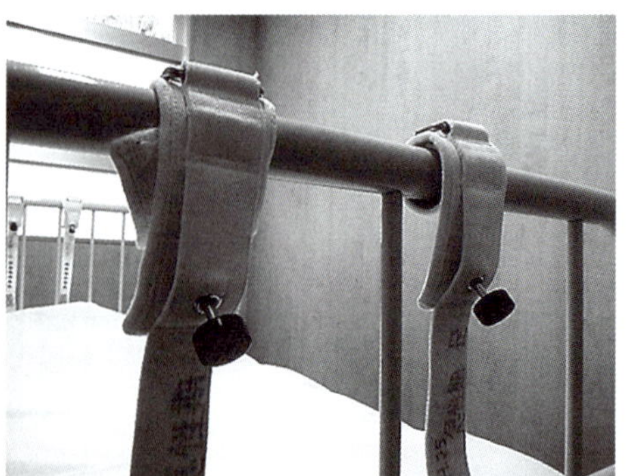

図22　身体拘束に使用する拘束具（安全に拘束が行われるように、幅の広い素材で使用されている他、自分で外せないように、「パテントキー」という磁石式の特殊な器具で固定される）

非代替性：身体拘束その他の行動制限を行う以外に代替する対応方法がないこと。

一時性：身体拘束その他の行動制限が一時的なものであること。

※身体拘束やその他の行動制限を行う場合には、以上の3つの要件をすべて満たすことが必要。カンファレンスを実施し終了検討の評価を毎日行う。

〈身体拘束の適応〉

◆自殺・自傷

◆他害・器物破損

◆身体的問題発生のおそれ

◆器質因が疑われるのに安静が保てぬおそれ、薬剤治療の副作用のおそれ、せん妄の予測不能な行動のおそれ

〈危険予防策〉

当院ではミトン、パイロットベルト、4点柵、つなぎ、オーバーテーブルでの（車）いすの固定、を危険予防策に設定している。使用開始基準については隔離・拘束に準ずる。

[インシデントレポート]

当院ではリスク事案発生時に以下の書類（図23）を作成している。

説　明：この報告書の内容は、自殺企図による多発外傷患者のリハビリテーションで使用したセラバンドを未回収のままセラピストが退室したというもの。この症例は自殺企図歴があり、なお持続的な希死念慮を有する状態である。セラバンドを使用した縊首など再自殺につながる重大なリスク事案である。今回はリハビリテーション用具を物品管理表で管理しているために早期に発見され、重大事故には至らなかった。

インシデント(レベル2まで)・アクシデント(レベル3以上)・レポート(書式1)

平成 ○○年 ○月 ○日報告

患者様	病棟名 S3		報告者	所 属 リハビリテーション科
	氏名 ○○ ○○	年齢 45歳		職 種 理学療法士
	疾患名 多発外傷	入院日 平成○年○月○日		氏 名 △△ △△

発生日時	西暦○○○○年 ○月 ○日 ○曜日 AM PM ○時○分
発生場所	□南4リハ室・ST室 □南3OT室 □送迎中( ) □エレベーター( ) ■病棟内リハ中(ベッドサイド) □その他( )
種類 内容	□転倒・転落 □皮膚トラブル(熱傷・凍傷など) □急変 □鍵忘れ □接遇 □患者間トラブル □設定ミス(物療・自転車など) □暴力 □創傷 □装着・環境関連 □誤嚥 □施錠ミス □感染 □離院・離室 ■物品管理 □発見( )□その他( )
報告者経験年数	□1年未満 ■1～3年 □4年～9年 □10年以上
	■当事者 □観察者 □目撃者 □関係者

患者への影響	レベル	状況
	レベル 0	間違ったことが発生したが、患者には実施されなかった。
	レベル 1	事故により患者には実害はなかった。
	レベル 2	事故により患者の観察強化の必要性と、バイタルサインに変化が生じたり、処置や検査の必要性が生じた場合。
	レベル 3	事故のために治療の必要性が生じた場合。 予定していなかった治療・処置や、入院日数の増加が必要になった場合。
	レベル 4・5 は事故報告に記載。またレベル3でも記載する場合あり	

発生時の状況・原因	※事実のみ簡単に記載する。憶測や推測や評価は書かない 希死念慮を有する患者のベッドサイドリハビリ後、居室にセラバンドを置き忘れた 物品管理表にて物品の置き忘れが発覚
その後の対応 患者への影響(処置・報告体制含)	直ちに当該病棟に連絡し、物品の回収を依頼 回収された物品、患者様の状態を確認した 当科所属長、リスクマネージメント委員に報告した
改善案	※時点での結果及び対策で結構です リハビリ終了時に物品の確認を徹底する

図23 インシデントレポート

②精神科における感染管理

[特　徴]

当院における感染管理として、一般病院と同様に標準予防策(Standard Precaution)を基本として取り組みを行っている。しかし、精神科特有の環境、患者特性により感染リスクが高まる可能性もある。

患者の感染予防・病識の低さ:精神科では、患者自身が自分の身体状況などについて把握したり、指示を守って安静にすることが難しい場合がある。また、感染予防の基本である手洗い、咳エチケットに対する意識も低下しているため、摂食もしくは飛沫感染の拡大を防ぐことが難しい場合がある。

病歴、既往歴の不確かさ：病識の低さにもみられるように、患者のなかには、今までの通院歴、入院歴、現在の身体疾患の有無などについて明確に覚えていないことが珍しくはない。また、ご家族との関係性が希薄となっているケースも多く情報収集を行うことも難しい。このため、入院時に感染症を知らずに持ち込むリスクがある。

精神状態への配慮：アウトブレイク時のベッドコントロールにおいても、普段と違う環境に不安を訴え、「感染症の流行」などの言葉に過剰に反応し精神状態悪化に陥る可能性もある。また、感染拡大予防のため、リハビリテーションや病棟行事が中止となったり、時間変更を行うなど行動範囲が制限されると精神状態が悪化する可能性もある。このリハビリテーションや病棟行事の中止に関してはフェーズ管理表（表11）を基準に検討を行っている。このような状況の変化に対して、職員の適切な対応と患者への十分な説明が必要であり、感染拡大予防、及び感染症の治療以外にも留意をすべきポイントとなる。

表11　当院で行っているフェーズ管理表。フェーズにより、とる対応が統一されている

警戒レベル		フェーズ1	フェーズ2	フェーズ3	フェーズ4	フェーズ5
			予報	注意報	警戒1	警戒2
発生状況		都内流行なし	都内流行	同一時期に1～2部署で発生	同一時期に3～4部署で発生	同一時期に5部署で発生
報告体制	インフルエンザ		患者および職員の発熱報告		患者検温回数を増やす 職員出勤時発熱チェック	
	ノロウィルス			患者および職員の下痢・嘔吐報告	患者および職員の下痢・嘔吐チェック	患者および職員の下痢・嘔吐チェック
感染対策	インフルエンザ				全部署で飛沫感染予防策強化	
	ノロウィルス				全部署で接触感染予防策の徹底 フェーズ別環境整備表参照	
マスク着用			出勤時開始 面会時開始	出勤時徹底 面会時徹底	出勤時徹底 面会は制限	出勤時徹底 面会は制限
面会謝絶					面会謝絶検討	面会謝絶検討
リハビリテーション・病棟プログラム				当該病棟3名以上で中止検討	当該病棟3名以上で中止検討	全プログラム中止を検討
病棟閉鎖				患者が増加する場合は当該病棟の閉鎖を検討 臨時の院内感染対策委員会を開催し今後の方針を決定		
患者の予防内服				当該部署検討	当該部署徹底	全病院的に検討

閉鎖病棟ではアウトブレイク時に他病棟への感染拡大の防止がしやすい：閉鎖病棟では患者・スタッフの病棟への出入りを制限・コントロールできるため、適切な処置を行えば病棟外への感染拡大を防ぐことができるという利点もある。

[理学療法室・作業療法室の感染管理における特徴]

理学療法室・作業療法室の特徴として、各病棟や外来など多くの患者が集まり、患者との接触も濃厚である。その性質上、患者同士もしくはスタッフを媒介とした感染拡大を起こす可能性も高い。特に、フェーズ3以上の病棟とフェーズ3未満の病棟の患者を接触させないように配慮し、その対策について情報共有していくことが必要である。また、インフルエンザの流行時期には、来室時、退室時に手洗いを行っていただいており、特に外来患者など外部からのウイルスの持ち込みを予防している。

（山中裕司、奥出　聡）

第3部

栄養管理および
口腔機能・嚥下障害

1 精神科におけるNST活動

1 NSTとは

「なぜこんなに痩せているのですか？　食事はきちんと食べているのですが…」

病棟スタッフから質問を受けたことがある。

「食事足りないのではないですか？」

身もふたもない答えではあるが現実にあった会話である。

入院患者の食事は栄養科が主体となり主治医より指示のあった食事処方箋により食事内容を設定している。必要カロリーはHarris-Benedictの式を用いて計算することが多いが、精神病院においてはそれだけでは不十分である。

- 精神疾患のある患者は健常人に比べ多動傾向となっている場合がある。
- 咀嚼・嚥下の機能の低下から上手に食事摂取できていない場合がある。

こうしたことを念頭に摂取カロリーの設定、食形態の決定を行わなければならない。そのためにはどのような情報を検討しなければならないのかということを考える必要がある。とくにさまざまな理由でサルコペニア、フレイル、カヘキシアと呼ばれる慢性的な栄養失調状態から衰弱状態に陥っているケースはきめ細かな栄養管理が必要となる。総合的に判断するためには医師、看護師に加え管理栄養士、理学療法士、作業療法士、言語聴覚士、歯科衛生士など多職種からの情報のすりあわせが必要となる。この仕組みがNST（Nutrition Support Team）と言われる多職種連携チームによる栄養管理を行うための取り組みである。

NSTの介入により適切な栄養管理を行うことで身体を健康な状態に保つことでき、身体合併症を予防することで医療機関から在宅や介護施設に移行させることが可能となり、ひいては医療費の削減にもつながることが期待されている。

2 精神科におけるNSTの必要性

まず精神疾患のある患者は自分の状態を上手に伝えられないケースがあるということを忘れてはならない。

たとえば認知症がある患者が誤嚥性肺炎を繰り返していると想定する。誤嚥をしてしまうということは食事に対する認知機能の低下、咀嚼・嚥下機能が低下していることに起因する。日々の口腔ケアが十分でないと誤嚥した際に大量の口腔内雑菌を誤嚥することとなり、結果として肺炎が重篤化してしまい食事摂取できない期間が長くなるため筋肉量が減少し、さらなる咀嚼・嚥下機能の低下を招いてしまう。肺炎が改善した後も今までどおりの食事を摂取することができなくなっている状態を察知し、食形態を変更しなければ再び誤嚥をしてしまう。

その予防にはリハビリ科、歯科による筋力維持や咀嚼・嚥下機能評価、日々の口腔ケアが欠かせない。本人の意思疎通が十分に図られない場合には医療従事者側が五感を駆使して本人の状態を把握する必要があり、普段どのような精神状態なのか、食事をどのように食べているか、食べ残しはないかなどの情報は看護師からの情報が必要となる。それらの情報を総合的に判断する必要があるため、多職種による定期的な症例検討が必要となるのである。必要カロリー量が決定した後には本人の嗜好や嚥下機能を考慮した食形態に変更したうえで日々の食事に反映させていくこととなる。

3 平川病院のNSTの活動状況

一般的に栄養計算をする際によく使われるのはHarris-Benedictの式である。基本的にはこの式を利用するが、当院ではさらに精神症状、栄養状態、褥瘡合併している場合には補正を加えている（表1）。

この計算方法の特徴として栄養状態や褥瘡の評価方法について血液検査の値や褥瘡の大きさなど客観性のある数値を用いて評価することを重視していることがあげられる。そのため、評価する人間に代わっても同じ計算結果を得ることができるようになっている。

①対象患者概要

血液検査で血清アルブミン値が3.0g/dL以下、または褥瘡があることを介入条件にしている。月1回のNST会議において各病棟、検査科からの報告をもとに栄養計算お

表1 栄養管理計画書に関する計算式・係数一覧
これをもとにMicrosoft Excelで自動計算プログラムを作成している。希望者に配布することも可能

栄養管理計画書に関する計算式・係数一覧（博愛記念病院提唱のものを一部改正）

身体および食事に関する事項

標準体重
標準体重＝身長(m)^2×22

BMI
BMI＝体重(kg)÷身長(m)^2

下腿長から身長を予測する方法・・・単位：cm
身長＝3.23×腓骨頭隆起部から外果最隆起部の長さ(cm)＋49.6
腓骨頭隆起部：膝下外側を触った時に骨の感触がある場所のこと
外果最隆起部：くるぶしのこと

栄養補給に関する事項

安静時エネルギー消費量①
安静時エネルギー消費量(REE)＝
男性：66.6＋(13.8×現体重(kg))＋(5×身長(cm))－(6.8×年齢)
女性：65.5＋(9.6×現体重(kg))＋(1.8×身長(cm))－(4.7×年齢)

活動係数②
障害老人の日常生活自立度（寝たきり度）

ランク	係数	判定基準		
意識低下状態	1.0			
C2	1.1	自力では寝返りもうたない	一日中ベッドで過ごし、排泄、食事、着替えに置いて介助を要する	寝たきり
C1	1.2	自力で寝返りをうつ		
B2	1.2	介助により車椅子に移乗する	屋内の生活ではなんらかの介助を要し、日中もベッド上での生活が主体であるが、座位を保つ	
B1	1.25	車椅子に移乗し、食事、排泄はベッドから離れて行う		
A2	1.3	外出の頻度が少なく、日中も寝たり起きたりの生活をしている	屋内の生活はおおむね自立しているが、介助なしには外出しない	準寝たきり
A1	1.3	介助により外出し、日中ほとんどベッドから離れて生活する		
J2	1.4	隣近所なら外出する	なんらかの障害は有するが、日常生活はほぼ自立しており独力で外出する	生活自立
J1	1.4	交通機関などを利用して外出する		

または
体活動レベル

ランク	係数	判定基準
Ⅰ	1.3	生活の大部分が座位で、静的な活動が中心の場合
Ⅱ	1.8	座位中心だが、移動、立位での作業、軽いスポーツなどを含む場合
Ⅲ	2	移動や立位が多い、スポーツなど活発な運動習慣を持っている場合

認知症自立度係数③

ランク	係数	判定基準
Ⅰ	1.0	なんらかの認知症を有するが、日常生活は家庭内および社会的にはほぼ自立している
Ⅱ	1.1	日常生活に支障をきたすような症状、行動や意思疎通の困難さが多少見られても、誰かが注意していれば自立できる
Ⅲ	1.1	日常生活に支障をきたすような症状、行動や意思疎通の困難さが時々見られ、介護を必要とする
Ⅳ	1.2	日常生活に支障をきたすような症状、行動や意思疎通の困難さが頻繁に見られ、常に介護を必要とする
Ⅴ	1.2	著しい精神症状や問題行動あるいは重篤な身体疾患が見られ、専門医療を必要とする

ストレス係数④ 疾患や身体状況に合わせて追加する

ランク	係数
なし	1.0
術後	1.1
軽度感染症	1.2
外傷（骨折）	1.3
中等度感染症	1.5

BMI(18.5以下)、Albからの補正単位⑤（指標項目はより悪い値を補正する）

指標項目	Ⅰ	Ⅱ	Ⅲ	Ⅳ
Alb（g/dl）	3.5~4.0	3.0~3.4	2.5~2.9	2.5未満
BMI	17~18.5	16~16.9	15~15.9	15未満
補正単位	0.5単位	1単位	1.5単位	2単位

（1単位）
エネルギー　200Kcal・たんぱく質10g・脂質6g

褥瘡の補正⑥
褥瘡の肉芽露出面積と喪失たんぱく質量は比例するため、
肉芽露出面積を算出して補正単位を決定する。
ただし、BMI25以上では、栄養状態をみて判断する。

肉芽露出面積(cm^2)	補正単位
~50	1単位
51~100	1.5単位
101~150	2単位
151~200	2.5単位
201~250	3単位
251~300	3.5単位
301~350	4単位
351~400	4.5単位

1. 褥瘡の最長直径(cm)L、最短直径(cm)S、
深さ(cm)Dを測定する。

2. 褥瘡肉芽露出面積(cm^2)
$\fallingdotseq L \times S + 2 \times D \times (L + S)$

必要エネルギー量(BMI25以下)
安静時エネルギー消費量①×活動係数②×認知症自立度係数③×ストレス係数④　＋
BMI(18.5以下)、Albからの補正単位⑤＋褥瘡の補正⑥(Kcal)

必要エネルギー量(BMI25以上)
20~25Kcal×標準体重(Kcal)

必要たんぱく質量(g)（1g＝4Kcal）
標準体重(kg)×(ストレスなし：0.8~1.0　ストレス中等度：1.2　ストレス高度：1.5~2.0)　＋
BMI(18.5以下)、Albからの補正単位⑤＋褥瘡の補正⑥(g)

必要水分量
実測体重×30~35ml

よび栄養補給方法について検討を行う。栄養補給方法に関しては主に嚥下機能との兼ね合いについては言語聴覚士、歯科衛生士の助言で検討される。胃瘻や経鼻栄養の患者については管理栄養士主導で工夫がなされている。

②栄養補助食品の開発

栄養の足りない患者に対しては栄養補助食品の使用が一般的な対策となる。しかし市販の栄養補助食品はコストが高いこと、味に変化がないために飽きてしまうことなど問題点があった。いくら、栄養補助食品を食事に添えても食べてもらえなければ意味をなさない。そこで管理栄養士が中心となり当院独自の栄養補助食品を開発している。味を変化させることが可能となり患者や嗜好に「飽き」に対応できるようになった他、コストも1/2程度に抑えることができるようになった。そのため栄養補助食品の摂取率は100%に近くコストの大幅減に成功している（表2）。

表2　当院の栄養補助食品

プロテインムース6（タンパク質6g/100g 100kcal）
- 用意するもの
  - ・パン25g
  - ・牛乳75mL
  - ・砂糖1.5g
  - ・プロテインパウダー（1gあたりタンパク質1g）2g
  - ・好みの味になるようなフレーバー
- 調理方法
  ①細かく砕いたパンと牛乳を混ぜ煮込む
  ②砂糖とプロテインパウダーを加える。
  ③チョコレート、ジャム、味噌、麻婆のもとなどを加え味付けをする。

プロテインムース8（タンパク質8g/100g 200kcal）
- 用意するもの
  - ・パン25g
  - ・牛乳75mL
  - ・砂糖1.5g
  - ・マーガリン10g
  - ・プロテインパウダー（1gあたりタンパク質1g）4g
  - ・好みの味になるようなフレーバー
- 調理方法
  ①細かく砕いたパンと牛乳とマーガリンを混ぜ煮込む
  ②砂糖とプロテインパウダーを加える。
  ③チョコレート、ジャム、味噌、麻婆のもとなどを加え味付けをする。

（田中康之：平川病院独自の栄養補助食品開発と提供後の報告．東京都精神科病院協会誌27:107-109，2012）

③口腔ケアの実践

精神病患者の口腔ケアに関してできているようでも実際はできていないケースが多々ある。特に認知機能低下している場合などは本人の介護抵抗によりさらに口腔ケアの施行が困難となっている。歯科衛生士などの専門職ともなればさまざまなケースに対応できるが入院患者全員を担当することは難しい。当院では誰でもある程度の手技を習得することを可能にするために口腔ケアの動画を作成し、病棟スタッフでの研修に役立てている。将来的に在宅や施設に入所することも念頭に退院先でも同様の手技を行えるようにYouTubeや病院のホームページから誰にでも閲覧できるようにしている(注※)。

NST活動を行っていくについて重要なことは運営システムを構築することにあると考える。構成メンバーが交代しても個々の部署からの情報を一元管理しそれをまとめるためのツールがあれば活動としては軌道に乗ることができると考えられる。具体的には検査科、病棟からの情報でNST介入対象患者を選出し、定例会議において病棟から活動係数、認知症自立度係数、ストレス係数の聴取を行う。リハビリテーション

注※　YouTubeにて「平川病院　口腔ケア」と入力。病院ホームページ（www.hirakawa.or.jp/）から閲覧可能。

科歯科からの情報を加え、それらの情報をもとに栄養科で必要カロリー量の決定を行いその結果を主治医へフィードバックするという流れになる。当院ではこのような取り組みを進めていくなかで、精神科でありながら身体的側面に対してもケアをする土壌をつくっている。

（土井　淳）

2 栄養管理（管理栄養士の立場から）

リハビリテーションを実施する前には、患者の栄養状態と予後予測、機能改善を目的としたリハビリテーションを実施することができるのか把握しておくことは必要である。これは低栄養下でリハビリテーションを実施してもリハビリテーションアウトカムの悪化リスクが高くなるため、レジスタンストレーニングや持久力増強訓練は原則禁忌となり、機能維持を目的とした機能訓練を行うこととなる。すなわち、栄養状態の評価を行わなければ、リハビリテーションプログラムを決定することができない。そのため、患者の栄養状態を評価し栄養管理を行うことが重要である。まず、患者の栄養状態リスクを判定するために、主観的包括的評価（SGA）（表3）を用いてスクリーニングを行い、低栄養や低体重など栄養リスクのある患者に対して栄養ケアプラン立案するために、医師・看護師・管理栄養士・コメディカルスタッフなどで連携をとりより多くの情報収集をし客観的栄養評価（ODA）（表4）を行う。評価方法の

表3 主観的包括的アセスメント（SGA）

評価項目
①体重の変化
②食事摂取量の変化
③消化器症状
④日常生活自立度
⑤基礎代謝亢進状態
⑥るい痩や浮腫

表4 客観的栄養評価（ODA）

評価項目
①身体計測（標準体重・BMI・体重減少率）
②皮下脂肪厚測定
③血液・尿生化学検査
④免疫能
⑤機能性の評価
⑥エネルギー必要量の算出

詳細については専門書を参照していただきたい。

ケアプラン立案で行う栄養必要量の設定には、基礎消費エネルギー量（BEE）に活動因子などを付加するなど複雑な計算を用いるため、病院の殆どで作成されている栄養管理計画書の数値を引用することをお勧めする。ここで押さえるべきは、提供した食事が消化・吸収・代謝されるのには誤差が生じるため、モニタリングによって栄養必要量の調節は不可欠であり、慢性期病棟や療養病棟では生化学的検査の間隔が長くるなることが多いため、体重の推移はモニタリングでは重要なポイントとなる（図1）。

精神科領域では認知機能障害による食生活の偏り、向精神薬の副作用・認知症に伴うパーキンソン症候群による咀嚼嚥下機能障害が及ぼす喫食量低下と栄養摂取量の減

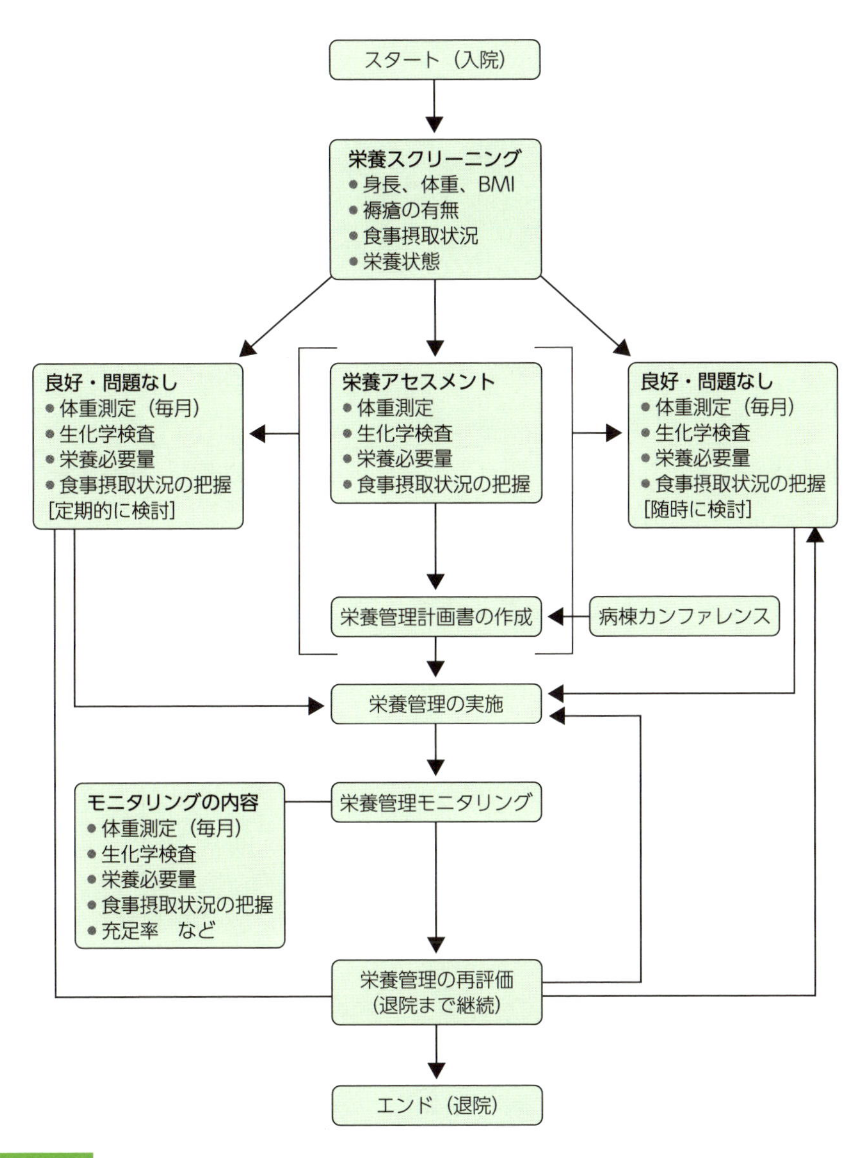

図1　当院の栄養管理フローチャート

少、抗精神病薬長期使用よる消化吸収率の低下、精神疾患の影響による食事への関心の低下など、低栄養状態を引き起こす要因となりうるため、見落としてはならない大きなリスクファクターとなる。上記のように精神科栄養管理には多くの知識・技術が必要となるため、チーム医療での関わりこそ重要である。

文 献

1) 西岡心大：低栄養とリハビリテーション栄養管理の考え方. 日本静脈栄養学会誌 31(4)：944-948, 2016.
2) 若林秀隆：リハビリテーション栄養ハンドブック. 1版, 医歯薬出版, 2010.

（青木　忍）

3 摂食嚥下障害とは

食事は、栄養や水分摂取のみならず、日常生活のなかの大きな楽しみでもある。食事をする行為や機能を「摂食嚥下」と呼び、その過程は5期からなる（図2）。その5期の一部もしくは複数のときに機能的・器質的障害がされることを「摂食嚥下障害」という。また、拒食症や過食症などの精神障害による摂食の問題は「摂食障害」とされ、区別されている。

摂食嚥下障害による問題点には、①誤嚥・誤嚥性肺炎、②窒息、③低栄養・脱水、④食べる楽しみの喪失があげられる。

1 精神疾患患者に特徴的な問題点

精神疾患患者の約32%が摂食嚥下障害を合併しており[3]、精神病悪化が原因の嚥下障害と原疾患に合併した嚥下障害に大別される。後者には錐体外路症状などの薬剤性の摂食嚥下障害が含まれる。

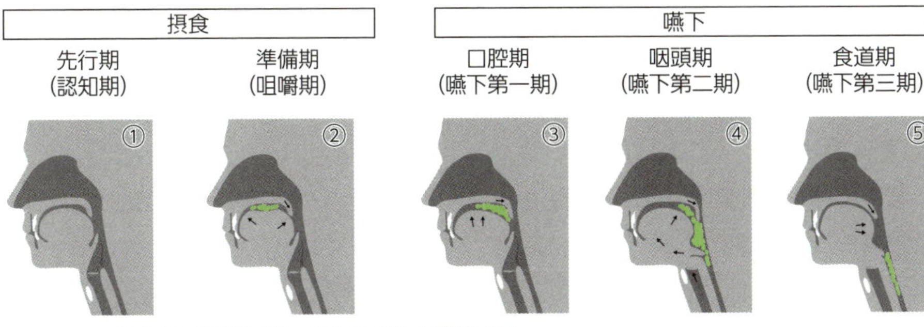

①先行（認知）期：食物を食物と認識する
②準備（咀嚼）期：口に入れた食物を飲み込める形にする（食塊形成）
③口腔期（嚥下第一期）：飲み込める形にした食塊を咽頭に送る
④咽頭期（嚥下第二期）：嚥下反射後に食塊が咽頭を通過し食道へ送られる
⑤食道期（嚥下第三期）：咽頭を通ってきた食塊が食道を通過する

図2 摂食嚥下の5期

表5 統合失調症の窒息リスクの評価表

質問1　義歯の使用状況は？
（1）義歯の必要なく、使用していない
（2）義歯を使用している
（3）義歯の必要があるが使用していない

質問2　今までに他人の食べ物を盗んで食べる行為や隠れて食べる行為がありましたか？
（1）なし
（2）あり

質問3　現在の食物の飲み込みは？
（1）特に異常ない
（2）口にためたまま、なかなか飲み込めない
（3）ほとんど咀嚼せず、丸飲み（評価得点＋1点）

質問4　現在の食物形態は？
（1）飲み込みに問題がなく、一般食を選択
（2）飲み込みに問題があり、形態調整食を選択
（3）飲み込みに問題があるが、本人の嗜好などの理由で一般食を選択

質問5　最近、食物の飲み込みは変化しましたか？
（1）変化なし
（2）以前より食べにくそうである
（3）以前より食べやすそうである（評価得点＋2点）

質問6　最近の精神症状は変化しましたか？
（1）精神症状は改善した
（2）精神症状は変化なし
（3）精神症状は悪化した

注）統合失調症患者の摂食嚥下機能を評価するツール。おおむね各質問の回答が下がるほど悪く、特に評価得点の合計が2点以上の患者は窒息のリスクが高い。統合失調症患者は嚥下機能が改善し、食べやすくなったときに窒息事故が起こることが多く、質問5は（3）のほうがハイリスクである。

（山本敏之，濱田康平，清水加奈子，他：摂食・嚥下評価表による統合失調症患者の窒息リスクのスクリーニング．日摂食嚥下リハ会誌13：207－214，2009より，一部改変）

①誤嚥と誤嚥性肺炎

抗精神病薬の副作用により唾液量が減少し口腔乾燥をきたすことおよび自身の口腔内への関心が薄くセルフケアが行き届かないことで悪化した口腔内環境がリスク要因となる。

②窒　息

歯の欠損や唾液量減少により咀嚼や食塊形成、咽頭への食塊移送が困難となりリスクが高まる（表5）。

③低栄養・脱水

精神症状悪化に伴い日常生活動作が減退し、拒食、食欲や集中力の低下など食行動の変化がみられ低栄養のリスクとなる。また錐体外路症状により口腔や咽頭の嚥下動作を妨げ嚥下障害を生じさせ、食事や水分摂取量の確保が困難となることでより低栄養が進行する。

2 摂食嚥下障害の診断

①食事場面の観察のポイント

精神状態、摂食時の覚醒状態、食事に対する集中力、食事摂取状況（咀嚼の有無、ペーシング、むせの有無、盗食の有無、食事時間）、食後の口腔内残留など、摂食嚥下障害の疑いがあるかを普段の食事場面で確認することが大事である。そのうえで、以下の検査を適用する。

②スクリーニングテスト[1)]

摂食嚥下障害の疑いがある患者を、簡便で安全な方法でふるい分けし、精密検査につなげるための標準化スクリーニングテストを以下に示す。

- 反復唾液嚥下テスト（repetitive saliva swallowing test：RSST）
- 改訂水飲みテスト（modified water swallowing test：MWST）
- フードテスト（food test）
- 咳テスト（cough test）
- 頸部聴診法（cervical auscultation）

③精密検査[1)]

- 嚥下造影検査（videofluoroscopic examination of swallowing：VF）（図3）

　口腔、咽頭喉頭、食道、胃まで広く観察が可能であり、ゴールドスタンダードとされる検査法である。エックス線を使用するため、場所の限定や造影剤の使用が不可欠である。

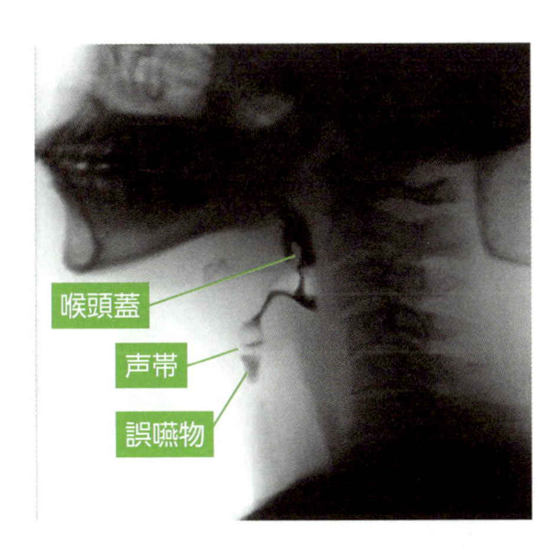

図3　VF画像

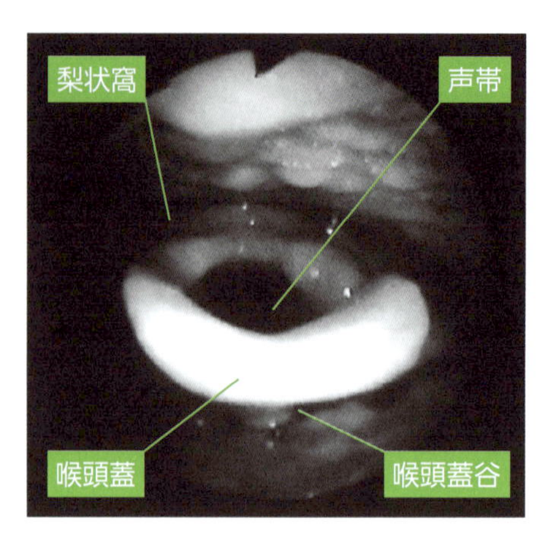

図4　嚥下内視鏡検査（VE）風景

- 嚥下内視鏡検査（videoendoscopic evaluation of swallowing：VE）（図4）
  咽頭喉頭を直視下に観察し、器質的異常、唾液など貯留物の有無、機能障害の有無を評価する検査法である。機器を持参し患者の食事環境で評価が可能である。

3 摂食嚥下リハビリテーション

摂食嚥下障害患者に対する対処法は、リハビリテーションの理念に則して、4つの側面からアプローチをする。

①治療的アプローチ

摂食嚥下関連筋の機能障害に対し、筋力強化訓練や協調運動の訓練を行い、低下した機能そのものの回復をめざす。訓練には食物を使う直接訓練と、使わない間接訓練がある。

②代償的アプローチ

機能改善に限界がある場合、機能の代償を摂食の姿勢や食形態の調整、摂食方法などから図る。経口摂取が不可能な場合の水分や栄養摂取としての経管栄養が当てはまる。

③環境改善的アプローチ

施設や病棟スタッフに対する摂食嚥下リハビリテーションの指導・教育を行い、人的配置や設備などの生活環境を整え、社会的参加を可能とするアプローチである。

④心理的アプローチ

自分が好きなものを食べられない、また思うように食べられない苦痛は大きい。こうした患者の苦痛に対して、傾聴し患者に寄り添う姿勢が求められ、またその診療自体が心理的な支えとなる。

まとめ

嚥下機能そのものを評価することも大切だが、精神疾患患者では機能が正常でも食事行為が成り立たないという特徴もある。患者との信頼関係を構築、精神科医師や病棟スタッフとの連携、患者の状態に合わせた食事や環境設定を行い、上記4つのアプローチで対処することが重要である。

文　献

1) 平川淳一，林光俊，仙波浩幸，上薗紗映・編：精神科・身体合併症のリハビリテーション～総合的な治療計画から実践まで．協同医書出版社，2015.
2) 植田耕一郎：脳卒中患者の口腔ケア．医歯薬出版，1999.
3) 才藤栄一，他：摂食嚥下リハビリテーション．第3版，医歯薬出版，2016.
4) 藤島一郎：疾患別に診る嚥下障害．医歯薬出版，2012.
5) 高橋清美，他：精神疾患の摂食嚥下障害ケア．医歯薬出版，2014.

（熊倉彩乃）

4 摂食嚥下機能障害のリハビリテーションの実際

「食べること」には多くの側面があり、生命維持の基本である「栄養の摂取」を主軸とし、「食の楽しみ」や「生きる尊厳」という側面が大きく関与している。精神科疾患のある患者は、自己充足感が低い傾向にあり、受傷（入院）以前からの精神疾患の影響が大きい。また、受傷以前から口腔衛生の自己管理認識が低く、口腔環境の悪化がみられることから、若年であっても摂食嚥下機能障害に多彩な影響が現れることが多い。臨床では、1）摂食・嚥下障害以外の要素を鑑別する視点、2）精神症状に応じて対応を変える柔軟性、3）急な状態変化に対応するための観察フォロー、および多職種との連携と協業の視点、4）長期の慎重な介入を当初から見据える視点をもって実施する。また、精神障害をもつ患者の摂食嚥下障害の背景には、嚥下機能そのものの問題だけでなく、摂食行動の問題、精神疾患、生育上の背景が重なり合って影響している（図5）。それらの背景は長い期間をかけて定着している要素もあるため、情動的（意図的）に変化しうる側面と、変化しにくい（固定されやすい）側面の特性を把握して、精神状況と摂食嚥下障害の変化（改善）のバランスを保てるように留意する。逆に言えば、いったん摂食嚥下症状が改善しても悪化する場合や、なかなか改善しないまま終了しても改善している場合があるため、医療者は慎重にフォローしていく必要がある（図6）。摂食嚥下障害の評価介入の目的は、安全な経口摂取と精神活動の安定であるが、両者とも重要な側面であるため、どちらかのみを優先しすぎないように配慮しながら実施する。そのなかには、食行動の啓示的評価と、対象者の思いを傾聴し、表出の手助けをしながらコミュニケーションをとっていくこと、さらには精神症状（陽症状と陰症状）の状況に応じた食事設定までを踏まえた包括的な対応を心がける（図7）。

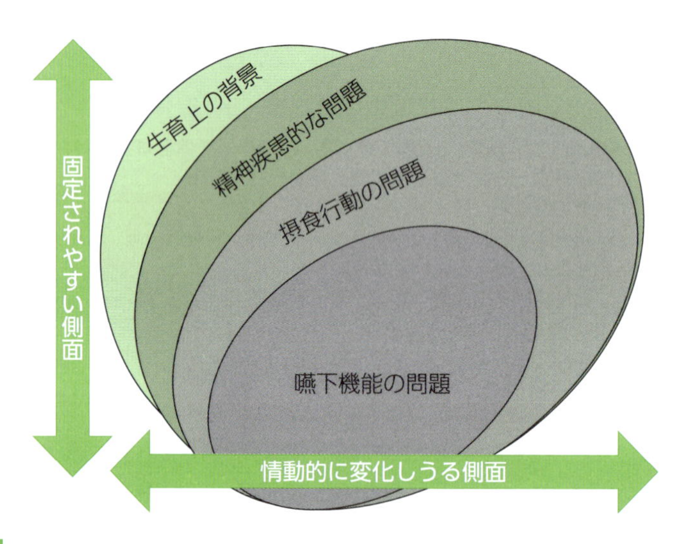

図5　精神疾患をもつ患者の摂食嚥下障害における背景

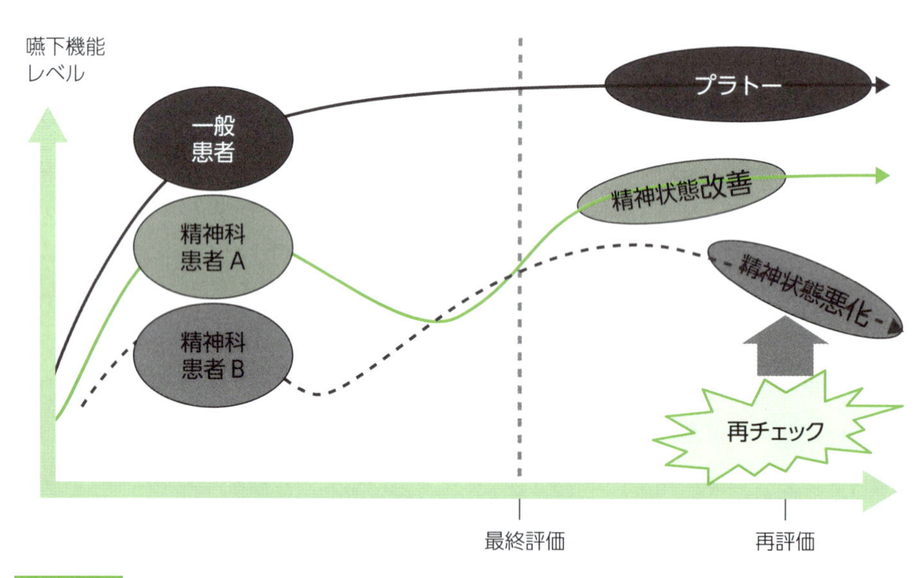

図6　摂食嚥下機能の経時的変化

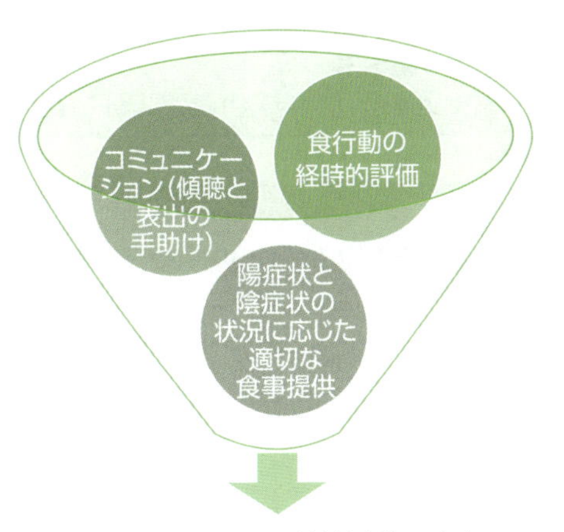

図7 摂食嚥下障害の評価

①事例1：精神状況の不安定と過剰な感覚過敏を呈した症例に対してのアプローチ

症　例：60歳代、女性。右小脳出血後遺症、器質性の人格および行動障害。

現病歴：脳出血治療の入院後、自宅療養中にしりもちをつき骨折後、精神症状が悪化。家族間でも攻撃的な態度をとるようになる。精神状態のせいか嘔気、嘔吐の症状が強くなり食事量が激減し、廃用症候群となる。当院では経鼻経管栄養を併用した状態にてリハビリテーション目的のため入院となった。

開始時所見：意志疎通困難。従命不可。過鎮静で意識状態が悪い。歩行困難で、普通型車いすに介助で移動が可能。排泄はおむつ管理。残歯20歯あり。反復唾液嚥下検査（RSST）は施行できず困難である。改訂水飲みテスト（MWST）は3（嚥下するもむせあり）。VE所見：経鼻経管挿入中であり、VE下でマーゲンチューブの交差あり。口腔内で食塊の送り込みに時間を要す。咽頭到達時においては比較的良好に嚥下反射惹起可能であった。水分での誤嚥はみられなかった。口腔乾燥が顕著、口腔周囲の過敏が強く絞扼反射、触診による嘔吐反射が顕著にみられた。また、嗜好の好みが強く介入に関しても拒否反応を示した。

介入経過：初回のVE検査の結果、60度座位で嚥下食（ミキサー食とヨーグルト）を開始し、水分には薄めのとろみをつけることを継続した。舌機能低下による食物残留を取り除くため、食物ととろみ水を交互に嚥下させるように病棟スタッフへ指導した。リハビリテーションについては、理学療法の介入による全身機能の改善を図るとともに、摂食嚥下チームによる評価と介入を継続した。主な介入は、歯科医師によるVE検査、言語聴覚士と歯科衛生士による口腔ケアと間接嚥下訓練と直接嚥下訓練であった。介入当初は傾眠傾向、口腔の過敏と口腔乾燥が強かったため、口腔ケアに先行して、蒸しタオルを用いた唾液腺マッサージ、咬筋や舌骨上筋群の

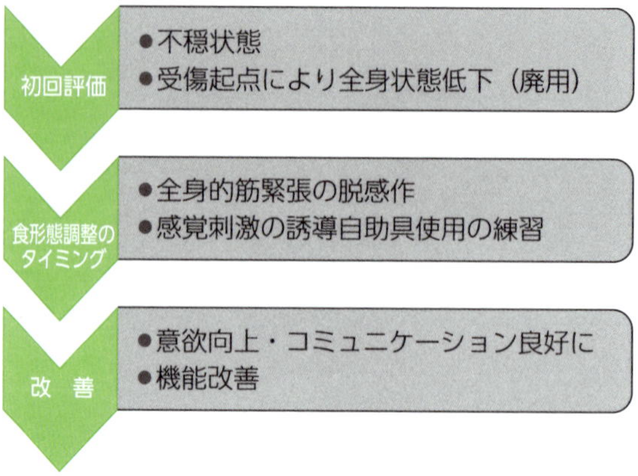

初回評価
- 不穏状態
- 受傷起点により全身状態低下（廃用）

食形態調整のタイミング
- 全身的筋緊張の脱感作
- 感覚刺激の誘導自助具使用の練習

改　善
- 意欲向上・コミュニケーション良好に
- 機能改善

図8　事例1（器質性精神疾患　F0）

マッサージ、脱感作のマッサージ、嚥下体操を行った。

食事場面では、指示の理解が困難であったことと、観念失行があるために右手でスプーンを用いることが容易でなかったため、介助が必要であった。右手の動作を模倣させる視覚刺激を用いた訓練を繰り返した。摂食嚥下状態は、唾液分泌の低下が原因で潤滑性が失われ、口腔での食塊形成や口腔から咽頭への食物の送り込み障害がみられた。経過として、言語理解に関して次第に改善がみられ、70病日頃から1文章程度の指示の理解ができるようになった。食事場面において右手スプーンを用いる動作を指示しながら、その動作を繰り返す訓練を取り入れた。

90病日に2回目のVEを施行し、90度座位で嚥下食を試したところ、喉頭蓋谷と梨状窩の残留は少なく、とろみ水でクリアできていた。また、自分からの食具をもつ意欲は少ないものの、見守り中心での食事設定となった。

100病日頃から、食物を咀嚼したいという意欲が出たため、90度座位で全粥食と一口大の食事形態を試したところ、喉頭蓋谷、梨状窩での残留少なく、とろみ水でクリアできていた。その後、食物ととろみ水を交互に嚥下することも可能となり、自助具を用いて自力での食事摂取が可能となり、自宅退院した。退院前には家族に嚥下食の調整の仕方などについて指導した。過敏な感覚や全身状態の改善が精神状況の安定につながり、摂食嚥下機能の改善へとつながったと考えられた（図8）。

②事例2：悪性症候群を呈した症例に対するアプローチ

症　例：60歳代、女性。統合失調症。

現病歴：全身性エリテマトーデス、多発性筋炎。悪性症候群を呈し、電気治療を継続したが改善せず、摂食量が低下し体重が減少した。向精神薬の副作用による薬疹、不明熱が出たため禁食を繰り返したため食事内容が定まらず、摂食嚥下チームによる評価と介入開始となった。

開始時所見：患者自身は自分の身体症状の変化に気づいていない。意志疎通、従命はほぼ可能であった。身体機能は左右差のない四肢筋力低下がみられた。普通型車いすに軽介助で移乗、端座位保持可能であった。排泄は、おおむねおむつ管理であった。

口腔・嚥下機能評価：残歯26歯あるも齲蝕が多発、歯周疾患がみられた。たえず歯ぎしり（ブラキシズム）が強く、歯牙の摩耗あり。反復唾液嚥下検査（RSST）1回／30秒、改訂水飲みテスト（MWST）3（嚥下するもむせあり）。自食は可能で、お粥ゼリーを好んで食する傾向が強く、全粥、ミキサー食、きざみ食などを提供するも本人の嗜好に合わず、日内変動もあり摂食量が安定しなかった。また水分を嫌い、特定の食物を好むという傾向が強かった。抗精神病薬の長期服用の影響による消化吸収率低下や精神症状悪化による食への興味、関心の低下があり、口腔の自己管理能力が低かった。

VE所見：上下の咀嚼運動のみで食塊の送り込みに時間がかかり、細かい舌の動きが困難なため口腔内は食物残渣あり。水分での誤嚥はなく、食物でも食塊の咽頭到達で比較的良好な嚥下可能であった。

介入経過：口腔環境に関心がないことに起因する口腔衛生不良、向精神薬の影響による口腔乾燥に対して介入した。まず、誤嚥性肺炎の予防、咽頭感覚鈍化の改善と予防を目的に、口腔清掃を頻回に実施した。また、齲蝕、歯周病の治療のため歯科受診へと導いた。食事前には咽頭、喉頭の運動器官の可動範囲の拡大、筋力の増加と協調運動を改善する機能訓練を行った。しかし、著しい偏食により左踵部に褥瘡が発生し、身体筋肉が硬直する症状も出現したため治療可能な病棟に転棟となった。転棟後も直接訓練を継続、食事環境の再調整を行った。昼間の活動量を増やし、空腹感を得ることで食欲増進につなげた。また、本人の嗜好に合った食品を許可し食形態を段階的にアップした。必要に応じて声かけや見守ることで、安全な嚥下と精

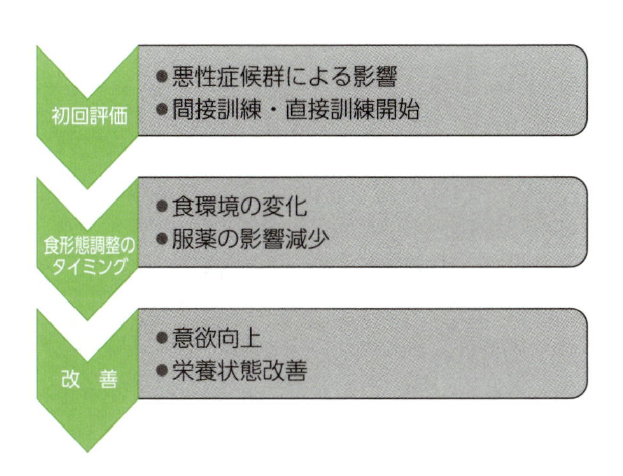

図9 事例2（統合失調症 F2）

神状況の安定が図られ、約3か月後に常食を全量摂取可能となった。抗精神薬病の有害反応が改善し、摂食嚥下障害が改善するまでの間、急がず焦らず待つことが功を奏したと思われた（図9）。

（石山寿子）

目次

第1章● 精神疾患治療と身体的リハビリテーションのコラボレーションをめざして コラム リハビリテーション科
第2章● 精神科における身体合併症のリハビリテーション(他科との連携)／新たな精神医療への挑戦／身体精神合併症／精神科／整形外科／リハビリテーション科／救急救命センター／理学療法／作業療法／言語聴覚療法 コラム 精神科作業療法科
第3章● 精神医療と精神症状／精神医学の学習方法／精神医療の現状、疫学／精神疾患の病因・病理(精神病理学的な分類に基づく生物学的な特徴)／精神疾患・障害の概念、分類／意識・知能／記憶障害／意欲と行動の障害／自我意識障害／思考障害／強迫性障害／知覚障害／気分・感情障害
第4章● 薬物療法、各種精神療法／薬物療法の理解／各種精神・心理療法
第5章● 精神症状別リハビリテーションの実践／症例［統合失調症・多発外傷・双極性感情障害・アルコール依存症・上肢切断・アルコール依存症・脳梗塞後遺症・アルツハイマー型認知症・せん妄・認知症・大腿骨頸部骨折］ コラム デイケア科 コラム 看護部 コラム 精神科作業療法科 コラム リハビリテーション科／せん妄／物質依存／認知症／統合失調症(陽性症状)／統合失調症(陰性症状)／うつ病／双極性障害／強迫症状／解離性障害／身体表現性疼痛障害／摂食障害／睡眠障害／パーソナリティ障害／精神発達遅滞(自閉症以外)／高次脳機能障害
第6章● 栄養管理と諸リスク・嚥下障害の管理／リスク・感染管理 コラム 精神科病院における内科療養病棟の役割／精神科におけるNST活動／嚥下障害1(障害の理解とリスクの特徴)／嚥下障害2(言語聴覚士による対応)
第7章● 精神科におけるリハビリテーション患者の受け入れ体制／看護教育 コラム 精神科医療における身体合併症について／病院機能の分化と病－病連携 コラム 看護部／認知症に対する取り組み／患者の受け入れと退院支援(精神保健福祉士の役割)

第4部

身体合併症の医療連携

1 整形外科

この章では、2011年より2017年までに精神科疾患を有し、2階以上の飛び降りによる多発外傷患者に対して平川病院でリハビリテーションを行った患者を紹介する。

1 患者数、年齢分布、性別

患者数は50例であった。統合失調症24例、うつ病躁うつ病12例、その他14例（精神遅滞6例、人格障害3例、適応障害1例、アルコール依存症1例、認知症1例）であった。

年齢分布、性別は、統合失調症20歳代から60歳代に分布し、平均年齢は42.6歳であった。性別は、男9例、女14例であった。うつ病躁うつ病は10歳代から70歳代に分布し、平均年齢は54.6歳であった。性別は、男6例、女6例であった。その他は、20歳代から80歳代に分布し、平均年齢は38.3歳であった。性別は、男7例、女7例であった（表1）。

表1　疾患別症例数、年齢、性別

疾患		統合失調症	うつ病 躁うつ病	その他
症例数		24例	12例	14例
年齢	～19		1	
	20～29	2		5
	30～39	7	3	1
	40～49	10	1	5
	50～59	4	2	1
	60～69	1	4	1
	70～79		1	
	80～89			1
	90～			
	平均年齢	41.8	50.1	41.6
性別	男	9	6	7
	女	15	6	7

2 飛び降りの高さ

統合失調症は、平均3.8階最高10階。うつ病躁うつ病は、平均4.2階最高11階、その他は、平均3.5階最高6階であった（飛び降りの高さは、橋などビルディング以外の建造物は、3mを1階として換算している）。

3 飛び降りの高さと損傷部位数、損位

損傷部位数は、2階は19例平均3.2か所、3階は6例平均3.8か所、4階は10例平均5.5か所、5階5例平均5.4か所、6・7階は6例平均5.7か所、8階以上4例平均5.8か所であった。受傷部位は、階数にかかわらず足関節周囲骨折、足・趾骨折、脊椎損傷が多かった。また、階が高くなると、胸部外傷の頻度が高くなった。とくに8階以上では、全例に脊椎損傷、胸部外傷を伴い、半数に頭部外傷を認めた（表2）。

4 リハビリテーション継続期間と入院時および、退院時FIMの改善度

リハビリテーション継続期間は、統合失調症は210.16±170.85日、うつ病躁うつ病178.3±150.78日、その他は、165.0±88.77日であった。FIM改善度は、統合失調症は入院時75.25±19.32点、退院時109.75±10.54点、うつ病躁うつ病は入院時75.80±21.96点、退院時107±15.45点、その他は入院時69.34±21.31点、退院時105.71±14.66点であった。どの疾患も優位にFIMの改善を認めた。

5 症　例

①症例1

41歳、女性。統合失調症。

15mのベランダ（5階）から飛び降り、#1右大腿骨骨折、#2右足関節内果粉砕骨折、#3骨盤骨折、#4第2腰椎圧迫骨折、#5多発肋骨骨折、#6外傷性血気胸、を受傷

表2 飛び降り階数と損傷部位

飛び降り階		2階	3階	4階	5階	6・7階	8階以上
症例数		19	6	10	5	6	4
損傷部位	脊髄馬尾損傷	0	1 (17%)	1 (10%)	2 (40%)	0	1 (25%)
	脊椎損傷	11 (58%)	5 (83%)	8 (80%)	3 (60%)	4 (67%)	4 (100%)
	骨盤骨折	5 (26%)	0	6 (60%)	3 (60%)	2 (33%)	2 (50%)
	鎖骨骨折	1 (5%)	0	1 (10%)	0	1 (17%)	0
	肩関節周囲骨折	1 (5%)	0	1 (10%)	1 (20%)	4 (67%)	1 (25%)
	上腕骨骨幹部骨折	0	0	0	0	0	0
	肘関節周囲骨折	1 (5%)	2 (33%)	3 (30%)	0	4 (67%)	1 (25%)
	前腕骨骨幹部骨折	0	0	0	0	0	0
	手関節周囲骨折	3 (16%)	2 (33%)	1 (10%)	1 (20%)	2 (33%)	0
	手・指骨折	0	0	0	0	0	0
	大腿骨近位部骨折	2 (11%)	0	1 (10%)	0	1 (17%)	1 (25%)
	大腿骨骨幹部骨折	2 (11%)	0	3 (30%)	1 (20%)	1 (17%)	0
	膝関節周囲骨折	5 (26%)	0	8 (80%)	1 (20%)	2 (33%)	2 (50%)
	膝蓋骨骨折	3 (16%)	1 (17%)	2 (20%)	0	0	0
	下腿骨骨幹部骨折	0	0	1 (10%)	0	2 (33%)	2 (50%)
	足関節周囲骨折	12 (63%)	6 (100%)	4 (40%)	5 (100%)	1 (17%)	3 (75%)
	足・趾骨折	12 (63%)	3 (50%)	8 (80%)	5 (100%)	4 (67%)	0
	頭部外傷	3 (16%)	1 (17%)	3 (30%)	2 (40%)	1 (17%)	2 (50%)
	胸部外傷	1 (5%)	1 (17%)	2 (20%)	2 (40%)	3 (50%)	4 (100%)
	腹部外傷	0	1 (17%)	2 (20%)	1 (20%)	2 (33%)	0
	平均受傷部位数	3.2	3.8	5.5	5.4	5.7	5.8

した。受傷後4日目に、#1、#2、#3に対して、観血的骨接合術が行われた。

受傷後2か月で、リハビリテーション目的に転院となった。来院時XPは、右大腿骨は、髄内釘とプレートにより内固定されている（図1）。右足関節内果粉砕骨折は、ス

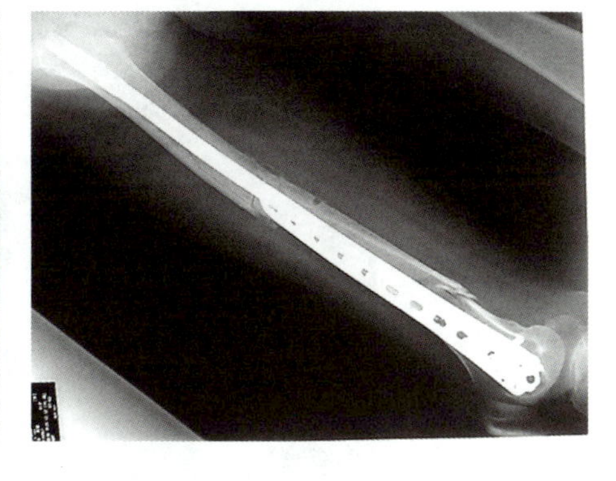

図1　右大腿骨は、髄内釘とプレートにより内固定されている（症例1）

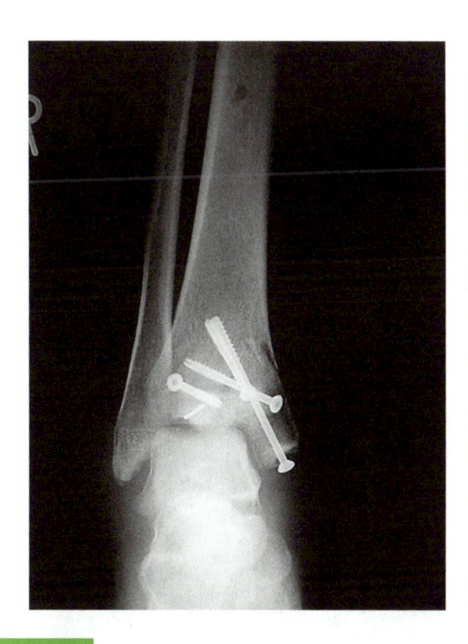

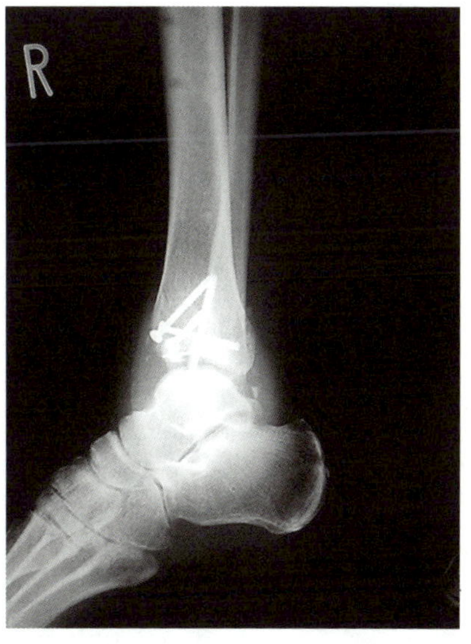

図2　右足関節内果粉砕骨折　スクリューで内固定されている（症例1）

クリューにより内固定されている（図2）。骨盤は、プレートにより内固定され、右恥骨坐骨骨折は、骨癒合が得られている（図3）。

リハビリテーション開始前評価は、両股関節、両膝関節ともに屈曲制限（股関節屈曲：右90度左95度、膝関節：右75度左95度）があった。膝伸展筋力は、MMT右2、左2+であった。右足関節は、前脛骨筋による背屈は軽微であった。寝返りは、ベッド柵につかまり肩甲帯を浮かす程度で、他の基本動作は全介助状態であった。車いすへの移乗は、介護者二人で実施していた。FIM52点であった。

その後6か月間のリハビリテーションを経て、最終評価は、坂道を含め屋外歩行も安定して行えるようになり階段昇降も可能となった。FIM109点と改善した。

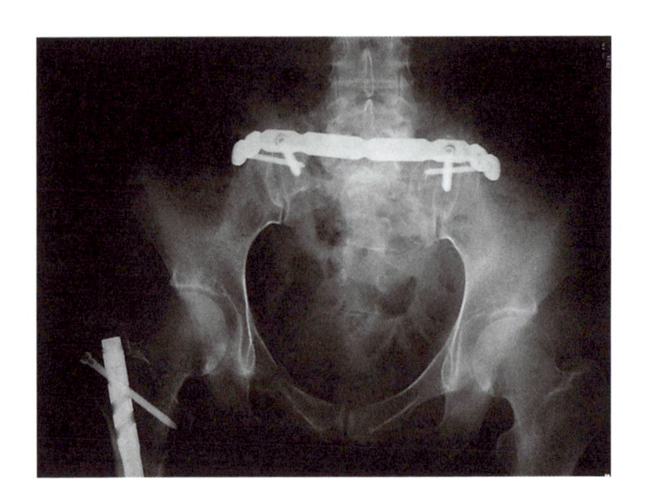

図3　骨盤骨折は、プレートで内固定されている（症例1）

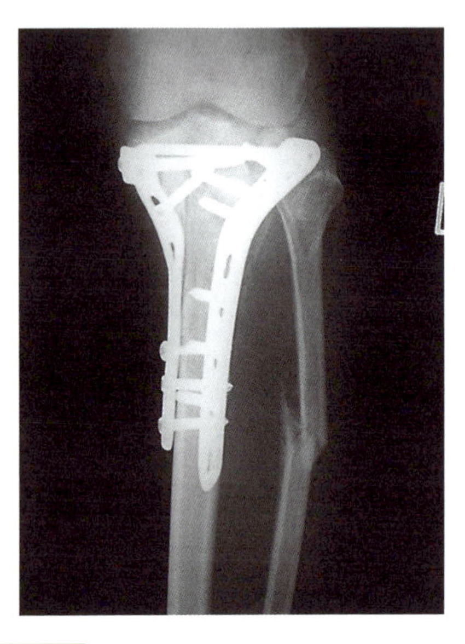

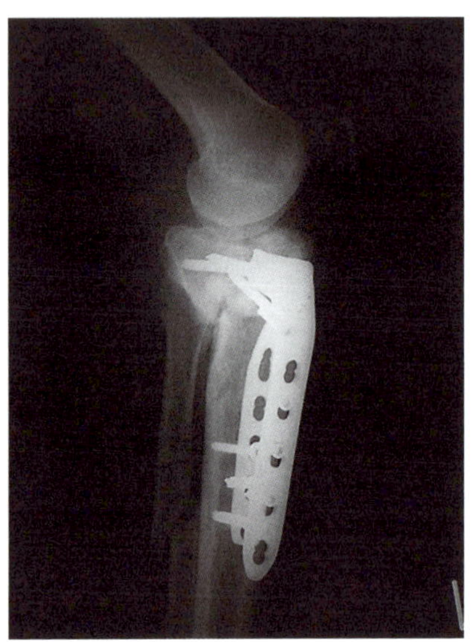

図4　左脛骨顆部は、内外側よりプレートで内固定されている（症例2）

②症例2

49歳、男性。精神遅滞。

高さ12mの橋（4階相当）から飛び降り、#1左脛骨顆部粉砕骨折、#2右脛骨腓骨骨折、#3第12胸椎圧迫骨折、#4右リスフラン関節脱臼骨折、#5右第1中足骨骨折、を受傷した。#1、#2、#4に対して、観血的骨接合術が行われた。

受傷後2か月で、リハビリテーション目的に転院となった。来院時XPは、左脛骨顆部は、内外側よりプレート固定され、骨癒合得られている（図4）。右脛骨は、髄内釘により内固定されている（図5）。

リハビリテーション開始前評価は、膝痛、関節拘縮、筋力低下著明であった。歩行

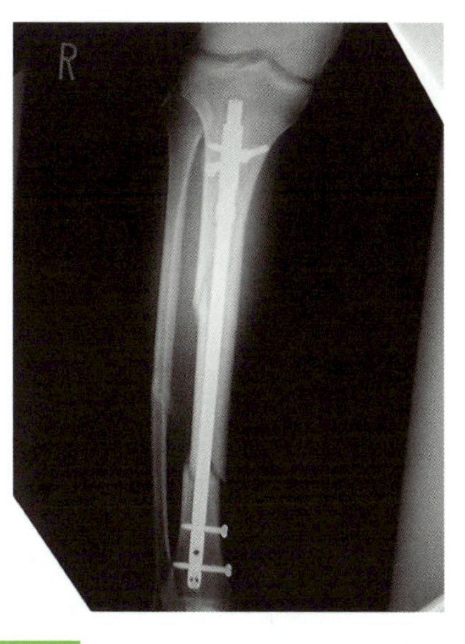

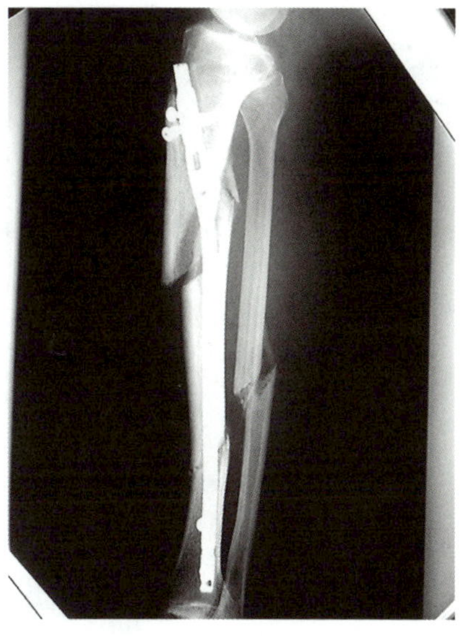

図5　右脛骨は、髄内定により内固定されている（症例2）

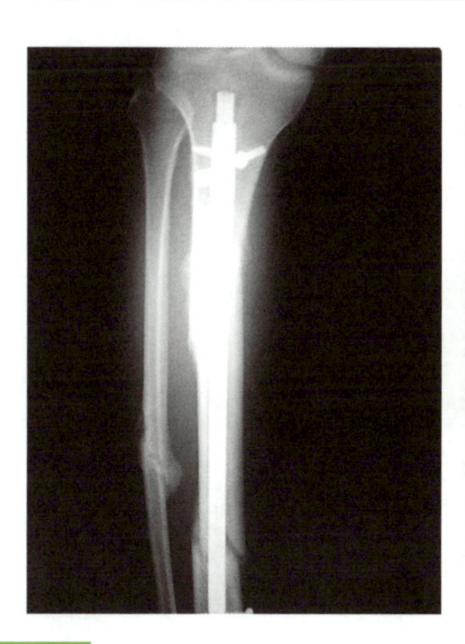

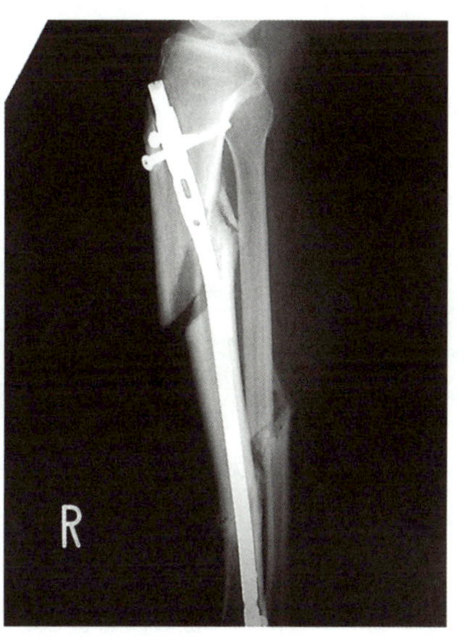

図6　術後3か月で近位骨折部に仮骨形成は見られない（症例2）

は不能で、移乗動作、トイレは全介助であった。FIM53点であった。リハビリテーション開始1か月頃より、右下腿痛を強く訴え、リハビリテーション継続が困難となった。術後3か月XPにて、右脛骨近位骨折線の離解部分に、仮骨形成まったく無く（図6）、同部の可動性のための疼痛と思われたため、整形外科にて、骨移植および可動部分のワイヤーでの締結を行った。術後3日でリハビリテーションを再開した。疼痛は軽減した。骨移植後3か月XPで、骨癒合得られている（図7）。初回入院時から6

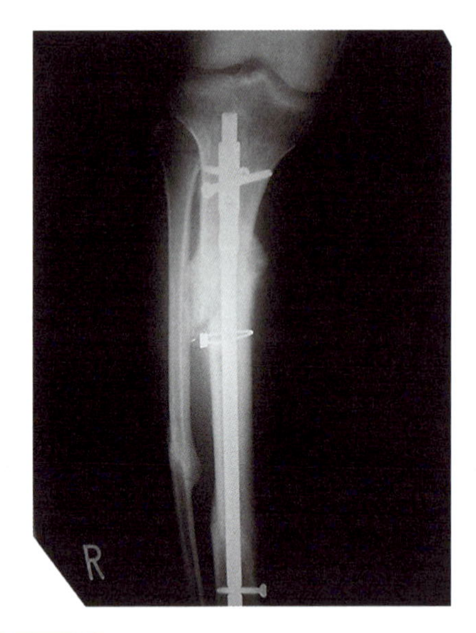

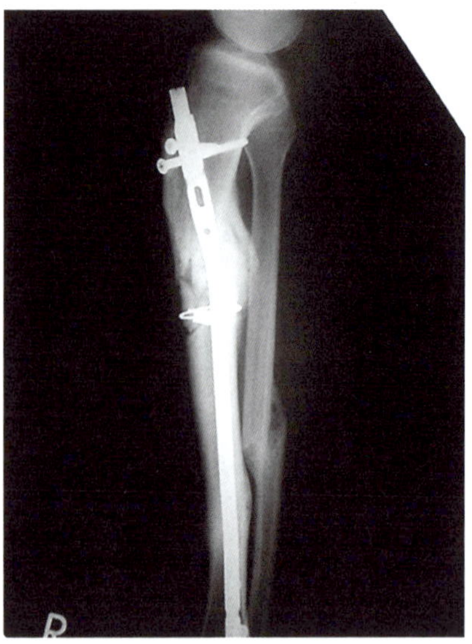

図7　骨移植、ワイヤー締結後３か月骨癒合得られている（症例2）

か月の最終評価は、左膝痛は若干残存し、筋力低下、関節可動域制限を認めるが、歩行器にて歩行可能で、上肢の支持があれば、階段昇降も可能となっている。FIM96点である。

6 考　察

精神科疾患を基礎疾患とする運動器疾患の身体リハビリテーションを行ううえでもっとも大切なことは、精神疾患のコントロールである。コントロールが難渋する症例では、身体リハビリテーション不能の症例も散見される。

転落外傷による損傷部位を検討すると、飛び降りの高さにかかわらず、足関節周囲骨折、足・趾骨折、脊椎損傷が多い。これは、足から落下するため、外力が足、足関節周囲の骨折を起こし、さらに脊椎に伝わり圧迫骨折を起こす、その後、転倒し、胸部外傷引き起こすのではないかと思われた。胸部外傷は、2階では5%であったが、高所となるほど徐々に増加し8階以上では、100%であった。上肢の骨折は、少ない傾向にあった。下肢では、大腿骨、膝周囲、下腿骨幹部が少なかった。腹部外傷も少なかったが、骨盤と胸郭に守られ損傷を免れたのではないか、また、頭部外傷が少なかったのは、頭部を直撃すると即死するためではないかと思われた。

精神科疾患を有する場合、荷重制限、運動制限、禁忌肢位などを順守することが不可能なことが多く、骨接合術を行う場合、内固定は考えられうるもっとも強固な骨接合術を行う必要がある。症例2の脛骨のように初療に失敗すると、リハビリテーションも難渋し、早期に追加手術が必要になる。

精神科疾患を有することで、一般リハビリテーション病院に受け入れられず、身体リハビリテーションを必要としていながら機会を逸して、初療病院から精神科病院に転院し、機能回復が身体リハビリテーションで望めるもののADLが低いままの症例も多数存在すると思われる。当院では、精神科医、整形外科医、理学療法士、作業療法士などが集学的に、精神科疾患の治療を基礎として積極的に身体リハビリテーションを行うことが重要であると考えている。

（安部　学）

2 救命救急センターに搬送される精神症状を呈した外傷患者の検討と現状

1 はじめに

救命救急センターに搬送される外傷患者は重症度が高く、生命予後、機能予後ともに不良となることが多い。受傷機転としては高エネルギー外傷の、交通事故、高所からの転落、電車事故の他、刺創などがある。原因としては不慮の事故や偶発的、自殺企図があり、精神疾患を伴っている場合が少なくない。一般的に外傷は「受傷直後がもっとも健常に近い」という原則があり、受傷から時間が経過するほど組織反応が起こり、出血量は増え、体液バランスが崩れて、全身状態は悪化する。局所は腫脹が強くなり、有害物質が放出されて循環障害や臓器障害が起こってくる。さらにこれらに、外傷による強い精神的なストレス反応が加わることになる。

そのため、重症外傷患者の治療戦略はプレホスピタルから初期治療、集中治療、機能的治療、リハビリテーションまでの各ステージを的確かつ迅速に実行することで、これによってはじめて生命と機能が確保できるのである。

精神疾患を伴う重症外傷に対する治療戦略は、精神疾患を伴っていない場合と基本的に同じである。しかしながら、すべてのステージにおいて精神状態により治療が遅延したり、行えなかったりすることが起こりえて、集中治療や処置の実施が困難となったり、入院期間が長期化したりする可能性をはらんでいる。さらに回復期リハビリテーションにおいても運動器と精神的なリハビリテーションが両立できる施設はきわめて少ないため、転院先がなかなかみつからないといった問題もある。

本稿では当院における精神疾患を伴う外傷患者に対して検討を行い、現状を把握し問題点を明らかにしたいと考える。

2 当施設における重症外傷の治療方針

多発外傷は「身体を頭部・頸部・胸部・腹部・骨盤・四肢などと区分した場合に、複数の身体区分に重度の損傷が及んだ状態を言う。重症度を定量化する指標として各身体部位の解剖学的損傷の程度で評価するAIS（abbreviated injury score）があり、一般的にAIS3以上が複数区分にある場合」と定義される[1)]。多発外傷では各部位の損傷の程度を単純に加算した以上の侵襲が想定され、病態は複雑となり診療を困難にする。したがって、多発外傷の診察に際しては、治療の優先順位を短い時間のなかで決定することが重要となる。なかでも骨盤外傷は単独損傷でも致死的な状態となる可能性があり注意を要する。その原因は骨折からの出血量が平均約2,000mLにも達し、後腹膜腔内に大量に出血するためである。それに血管損傷、臓器損傷、四肢骨折などを合併すればますます大量出血となり、死亡率が一段と高くなる[1)]。そのためプレホスピタルから治療を開始し、リハビリテーションまで段階的かつ包括的な治療戦略が求められることとなる。

図8に当施設における骨盤骨折の治療戦略を示す。プレホスピタルではヘリやドクターカーを使用し、できるだけ迅速な病院搬送に努めている。初期集中治療では、出血性ショックを伴う重症骨盤外傷に緊急血管造影を行い、血管外漏出を認めた症例にはtranscatheter arterial embolization（以下TAE）を施行する。さらに、不安定型

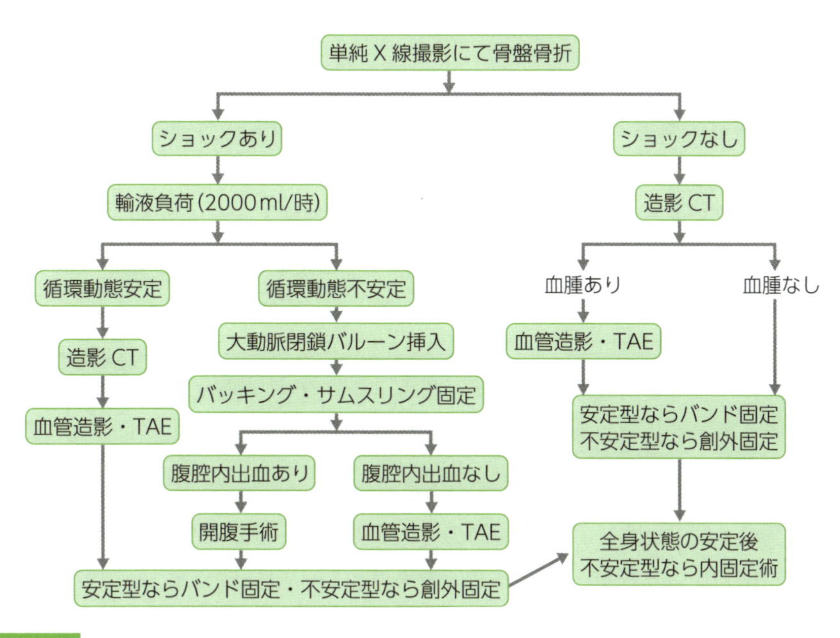

図8 骨盤骨折の初期治療プロトコール

骨盤輪骨折には、原則として血管造影室でHoffmann Ⅱ external fixator（以下EF）を用いてdamage control orthopaedics（以下DCO）治療を行う。機能的治療は不安定型骨盤骨折に対してDCO後に全身状態の安定化やアシドーシスの改善を指標にして早期内固定術を行っている。リハビリテーションは、急性期から理学療法と作業療法に介入してもらい関節拘縮予防に努め、不安定型骨盤骨折の場合でも早期からリハビリテーションを開始し離床に努めている。また、精神科的治療と機能的なリハビリテーションが行える精神科病院にできるだけ早く転院を行い、転院先を退院後は当院外来にて経過観察を行っている。

2008～2012年の5年間に杏林大学病院高度救命救急センターにおいて救急整形外傷として治療を行った580例中、精神疾患の既往を有した症例または精神症状を呈した症例は67例（11.5%）。性別は男性24例（35.8%）、女性43例（64.2%）であった。疾患の内訳は、骨盤骨折19例、脊椎脊髄損傷21例、四肢骨折52例（上肢7例、下肢45例）、過剰服薬による絞扼性神経麻痺6例、軟部組織損傷6例であった。他の臓器損傷の合併は18例（脳5例、肺10例、肝臓2例、脾臓1例）、その他7例であった。受傷動機はすべて自殺企図であり、受傷機転は、飛び降り52例、自傷行為5例、薬物中毒8例、首つり1例、電車飛び込み1例であった。治療後の転帰は自宅退院が46例、転院23例となっていた。

【当院における精神疾患を伴った自殺企図による骨盤輪骨折の治療成績】

上記の5年間に当院の高度救命センターに搬入されたCPAを除いた骨盤輪骨折56例のなかから、精神症状を伴った自殺企図の症例19例（以下P群）を対象として、解析を行った。

調査項目は性別、年齢、精神疾患名、受傷機転、受傷動機、受傷状況、骨折型、治療方法、合併症の有無、外傷の解剖学的重症度を示すinjury severity score（以下ISS）[2]、死亡率、生存した症例の平均入院日数、Iowa pelvic score（以下IPS）[3]による機能予後評価である。また、年齢、死亡率、ISS、脊椎・四肢骨折脱臼数、平均入院日数については精神疾患を伴わない37例（以下N群）を対象として比較検討した。

3 結　果

性別は男性4例、女性15例。受傷時の平均年齢は39（22～59）歳であった。受傷機転は飛び降りによる転落・墜落18例、電車事故1例であった。精神疾患の既往は、統合失調症9例、うつ病6例、パニック障害、アルコール依存症が各1例ずつで、既往のない者が2例であった。受傷動機は精神的幻覚妄想5例、衝動的8例、不明6例で

表3　精神疾患の有無における比較

(n＝)	P群（n＝19）	N群（n＝37）	Total（n＝56）
年齢（歳）	39.9±9.9	48.5±23.1	ns
死亡数	3例（15.8%）	5例（13.5%）	ns
ISS	26.5±14.2	21.6±14.9	ns
平均脊椎四肢骨折数	3.3±1.2	2±1.3	＜0.05
平均入院機関（日）	52.3±28	44±21.4	ns

あった。飛び降りた高さは平均4.1（3〜11）階であった。平均経過観察期間は3年1か月（7か月〜7年6か月）であった。

骨折型はAO分類type A：4例（A2；3例、A3；1例）、type B：7例（B2；6例、B3；1例）、type C：8例（C1；5例、C2；1例、C3；2例）で、寛骨臼骨折の合併を7例に認めた。脊椎・四肢骨折の合併は18例（脊椎脊髄損傷6例、上肢3例、下肢12例、脱臼4例）94.7%に認めた。他の臓器損傷は13例（脳3例、肺11例、肝臓2例、脾臓1例）で、ISSは平均26.5（6〜50）であった。

初期対応はDCOを16例に行いEF16例、TAE9例を施行し、骨盤骨折に対しては生存した14例全例に内固定を施行していた。死亡は3例で15.8%、生存した症例の平均入院日数は、52.3（21〜104）日であった。年齢、死亡率、ISS、脊椎・四肢骨折脱臼数、平均入院日数をN群と比較すると、平均年齢はP群39.9±9.9歳、N群48.5±23.1歳でN群が高い傾向にあった。死亡率はP群15.8%（3例）に対して、N群13.5%（5例）、平均ISSはP群26.5±14.2に対し、N群21.6±14.9、平均入院日数はP群52.3±28日に対し、N群44±21.4日で、いずれもP群で高い傾向にあったが、有意差はなかった。ただし、平均脊椎・四肢骨折脱臼数は、P群3.3±1.2に対し、N群2±1.3とP群に多く有意差を認めた（表3）。Iowa pelvic score（IPS）を用いて機能予後を評価できた11例ではexcellent 6例、good 3例、fair 1例、poor 1例であった。

4 精神疾患と重症外傷の特徴

当施設では、精神疾患の有無に関係なく、重症外傷に対して救急医と整形外科医が患者搬入から連携して命と機能の両方の視点から早期治療を行っている。上記データより精神疾患の有無で比較検討すると精神疾患を伴う群（P群）で四肢骨折脱臼数が有意に多いという結果が得られた。解剖学的重症度の平均ISSは、P群265±14.2に対し、N群21.6±14.9と有意差は無いが精神疾患を伴う群に高く、死亡率も同様にP群15.8%に対し 、N群13.5%と精神疾患を伴う群で高い傾向にあった。平均入院期間はP群が長い傾向にあったが有意差は認めなかった。精神疾患を伴う群で入院期間が長くなる理由として、重症度と平均四肢骨折脱臼数が高いため集中治療と機能的治療期間が長期化するためと考えられる。以上より、精神疾患を伴う自殺企図による骨盤骨折は重症外傷となり死亡率が高く入院期間が長期化する傾向があることがわかる。

5 重症外傷における死の3徴

私たちは、骨盤骨折のような重症外傷の死亡率を低下させるため、集中治療と機能予後の改善をめざした臨床と研究に不断の努力をしている。しかし、いくら最善を尽くしても救命に至らないことはある。集中治療における重症外傷の死の3徴は低体温、代謝性アシドーシス、凝固異常である。これらは悪循環を形成し、時間経過とともに進行性に悪化するため、重症外傷患者の死亡の最大の原因となっている[4]。1988年Felicianoらは腹部銃創300例のうち88%を救命することができたが、救命できなかった例の85%はこの「死の3徴」によるものであったと報告している[5]。そのなかでアシドーシスの病態を反映する生理学的指標として血清乳酸値は多発外傷における予後予測因子として重要視されている。私たちはこの血清乳酸値に注目し多発外傷に伴う骨盤輪骨折の生存例と死亡例の検討から、その独立危険因子が「乳酸値4.1 mmol/L以上」であることを報告した。また、骨盤輪骨折を伴う重症多発外傷において、乳酸値が予後予測因子として適切であることを明らかにした[6]。当施設では、患者搬入時から経時的に血清乳酸値をモニターし、ダメージコントロールや集中治療、二次的手術への移行などの治療指針に役立てている。山口らは外傷による助かる出血性ショックと助からない出血性ショックの間には引き返すことのできない「一点」が存在し、「死の3徴」は引き返すことのできない一点を逸脱した敗北の結果であると述べている[4]。重症外傷の死亡率を低下させるためには、受傷から可及的速やかに患者を搬送し、適切なダメージコントロール行い、「死の3徴」に陥らせない治療を心がけることが肝要と考える。

6 重症外傷における機能予後

機能予後の改善に対し精神科治療と機能的リハビリテーション介入の可及的早期の開始と、それらが可能な病院への早期転院に努めている。

その後の入院期間は当然のことながら精神疾患の種類や重症度によって異なる。自殺企図予防の観点からも、誘因となった環境調整を含む精神科的介入を早期に図ることが望ましい。したがって救急医療としては、できるだけ早期に精神的、機能的リハビリテーションができる状態にすることをめざしてきた。今回私たちは、精神疾患を伴う転落墜落外傷18症例に対してリハビリテーション介入時と退院転院時のFunctional Independence Measure（以下FIM）[7]について調査検討した。症例は男性6例女性12例で精神疾患は統合失調症8例でうつ病3例、双極性障害、広汎性発達障害、パニック障害、アスペルガー、アルコール依存症が各1例であった。解剖学的重症度ISSは平均23点で頭頸部4例、胸部11例、腹部14例、四肢骨盤17例であった。手術は整形外科的15例、脳外科的1例で入院期間は平均36日であり、自宅退院5例転院13例であった。これら18例のFIMを精査すると介入時FIM42（運動項目21認知項目21）点で退院転院時FIM（運動項目54認知項目29）83点と有意に改善していた。早期リハビリテーションは精神疾患を伴っていても健常者と同じく効果がみられた。

また、救急医療では転院や退院した後の経過観察は困難なため、長期的な機能評価がなされていないことが多い。当施設では、転院後もできるだけ外来の再診を促して経過観察を継続し、救命センターで行った治療の効果や合併症の有無などを評価するように心がけている。鈴木らは2年以上経過観察しえた骨盤輪骨折患者41例を対象として長期機能予後を検討したところ、身体機能評価は低値で、神経障害残存と骨盤輪後方要素の転移量が有意に機能予後に影響を与えることを報告している[8]。当院の不安定型骨盤骨折に対して早期内固定術を施行し長期機能予後を評価できた11例について、Iowa pelvic score（IPS）を使用して評価したところ、excellent 6例、good 3例、fair 1例、poor 1例という結果であり、満足のいく結果ではなかった。

さらに、当院では前記に示したように精神的かつ機能的リハビリテーションが可能な病院への早期転院に向けて、地域医療連携なども協力して最大限にできるように努力をしているが、そもそも対象となる精神的かつ機能的リハビリテーションが可能な病院がきわめて少なく、転院交渉にはいつも難渋している。一方、精神疾患を伴うような骨盤骨折などを含めて重症外傷に対して、プレホスピタルから初期治療、集中治療、機能的治療、リハビリテーションまで、一貫してステージを的確にかつ早急に専門的に行えている施設病院も少なく、多くの「防ぎえた外傷死（preventable trauma death)」と「防ぎえた機能障害（preventable trauma disability)」が発生している現状がある。この問題解決のためには、早急なシステムの構築と多発外傷患者をさまざまな分野の専門的治療が可能な施設へ集約するなど、統合的な外傷治療システムの構築を急ぐ必要がある。今後は外傷治療に特化した救急外傷センターなどの治療施設もその一案となるであろう。

7 症　例

43歳、アルコール依存症の既往歴のある男性。自殺目的でマンション7階から飛び降り受傷。落下地点は自転車の駐輪場であった。

搬入時の意識は清明、血圧100/80mmHg、脈拍108回/分。骨盤周囲の痛みと脚長差を認めた。来院時の血液検査でHb12.4g/dLの軽度貧血と、血清乳酸値5.8mmol/Lのアシドーシスを認めた。

胸部腹部超音波検査（FAST）では腹腔内に液体貯留を認めた。単純レントゲン写真にて骨盤輪骨折（剪断型）、第11胸椎から第4腰椎横突起骨折、肋骨骨折を認めた。胸腹骨盤造影CTにて仙骨骨折と恥骨結合の離開、骨盤周囲の腫脹と内腸骨動脈の分枝から出血を認めた。また、膀胱留置カテーテル尿に軽度潜血を認めた（図9）。以上より高度不安定型骨盤輪骨折（AO分類：C1-3）と肺挫傷の重症多発外傷（ISS38）の診断にて集中治療を開始した。

骨盤骨折と血管損傷による大量出血により、搬入1時間後にHb8.8g/dLと貧血の進行を認めたため緊急血管造影を行い、血管外漏出を確認しTAEを施行した。さらに、

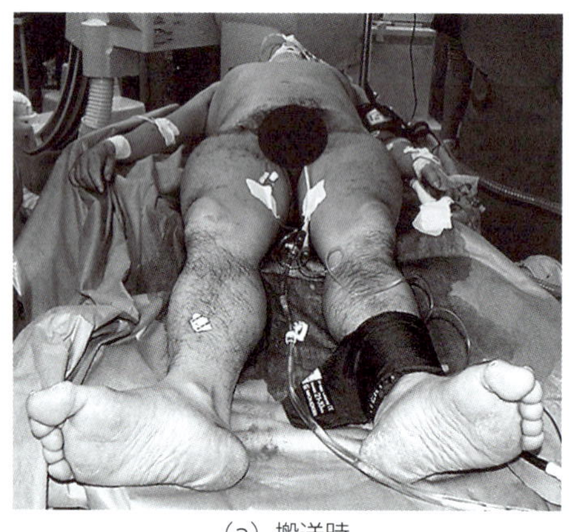

（a）搬送時

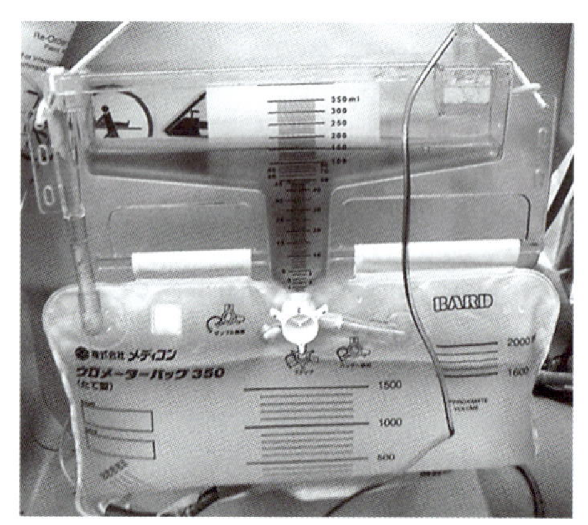

（b）膀胱バルーンにて潜血を認める

図9　43歳男性アルコール依存症。マンション7階から飛び降り受傷

不安定型骨盤輪骨折に対して、EFを用いてDCO治療を行った。DCOの所要時間は約2時間半で、その間にMAP10単位FFP4単位の輸血を行った（図10）。受傷後7日目にアルコール離脱により錯乱状態となりEFをもって暴れ、膀胱留置カテーテルからの新鮮血尿が流出した。精査の結果、創外固定ピンによる膀胱損傷と診断され、同日緊急手術で膀胱縫合術を施行した。その後、全身状態が安定した25日目に、不安定型骨盤輪骨折に対して観血的骨整復術を施行した（図11）。術後1週で可動域訓練を

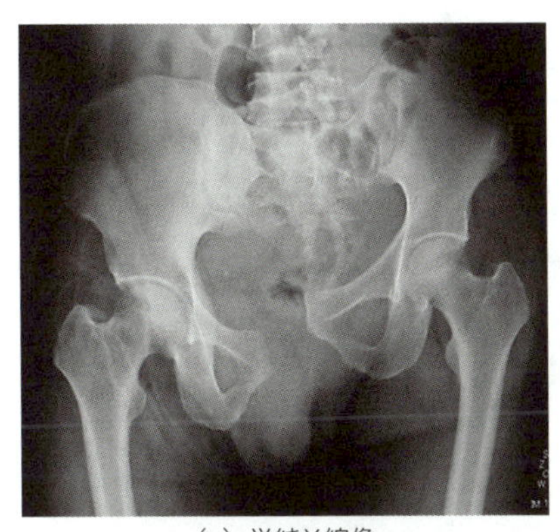

（a）単純X線像
（高度不安定型骨盤輪骨折AO分類C1-3）

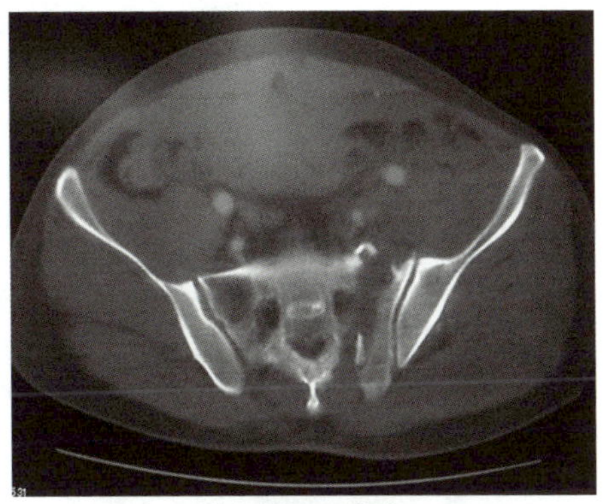

（b）単純CT像像

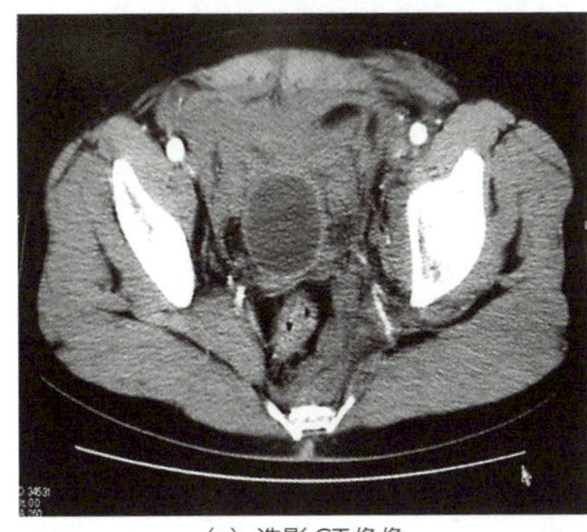

（c）造影CT像像

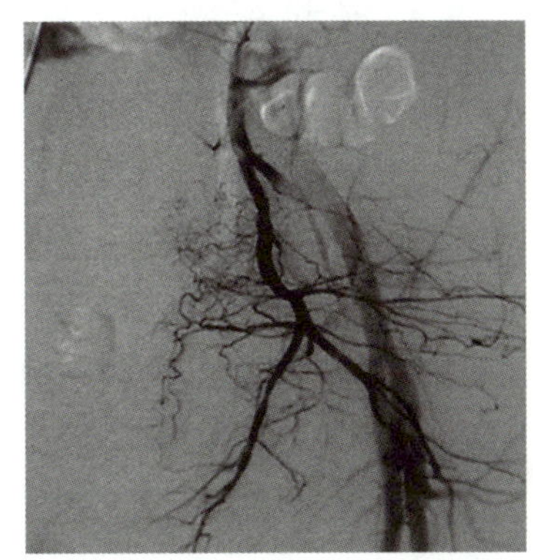

（d）血管外漏出を認めTAEを施行

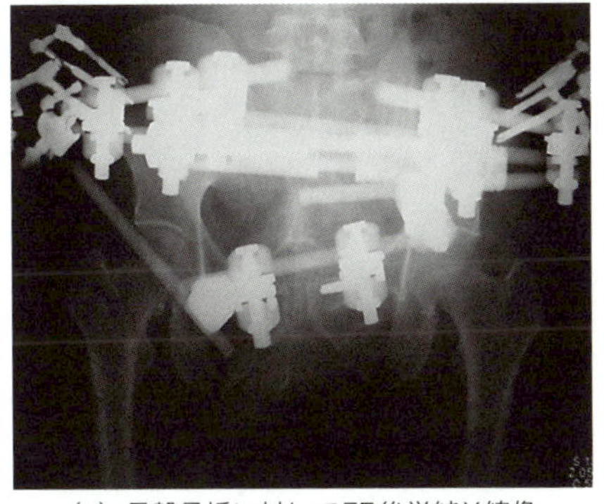

（e）骨盤骨折に対してEF後単純X線像

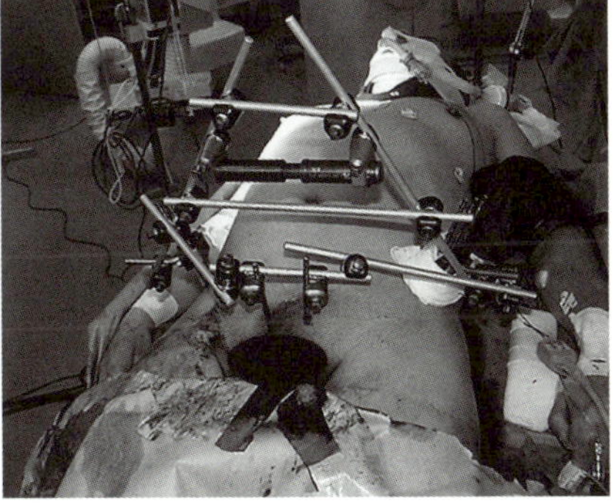

（f）DCO終了時

図10　TAEとEFを用いてDCOを施行

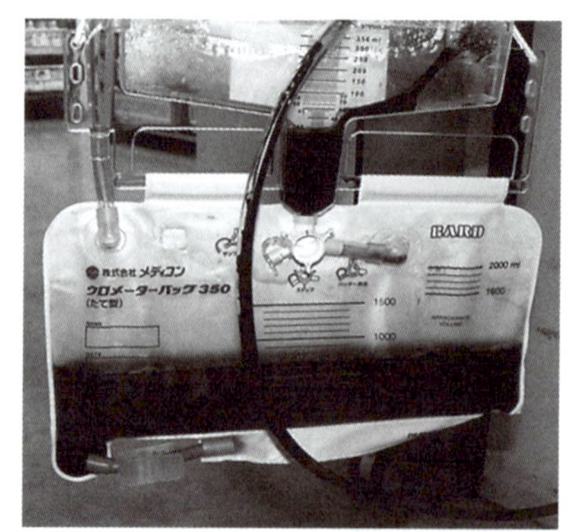

（a）膀胱留置カテーテル尿の新鮮血を認める

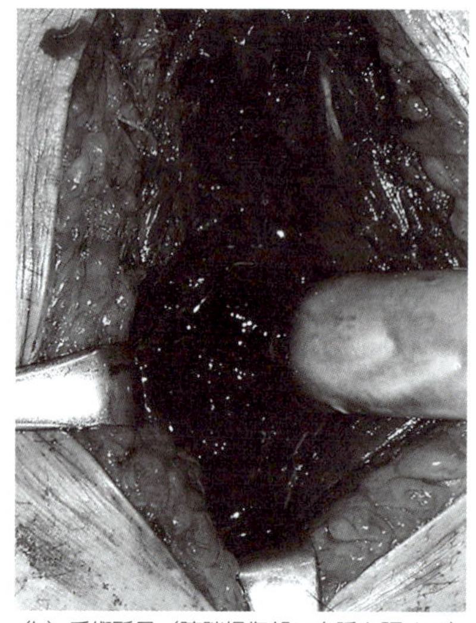

（b）手術所見（膀胱損傷部に血腫を認める）

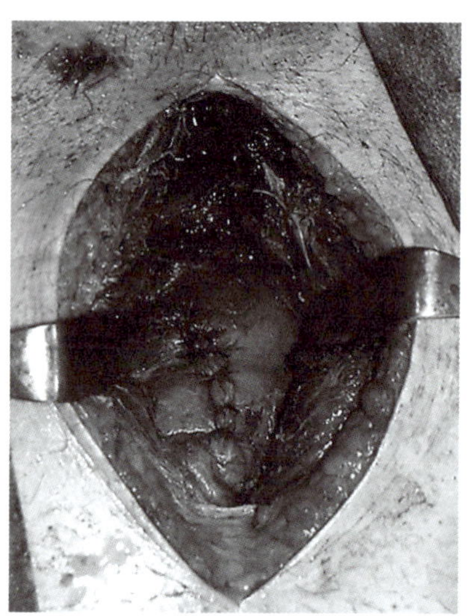

（c）膀胱縫合時

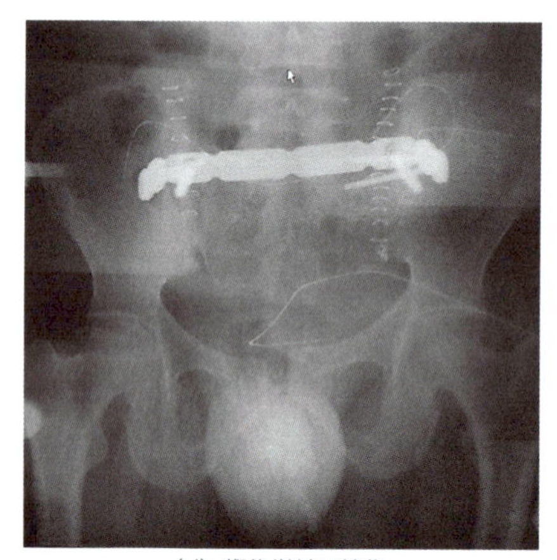

（d）術後単純X線像
（骨盤骨折に対してM-plate固定）

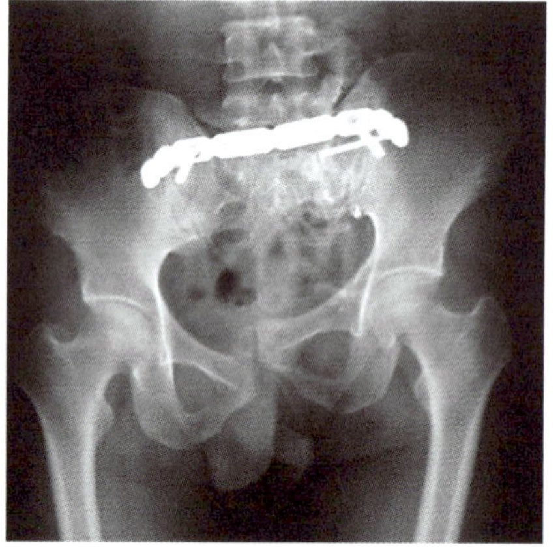

（e）術後1年の単純X線像

図11　膀胱損傷と骨盤骨折に対して手術施行

開始、術後4週には部分荷重を開始し歩行訓練を行った。28日目に精神科による介入が始められた。はじめは自殺企図について詳細を語ろうとしなかったが、内服治療とコミュニケーション療法により、家族や仕事のことで悩んでいたこと、近所からの嫌がらせなどの被害妄想があったことが判明し、統合失調症とアルコール依存症の診断に至った。術後4週間で全身状態が安定したため、精神科治療と機能的リハビリテーションが可能な病院への転院を図るも受け入れ病院なく、当院で治療を継続した。精神科による内服治療により精神的に安定し、歩行も安定したため受傷後103日目に独歩退院となった。退院後は外来に通院し、レントゲン像では変形治癒となるものの受傷から約1年で終了となった。機能予後としては、車の運転や運動も可能で、IPS機能評価でexcellentであった。精神科の外来通院は継続した。

8 問題点

- 救命救急センターでは、精神疾患の有無にかかわらず重症外傷に対して救急医と整形外科医あるいはその他の科と協力した集学的治療が円滑に行えているとは言い難い。
- 救急医療の領域に精神科の積極的な介入は得られにくく、外傷治療への理解が少ない。
- 救急治療後に、精神的かつ機能的リハビリテーションを委託できる病院がきわめて少ない。

9 ポイント

- 確信的な自殺企図を見過ごすことなく、精神科治療を早期に開始し精神科入院加療につなげることが重要である。
- 精神疾患を伴った自殺企図による骨盤骨折は、重症度、死亡率ともに高く、救命できても入院は長期化し機能予後は不良である。
- 重症外傷は早期に患者を搬送し、適切なダメージコントロール行い、『死の3徴』に陥らせない集中治療を心がけることが重要である。

10 おわりに

私たちの願いは、「防ぎえた外傷死（preventable trauma death）」と「防ぎえた機能障害（preventable trauma disability）」をなくすことで、そのために日々努力している。今回の執筆を契機に、前二者に加え「防ぎえた精神障害（preventable trauma mental disability）」を含めた臨床と研究に取り組む必要性を認識した。

最後に、このような機会を与えていただいた皆様にこの場を借りてこころから深く感謝申し上げます。

文 献

1） 救急診療指針改訂第 4 版．監修：一般社団法人日本救急医学会，へるす出版，pp493-506，pp564-569，2011.
2） Baker SP, et al : The Injury Severity Score: A method for describing patients with multiple injuries and evaluating emergency care. J Trauma 14: 187-196, 1974.
3） Nepola JV, et al : Vertical shear injuries: Is there a relationship between residual displacement and functional outcome? J Trauma 46: 1024-1030, 1999.
4） 島崎修次・監修：ダメージコントロール第 1 版．メディカルレビュー社，pp28-36，2003.
5） Feliciano DV, et al : Abdominal gunshot wounds. An urban trauma centers experience with 300 consecutive patients. Ann Surg 208: 362-370, 1988.
6） 大畑徹也，他：骨盤輪骨折を伴う多発外傷における血清乳酸値の検討と有用性別冊整形外科，骨折(四肢・脊椎脊髄外傷の診断と治療その 1)，No70．35-40，2017.
7） 千野直一・監訳：FIM医学的リハビリテーションのための統一データセット利用の手引き（原著第 3 版）．慶応義塾大学医学部リハビリテーション科，東京，1991.
8） 鈴木卓，他：骨盤輪骨折患者の長期機能予後の検討骨折　第 28 巻，No2：186-190，2006.

（大畑徹也）

3 内科

認知障害を伴う高齢患者病棟における患者の特徴として次のようなことがあげられる。

1）認知機能障害があり、症状が顕性化しにくい。
2）嚥下機能の低下が認められる患者が多いことから、誤嚥性肺炎がきわめて多い。
3）心肺機能、運動能力が低下しており、重症化しやすく回復が遅延する。
4）経口摂取が困難となり、経管栄養や中心静脈栄養などによる栄養補給が必要となることが多い。
5）カテーテル関連血流感染に注意を必要とする。

1 高齢者感染症の特徴

一般に高齢者における疾患の特徴は多臓器にわたる慢性疾患を有することが多く、臓器の機能不全が潜在的に存在することである。著者らの検討では、肺炎症例のうち、なんらかの基礎疾患を有する患者は65歳以下で44%であるが、65歳以上の患者では92%にものぼっている（図12）[1)]。また認知症の存在は症状の発現が不明瞭とな

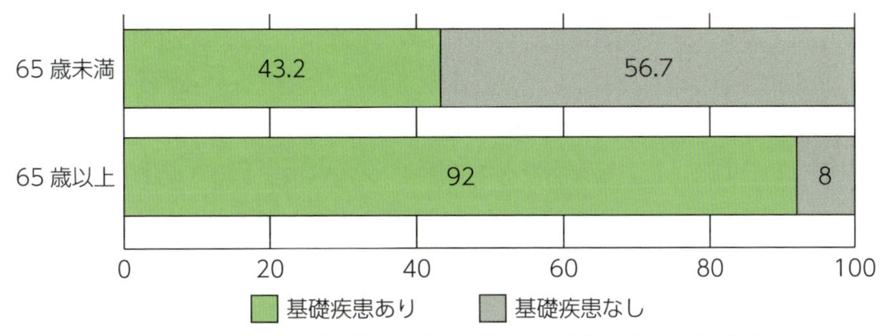

Shin Kawai, Masaru Ochi, Tomoyuki Nakagawa, Hajime Goto：J Infect Chemother (2004) 10: 352-358.

図12 肺炎の年別基礎疾患の割合

り、あらゆる疾患において診断、治療に苦慮することが少なくない。すなわち若年者に比べ感染局所あるいは全身的な反応が不明瞭で自覚的症状が乏しいことが多く、感染症の発症時期、進行の程度が把握しにくいため、見過ごされしばしば重症化する。また薬剤の組織移行や反応性が若年成人と異なることや、長期臥床が治療効果を妨げる因子となる。

また高齢者の易感染性については、以下のような要因をあげることができる。第一は呼吸機能低下や繊毛運動の低下である。これらの機能低下は細菌が体内に侵入しやすくなり、排除機能の低下により菌の定着を容易にする。とくに脳血管障害を有するような場合には嚥下反射や咳嗽反射が低下し、気道からの細菌の排除を困難にしている。第2に免疫能の低下である。高齢者に伴う免疫機能低下は、個人差が大きく一概に論ずることができないが、一般には細胞性免疫機能低下が特徴とされている。すなわちTリンパ球を中心とする生体防御機構の低下であるが、糖尿病合併例では好中球機能の低下も認められ、また自然免疫や特異抗体産生能の低下もみられるため生理的コンプロマイズドホストと言える。また高齢者病棟では、向精神薬の使用や高度認知障害、寝たきり状態の例が多いことから、易感染状態が顕著に認められる。

2 誤嚥性肺炎とその原因

高齢者病棟にいて発熱が認められた際に考えなければならない感染症としては肺炎、尿路感染症およびカテーテル関連血流感染があげられる。

肺炎はわが国の死亡原因の第3位であるが、高齢者の肺炎では誤嚥性肺炎が70%を占めると言われている[2)]。臨床的には、嘔吐に伴うような明らかな誤嚥はまれであり、口腔内のわずかな分泌物や消化管からの逆流物を無意識のうちに吸引するsilent aspirationの頻度が高い。高齢者病棟では、経管栄養や胃婁からの栄養摂取を行う患者も多いことから、その頻度はさらに高くなると考えられる。誤嚥は嚥下反射の低下によって発生するものとされているが、実際健康な高齢者における嚥下反射の低下はわずかであるとされており[3)]、大脳基底核の障害を起こすような脳血管障害患者において顕著にみられる。これら障害を有する患者においては、同部でのドパミン代謝が低下しており[4)]、それに伴い嚥下反射と咳反射のトリガーであるサブスタンスPが低下することが一因と考えられている。

誤嚥性肺炎の危険因子として重要なものをあげた。不顕性誤嚥を併発しやすい大脳基底核の脳血管障害，脳変性疾患および認知症などの脳疾患である．その他、寝たきり状態（bed-ridden condition），口腔内不衛生，胃食道逆流、また医原性として抗精神病薬の多剤使用、経管栄養などが重要である（表4）．誤嚥性肺炎の症例を提示し

表4 誤嚥性肺炎をきたしやすい病態

1）神経疾患	脳血管障害 中枢性変性疾患 パーキンソン病 認知症
2）寝たきり状態	
3）口腔の異常	歯のかみ合わせ障害 口腔乾燥 口腔内悪性腫瘍
4）胃食道疾患	食道憩室、食道運動異常（アカラシア、強皮症） 悪性腫瘍 胃－食道逆流 胃切除後
5）医原性	鎮静薬、睡眠薬 口腔乾燥をきたす薬剤 経管栄養

〈症例提示〉81歳　男性　誤嚥性肺炎
基礎疾患：認知症、肝硬変、COPD
現病歴：高齢者病棟入院中、38℃の発熱、喀痰の増加がみられた
血液検査：WBC 6700/μL、CRP 14.5mg/dL、PaO_2 56torr
胸部X線：右肺に浸潤陰影を認めた
経　過：喀痰から明らかな起炎菌は不明であったが、誤嚥性肺炎と考えた。呼吸状態が不良であったため酸素吸入を開始し、βラクタマーゼ阻害薬配合ペニシリンで治療し、約10日で改善を見た。COPD合併による低酸素血症があり呼吸管理が必要な患者であった

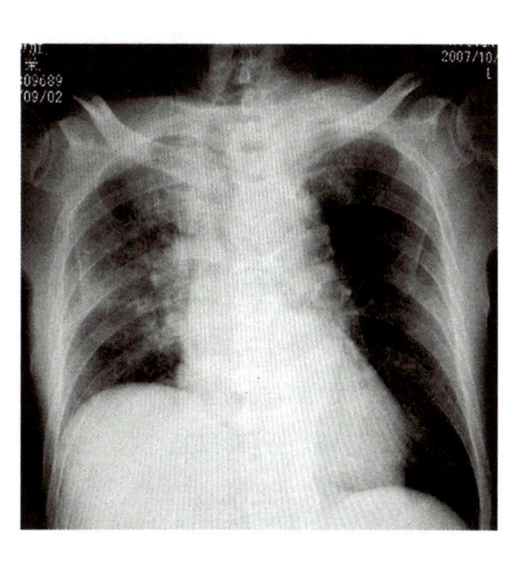

図13

た（図13）本例のように、COPDを基礎疾患に有する患者が多いことも高齢者の特徴であり、誤嚥により呼吸状態が急激に悪化することもあることを念頭に置く必要がある。

3 カテーテル関連血流感染症（Catheter related blood stream infection：CRBSI）

高齢者病棟では、誤嚥や体力の低下により経口摂取が不能となる例がきわめて多い。経口摂取不能の場合には、経管栄養や胃婁による栄養補給が行われるが、近年、

高齢者診療をめぐってはさまざまな問題が提起され、胃婁などの処置について否定的な意見もみられ、IVHを行う場合が少なくない。したがってCRBSIは高齢者病棟においても重要な感染症と考えなければならない。とりわけ長期CV管理となる場合には、CRBSIの発生要因を踏まえて、血管内カテーテルの取り扱いには十分な配慮が必要である。以下、カテーテル留置における注意点についてあげた[7)]。

1）末梢静脈カテーテルは、3〜4日ごとに交換するべきである。中心静脈カテーテルについては、定期的な交換は不要で、機能不全、感染徴候がある場合に交換する。

2）CVCやPICCは発熱だけで抜去しないで、他の感染症を否定すべきである。

3）ガイドワイヤー交換は、感染のエビデンスが存在しない場合において、機能不全の非トンネル型カテーテルを交換するのに行う。

4）カテーテルを温存する場合は、菌がコロニゼーションしているカテーテルを通して、抗菌薬を投与する。

5）敗血症、感染性心内膜炎、血栓性静脈炎などを合併している場合、抗菌化学療法を72時間以上施行しても効果が乏しい場合や、S.aureus、P.aeruginosa、Fungi、Mycobacteriumによる感染の場合は、長期使用カテーテルは抜去すべきである。グラム陰性桿菌、S.aureus、Enterococci、Fungi、Mycobacteriumによる場合は、短期の留置カテーテルも抜去すべきである。

6）カテーテルを温存した場合で、抗菌化学治療にもかかわらず72時間後の血液培養で陽性である場合は、抜去すべきである。

7）殺菌が困難な微生物（Bacillus属、Micrococcus属、Propionibacterium属など）の分離がみられコンタミネーションが除外された場合、長期、短期にかかわらずカテーテルを抜去する。

8）カテーテル抜去後（72時間以上）も真菌血症や菌血症が継続する場合は、感染性心内膜炎、血栓性静脈炎、骨髄炎を考慮し6〜8週間の抗菌化学療法を行う。

4 高齢者のリハビリテーション

認知症高齢者は施設入所あるいは病院入院後2年以内に80%が摂食嚥下障害をきたし、2年以内に50%の高齢者が肺炎で亡くなっている[5)]。すなわち脳の機能が衰えに伴う嚥下機能の衰えにより誤嚥性肺炎を発症し死亡に至るというのが、高齢者病棟に入院している患者の現状である。嚥下機能が低下した患者に対しては、食事制限あるいは禁食となり、中心静脈栄養や経管栄養が行われることが多い。しかしながら，食事は日常の大きな楽しみの一つであるため、食事ができないことは患者のQuality of

表5 高齢者病棟（内科）におけるリハビリテーションの留意点

1. 起立性低血圧症状
2. 高血圧症状
3. 低血糖症状
4. 痰による窒息、SpO_2の変化
5. ルート管理、自己抜去
6. 転倒、転落
7. 短縮筋に対する過剰進展
8. 過用性症候群、過負荷
9. 院内感染
10. 精神状態の変化
11. 離院

Life（QOL）を大きく損ねることとなり、患者の生きる意欲にも影響を与えかねない深刻な問題である。

上記のような状況をできるだけ回避する方法として第一にあげられるのがリハビリテーションであろう。認知症高齢患者に対するリハビリテーションは、比較的身体能力が保たれた場合とまったく寝たきりとなっている場合に分けられる。前者では、寝たきり状態に至らないようにすることも目的の一つである。認知症害があり、理解力が不良である場合が大多数であるが、身体機能を維持するためにリハビリテーションを推奨している。一方、なんらかの原因により寝たきり状態になった場合、いずれ筋力の低下、関節の拘縮が起こる。廃用症候群は、身体的に体が動かせない場合と精神的症状により動かせない場合があるが、いずれにおいても放置されれば関節の拘縮、筋肉の萎縮が進行し、静脈血栓や換気障害、さらに老化が進むこととなり死期を早めることになる。このためには早期からベッド上での拘縮予防や筋力維持、痛みの緩和を行う必要がある。平川病院における高齢者病棟（内科）でのリハビリテーションはいくつかの点について留意しながら行われている（表5）。

すなわち高血圧や低血糖症状、痰の状態を確認し、かつ転倒予防や点滴ルートなどの管理を行う必要がある。また精神状態は日々変わることが多いため、その日の状態を見守ることが大切となる。

また誤嚥性肺炎など呼吸器疾患では、低酸素状態のため酸素吸入が行われることが多いため、ベッド上でのリハビリテーションにおいても、呼吸回数やSpO_2の変化を常に観察することが大切である。リハビリテーションの基本的な管理は、バイタルサインを観察して行うが、高齢者や心疾患を有する患者のリハビリテーションに用いられる「アンダーソン・土井の基準」に準じている。

5 おわりに

認知症を伴う高齢患者の診療については、その身体的状況や精神状況から考えても困難を伴うことは否めない。しかしながら少子高齢化が進むわが国の現状を考えると、高齢者医療のあり方について考えることは喫緊の課題である。

死というものを十分に意識できる年齢に達した高齢患者に対する、診療行為は医療における永遠の課題であり、きわめて難しい問題である。しかしながら人生という長い旅の終わりを迎えつつある患者にとって、この限られた時間をより良く過ごしてもらうためには、身体と精神機能を保ち、QOL を維持することが重要である。リハビリテーションはそれを実現するための重要な方法の一つであることは疑いのないところである。

文　献

1) Kawai S, et al : Antimicrobial therapy in community-aqiared pneumonia among emergency patients in a university hospital in Japan. L Infect Chemiter 10: 532-538, 2004.
2) Teramoto S, et al : High incidence of aspiration pneumonia in community- and hospital-acquired pneumonia in hospitalized patients: a multicenter, prospective study in Japan. J Am Geriatr Soc 56: 577-579, 2008.
3) 板橋繁：高齢者肺炎呼吸器感染症を中心に病因，病態．化学療法の領域 20：833-844, 1999.
4) Itoh M, et al : Assesmenta of dopamine metabolism in brain of patients with dementia by means of 18F-fkliorodope and TET. Am Nucl Med 8: 245-251, 1994.
5) Mitchell SL, et al : The Clinical Course of AdvancedDementia. New Engl J Med 361: 1529-1538, 2009.
6) Anderson AD : The use of the heart rate as a monitoring device in an ambulatory program. A progress report. Arch Phys Med Rehabil 45: 140-146, 1964.
7) JAID/JSC 感染症治療ガイドライン 2017.

（河合　伸）

4 リハビリテーション科

1 精神科病院で身体リハビリテーションを行う背景

リハビリテーション医学に関連した主な治療方法として、理学療法、作業療法、言語聴覚療法などがあげられる。

精神科病院で行うリハビリテーションは、従来から行われている“精神科作業療法（いわゆる精神科OT）”が主流であるが、これに対して一般病院の主流である身体リハビリテーションを専門に実施している精神科病院は、現実には稀である。

筆者は過去22年間精神科病院の非常勤医師として、精神疾患を有する症例の身体合併症例に対して身体リハビリテーションを担当してきた。2014年には当精神科病院において、高所飛び降り多発外傷64例と、精神科疾患を合併している591例の身体障害に対するリハビリテーション実態調査を行い、飛び降り例ではFIM利得平均32.9と著明な改善を得たことを報告した[1)]。

本稿では過去10年間（2007-2017）に平川病院で行った“精神科疾患を有する身体リハビリテーション1549症例”の特徴と治療効果の実際について述べる。

一つの精神科病院施設においての経験であり、多少偏りがあることをお断りする。

2 施設紹介

平川病院は1996年よりリハビリテーション施設を開設。しかしその後、飛び降り多発外傷例の入院などリハビリテーションを専門的に必要とする症例が続き、身体リハビリテーションを強化する目的で2006年に現在のリハビリテーション専門病棟（急性期精神科病床も新設）を新設した。

2019年現在、身体リハビリテーション専用目的のリハビリテーション施設は、約

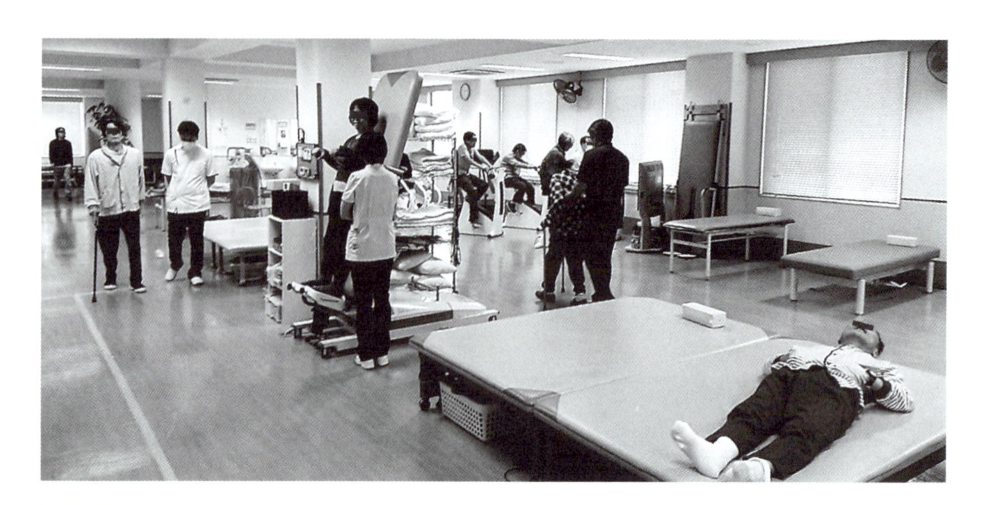

図14　理学療法室におけるリハビリテーション

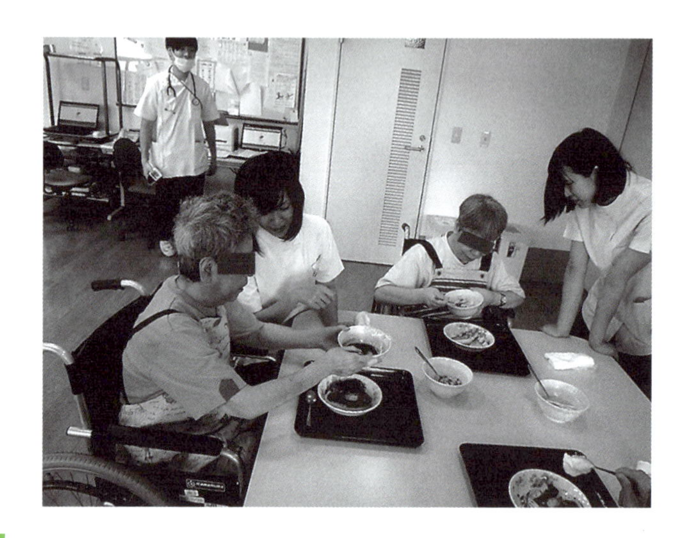

図15　作業療法士による給食訓練

313 m^2 の理学療法リハビリテーション室に（図14）、61 m^2 の作業療法室と（図15）、20㎡の言語聴覚療法室の計394 m^2 があり、理学療法士13名、作業療法士4名、言語聴覚療法士1名、助手3名が常勤している。

上記とは別に精神科作業療法室は226 m^2 あり、10名の作業療法士が常勤しており、さらに精神科デイケア（外来）は196 m^2 あり作業療法士2名、老健施設に理学療法士6名、作業療法士2名、訪問看護に作業療法士2名が常勤している。

リハビリテーションにおける施設基準は運動器リハビリテーション（Ⅰ）および脳血管リハビリテーション（Ⅰ）を取得しており、日本医療機能評価機構による評価は2013年に精神科病院として全国で4番目に認定され現在に至っている。

3 調査方法

2007-2017年まで平川病院で運動療法が処方された精神科疾患を基礎とした症例のリハビリテーションについて、①症例の概略、②ICD-10分類（（Fコード、F0：認知症、F1：アルコール薬物中毒、F2：統合失調症、F3：感情（気分）障害（躁うつ病）、F4：神経症性障害（ストレス関連障害）、F5：摂食障害、F6：パーソナリティ人格障害、F7：精神遅滞、F8：心理的発達の障害、F9：小児期行動情緒障害））を用いた精神疾患の内訳[2]、③リハビリテーション対象疾患の内訳、④入退院時のFunctional Independence Measure機能的自立度評価法（運動領域13-91点、認知領域18-35点、合計18-126，以下FIM）（表6）、FIM利得[3]、身体リハビリテーション介入期間（以下リハ介入期間）、⑤精神疾患（Fコード）別のリハビリテーション効果、⑥リハビリテーション対象疾患別（1．運動器（飛び降りなどの多発外傷群、大腿骨頸部骨折などの単発外傷群、変形性関節症などの運動器その他群）、2．代謝性疾患・神経筋障害群（アルコール中毒など）、3．脳卒中などの中枢神経疾患、4．内科疾患（誤嚥性肺炎など）、5．精神疾患による廃用性障害のリハビリテーション効果

表6　FIM項目とレベル

項目	レベル（採点基準）
〈運動領域〉	〈自立　介助者なし〉
セルフケア	7．完全自立（時間、安全性を含めて）
1．食事	6．修正自立（補助具の使用）
2．整容	〈部分介助　介助者あり〉
3．清拭	5．監視、準備
4．更衣（上半身）	4．最小介助（患者自身が75%以上）
5．更衣（下半身）	3．中等度介助（50%以上）
6．トイレ動作	〈完全介助　介助者あり〉
排泄コントロール	2．最大介助（25%以上）
7．排尿コントロール	1．全介助（25%未満）
8．排便コントロール	
移乗	
9．ベッド、いす、車いす	
10．トイレ	
11．浴槽	
移動	
12．歩行、車いす	
13．階段	
〈認知領域〉	
コミュニケーション	
14．理解	
15．表出	
社会的認知	
16．社会的交流	
17．問題解決	
18．記憶	

について調査した。

4 結　果

過去10年間平川病院でリハビリテーションを行い、FIM評価を行った精神疾患患者は1549例で、男性975例、女性574例であり、年齢は12歳から102歳までで、平均年齢は64.7歳であった。

全症例の入院/退院時FIMは75.6→84.9（利得9.3）で、リハビリテーション介入期間は平均131.1（1-2136）日であった。

5 精神疾患別分類（図16）

F1：アルコール・薬物中毒が438例28.3%ともっとも多く、平均年齢は57.2歳で、FIMは103.3⇒111.6（利得8.3）

天井効果のため改善度は低く、介入期間も平均112.9日と比較的短かった。

F0：認知症は409例（平均年齢78.5歳）26.4%で、FIMは53.9⇒58.3（利得4.4）と改善は低く、介入期間は平均100.2日であった。

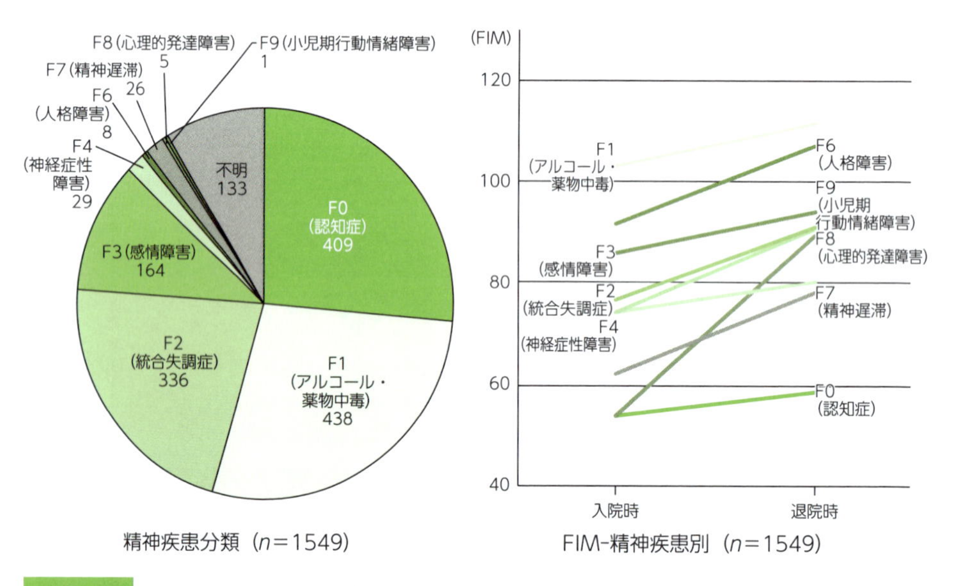

図16 精神疾患分類と入退院時のFIM

F2：統合失調症は336例（平均年齢56.1歳）21.7%で、FIMは74.3⇒90.8（利得16.5）でもっとも改善はよいが、介入期間は163.9日ともっとも長期であった。

F3：感情障害は164例（平均年齢66.5歳）10.6%で、FIMは76.8→91.1（利得14.3）と改善はよく、介入期間は176.9日間と長期であった。

F4：神経症性障害（ストレス関連障害）は29例（平均年齢63.8歳）1.9%で、FIMは74.3→80.2（利得5.9）と改善は低く、介入期間は117.1日であった。

F7：精神遅滞は26例（平均年齢47.7歳）1.7%で、FIMは62.4→78.2（利得15.8）で、介入期間は141.9日間であった。

F6：人格障害は8例（平均年齢34.1歳）0.5%で、FIMは91.9→107.3（利得15.4）で介入期間は100.9日間であった。

F8：心理的発達障害は5例（平均年齢42.0歳）0.3%で、FIMは53.8→89.4（利得35.6）で、介入期間は151.0日間であった。

F9：小児期行動情緒障害は1例（平均年齢28.0歳）0.1%で、FIMは86.0→94.0（利得8.0）で介入期間は100.0日間であった。

なお不明は133例8.6%であった。

6 身体疾患別分類（図17）

運動器疾患群が625例（平均年齢60.8歳）40.3%でもっとも多く、FIMは82.1→93.5（利得11.1）で、リハビリテーション介入期間は平均150.2日間であった。

このうち、飛び降り自殺未遂などの“多発外傷群”は108例7.0%で平均年齢は47.3歳と若く、FIMは75.7⇒101.4（利得25.7）と改善度は高い一方、リハビリテーション介入期間も161.8日ともっとも長かった。

大腿骨頸部骨折など“単発外傷群”は264例17.0%（平均年齢65.6歳）で、FIMは67.2⇒83.7（利得16.5）と改善はよく、リハビリテーション介入期間は148.3日と長期であった。

変形性関節症などの“運動器その他群”は253例16.3%（平均年齢61.5歳）で、FIMは89.7→96.8（利得7.1）で、リハビリテーション介入期間は147.3日間であった。

代謝性疾患・神経筋障害群はアルコール中毒末梢神経・筋障害が多く、296例19.1%（平均年齢56.4歳）と多く、FIMは112.5⇒117.9（利得5.4）で改善は低く、リハビリテーション介入期間は92.0日であった。

内科疾患群は誤嚥性肺炎による廃用症候群など294例19.0%（平均年齢73.3歳）

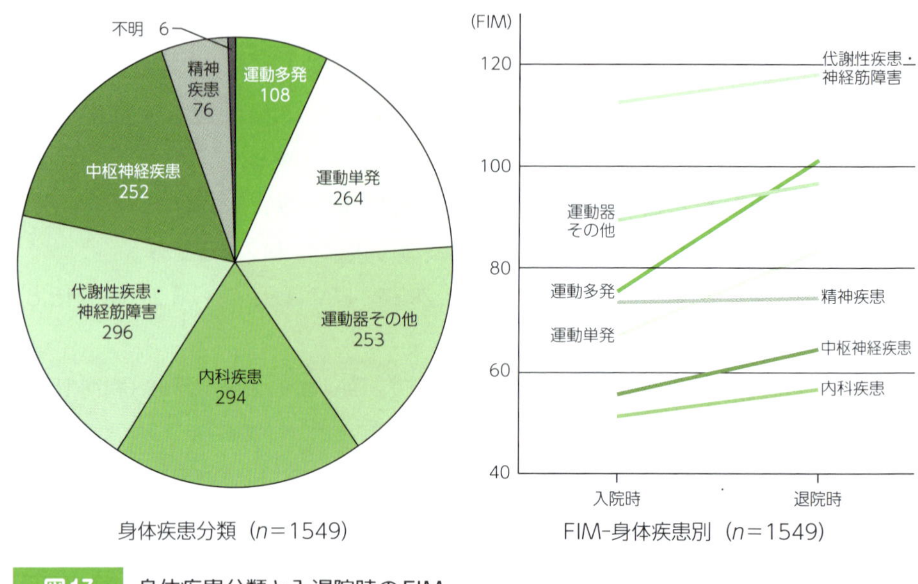

図17 身体疾患分類と入退院時のFIM

で、FIMは51.8→56.7（利得4.9）で、リハビリテーション介入期間は130.2日間であった。

脳卒中などの中枢神経疾患群は252例16.3％（平均年齢69.1歳）で、FIMは55.8⇒64.4（利得8.6）で、リハビリテーション介入期間は154.6日と長かった。

統合失調症を主とした精神疾患群による全身衰弱や廃用性障害は76例4.9％で、平均年齢は80.8歳と高齢で、FIMは73.4→74.4（利得1.0）と改善は低く、リハビリテーション介入期間は49.1日間ともっとも短期間であった。

FIM調査にて改善しやすい項目は、FIM12：歩行・車いす、FIM13：階段の“移動”と、FIM9：ベッド、FIM10：トイレ、FIM11：風呂シャワーの“移乗”、FIM3：入浴、FIM4：更衣（上半身）、FIM5：更衣（下半身）、FIM6：トイレ動作の“セルフケア”項目であった。

これに比べFIMが改善しにくい項目は、FIM14：理解、FIM15：表出の“コミュニケーション”、FIM16：社会的交流、FIM17：問題解決、FIM18：記憶の“社会的認知”、FIM1：食事、FIM2：整容、FIM7：排尿、FIM8：排便であった。

7 症例1

50歳、男性。施設4階から飛び降り自殺未遂。精神科診断名は統合失調症ならびにアルコール依存症、身体疾患は多発外傷で、1）頭部外傷脳損傷（脳萎縮を伴う）、2）

頭蓋骨顔面骨骨折、3）右上腕骨近位端骨折、4）左踵骨骨折、5）右大腿骨顆部開放骨折、6）右膝蓋骨粉砕骨折であった。搬送先の前医にて5）に対して観血固定術が行われたが整復されておらず固定性も認めないままで、当院に転院となった（図18左）。リハビリテーション実施にあたって支障ある5）に対して関連病院で再手術観血固定術（図18右）を行ってからリハビリテーションを行った。初回入院時はほぼ寝たきりの状態でありBI15点、FIM45点であった。右膝関節は屈曲35°、伸展−30°と著明な制限があり、再入院時は上肢支持にて立位可能なレベルであり、退院時はT字杖歩行自立し、訓練内では独歩可能、手すり把持にて階段昇降可能となった。BIは85点、FIM97点まで改善し（図19）、右膝関節は屈曲95°、伸展−15°で制限は残存している。本例は精神症状も訓練に大きく影響し、意欲低下、訓練拒否が前面にあった

右大腿骨顆部開放骨折・右膝蓋骨粉砕骨折
画像所見

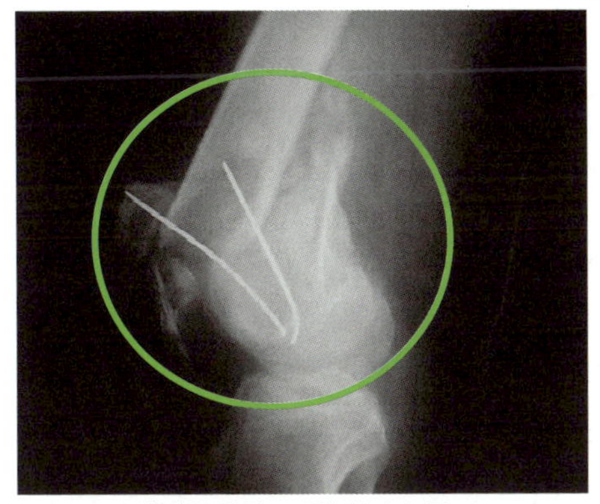

当院初診時、受傷後2か月
K-pin感染および固定性なし（再手術前）

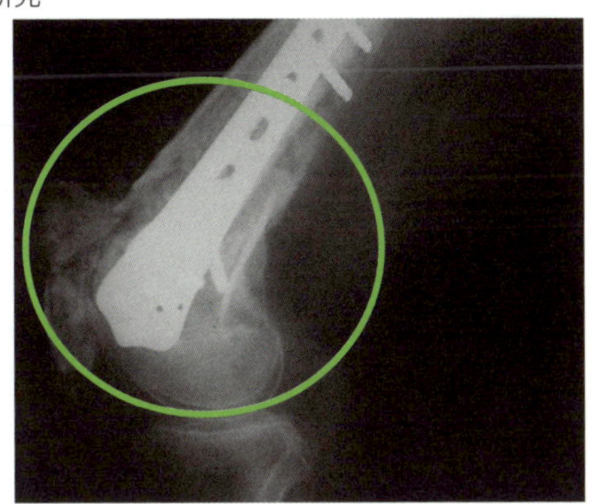

当院再入院時（再手術後）

図18　症例1

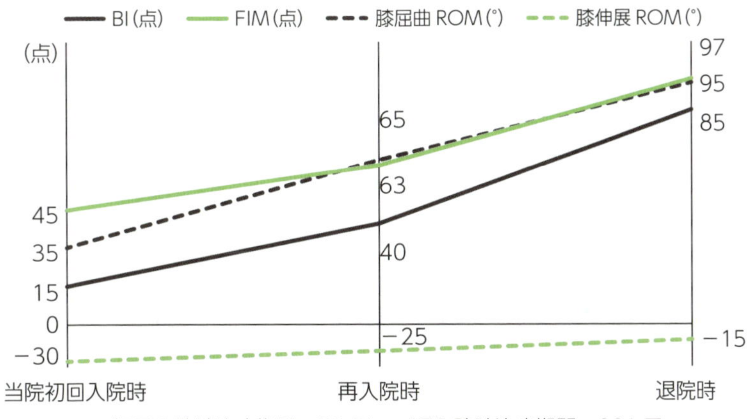

・初回入院時治療期間：72日　・再入院時治療期間：201日

図19　症例1の身体面の経過（BI点数、FIM点数、右膝可動域）

が、担当者間で情報を共有し、訓練中は好む話題を提供し、疲労を伴う訓練は控え信頼関係の構築に配慮した。また前医にて十分な治療が行われず転院してくる例が散見される。

8 症例2

飛び降り多発外傷のモデルケースを提示する。

30歳代、女性、統合失調症を基礎に有する。

幻聴により自宅に放火して、自身もマンションの7階から飛び降り受傷した。

頭部外傷、胸部損傷、血胸、第2頸椎骨折、両側骨盤輪骨折、左脛骨骨折、右足舟状骨骨折を合併していた（図20）。受傷時輸血拒否により、一般的には手術適応と思われる両側骨盤輪骨折に対して、手術は未実施であった。

入院時BI：30点、FIM：47点でベッド臥床がやっとの状態であった。ただちに斜面台にてリハビリテーション開始。

当科入院後約3.5か月で松葉杖歩行が可能となったが、退院先が見つからず在院日数が1082日と極端に遷延した。退院時BI：100点、FIM：121点（利得74点）と著明な身体活動の改善がみられ、ロフストランド杖使用にて階段昇降も可能になり独居生活となった。受傷後7年半の三次元CTで両骨盤輪骨折は広範囲に偽関節となっており、特に右骨盤輪骨折は腸骨稜から臼蓋まで達しているが、右股関節痛は軽度でロフストランド杖による外来通院が可能となった（図21）。

当初は恐る恐るのリハビリテーション活動であったが、徐々に精神的にも安定して

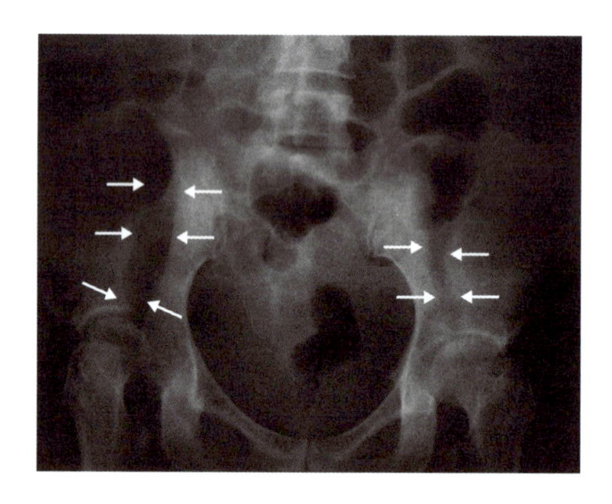

図20　症例2　受傷時：骨盤股関節部単純レントゲン正面像、矢印の部分は縦に入る骨折部の離解

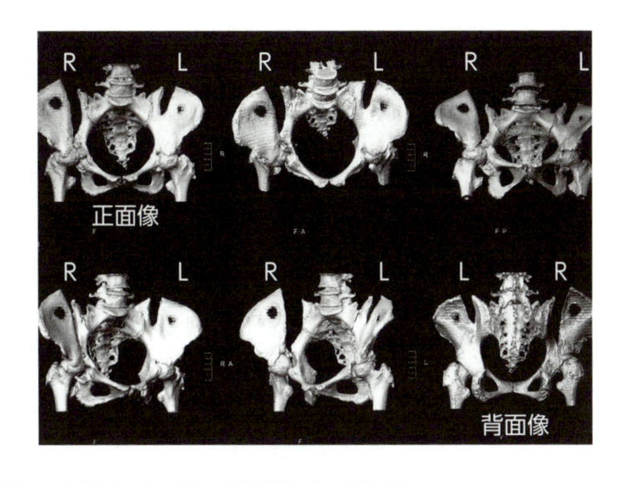

図21 症例２　受傷後７年半：骨盤部三次元CT像
（両骨盤輪は偽関節を呈するが、荷重歩行は可能である）

きて、それに伴い身体能力の回復も早く、自身の身体運動に注視する傾向であった。残念ながら転帰受け入れ先が見つからず、その間身体活動性が落ちないようにリハビリテーションを希望し長期間にわたって継続した。

9 考　察

最新の報告（2018）において、日本理学療法士協会の半田一登会長は、精神科における転倒転落や廃用症候群の現状を見るにつれ、理学療法士が有する運動療法の知識と技術が必要とされていることに確信をもったと述べている[4)]。

今回の調査より、精神科病院における身体リハビリテーションでもっともFIM利得（改善）がよいリハビリテーションの効果的な症例は、多発、単発外傷を合併した統合失調症例のリハビリテーションであった。

その代表例は統合失調症例の飛び降り自殺未遂の多発外傷例である。身体リハビリテーションによる効果が期待できることがわかったため、医療関係者は入院リハビリテーションを嫌がらずに行う必要性を認識すべきである。大畑（2015）は、私たちの願いは“防ぎえた外傷死”と“防ぎえた機能障害”をなくすことで、そのために日々努力している。またそれに加え、“防ぎえた精神障害”を含めた臨床と研究に取り組む必要があると述べている[5)]。

米満ら[6)]は救命センターにおける自傷群自殺企図者は入院中の精神的不安定状態はベッド臥床など身体疾患治療と関連が高く、身体状態が改善すると精神的にも安定する傾向であると述べている。MALCHOW[7)]らは統合失調症と感情障害に対する運動療法は認知機能と精神症状にも有効である可能性があると述べている。

久津間ら[8]は骨折を有する精神疾患患者において、時間と忍耐を要する治療を遂行するためには、精神科医と整形外科医を中心に理学療法士、作業療法士も含めた医療チームによって加療することが望ましく、精神科的および整形外科的看護が同時に十分可能な合併病棟の確立が肝要であると述べている。

統合失調合併例は専門的な薬剤コントロールが必要となり、社会資源の活用法も一般の身体障害と異なる場合が多く、そのために入院期間も長くなるので当院のような精神科ドクターの精神コントロール下で、精神科医療に精通したリハビリテーション・スタッフが必要となる。

しかしながら身体障害が改善しても社会復帰においては、受け皿との間で社会的、環境的、金銭的制限があり、そのため入院期間も遷延してしまう難しい問題がある。

10 利　点

精神科病院で身体リハビリテーションを行う特徴と利点として；

①リハビリテーションを行うにあたり最大の難関である精神疾患のコントロールが、精神科専門医師スタッフによって行われる。

②一般病院より精神科病院の環境に比較的なじみやすく、他の患者やスタッフとの違和感も少ない。そのため症例によるが、リハビリテーション拒否例は意外と少ない。

③精神的病識は少ないが身体的病識はある程度認識できる。そのため身体リハビリテーションは本人が自覚できる明確なゴール設定ができ、日々の生活や精神面も安定する傾向がみられた。

④精神疾患症例は他者への依存性がある。しかし身体運動が身近に行え、スタッフが自分に注視することにより優越感が生まれ、精神的にも安定しやすい傾向がみられた。

⑤効果としては、当院でのリハビリテーションの結果、ADLは向上し、自宅退院やもとの精神科への転院が可能となった。身体的損傷という目に見える障害について、医療従事者と共通の治療目的をもつことで、精神科治療もスムーズになったと考えられる。

⑥今回の調査の結果、特に統合失調症、多発・単発外傷例においてリハビリテーション効果が高いことが示された。

11 問題点

精神疾患例の治療上やリハビリテーション実施上の問題点としてあげられる項目は、まず精神障害者が身体の障害を合併することは、心（自分自身）のみならず体の問題も加わるため重症であることである。また、身体合併症に対して十分な治療が行われずに転院してくる例が散見され注意を要する。

①リハビリテーション実施上の接遇トラブル[9]は平川病院2年間（2009-2011）で67件あり、1）言葉の暴力28件42%、2）セクハラ・恋愛感情を向けられる15件26%、3）被害妄想の対象9件15%であった。

②根底に精神疾患への社会的偏見が強い日本の土壌があり、一般病院内でもほぼ同様である。

③患者の不定愁訴が多く、理解力不足も手伝い、環境の変化に順応できず不穏状態になりやすい傾向がある。しかし入院後日数経過すると精神科医の治療下で精神的安定化が認められ、次第に環境に順応してくる傾向であった。

④自覚症状と他覚症状の不一致や、変動が認められる傾向がある。

⑤精神治療のため入院が長期化していて、逆に社会復帰に対応する適応能力が身についていない。

⑥精神疾患、生活保護などの面より、次の受け皿である転退院先や居住、就労、環境問題など社会的資源に制限などがあげられる。

⑦FIMを用いたリハビリテーション効果判断としてFIM利得は有用であるが、一般患者に比べて非常に入院期間が長いため、FIM効率データは指標となりにくい。

⑧精神科の包括病棟では身体リハビリテーションを実施しても、別途点数の計上ができない。ただし入院基本料精神科病棟では算入可能である。

12 総　括

①精神科病院において、精神科疾患を合併している1549例の身体障害に対するリハビリテーションの実態調査を行った。

②リハビリテーション実施症例は精神疾患別では認知症、アルコール・薬物中毒と統合失調症を基礎にした症例で全体の約3/4を占めた。

③リハビリテーション対象の身体障害は多発・単発外傷などの運動器疾患と代謝性疾患アルコール中毒による末梢神経・筋障害例などで全体の約60%を占めた。

④リハビリテーション実施期間は平均131.1日であり、多発外傷がもっとも長く平均161.8日間で、精神疾患による廃用症候群などが49.1日ともっとも少なかった。

⑤FIM利得は精神疾患別ではF2統合失調症、次いでF3感情障害が高く、身障別では多発および単発外傷群がもっとも高く効果的で、内科、代謝性疾患がもっとも低かった。

⑥多発運動器外傷でも急性期・亜急性期であれば、一般病院に劣らないリハビリテーション効果が得られた。

⑦精神疾患を有する症例の身体リハビリテーションは一般施設ではなく、精神科専門病院における精神科スタッフのコントロール下で行うと、より効果的であった。

リハビリテーション・スタッフと精神科スタッフのコラボレーションが必要であり有用である。

文　献

1) 林光俊，平川淳一，他：Topics 精神科病院における身体リハビリテーション－高所飛び降りによる多発外傷例を主として－．JOURNAL OF CLINICAL REHABILITATION Vol23，No12，1222-1229 2014.

2) 融道男，他・監訳：WHO The ICD-10 Classification of Mental and Behavioural Disorder 新訂版／ICD-10 精神および行動の障害．医学書院．東京，2013.

3) 千野直一・編：現代リハビリテーション医学．金原出版，東京，1999.

4) 大畑徹也：精神科・身体合併症のリハビリテーション／2 章 6．救急救命センター．p35-43，協同医書出版社，東京，2015.

5) 半田一登：理学療法の歴史・現状と精神科リハビリテーション．臨床精神医学 47(10)：1111-1118，2018.

6) 米満弘一郎，他：救命救急センターにおける自殺企図者への精神科的対応の問題点．日臨救医誌(JJSEM)12：437-442，2009.

7) MALCHOW, B et al：The Effects of Physical Exercise in Schizophrenia and Affective Disorder EUR ARCH PSYCHIATRY CLIN NEUROSCI, 263:451-467, 2013.

8) 久津間健治，石井良章：精神障害者における骨折治療の経験．別冊整形外科 5 号，95-98，1984.

9) 尻引舞，佐々木紗映，平川淳一，他：精神科での接遇トラブル－リハビリテーション科を中心に－．東京精神科病院協会誌 24 巻別冊：119-121，東京，2009.

（林　光俊）

5 精神科身体合併症病棟での看護

精神科である当院がリハビリテーションに取り組み始めたのは、長期入院によりADL低下や転倒による大腿部骨折後の患者が一般病棟から受け入れてもらえないことが多く、精神疾患によりリハビリテーションができない、スケジュールにのらない、精神状態が悪いなどで、院長が精神科患者の治療やリハビリテーションをしたいと考えたことからである。当初は、拘縮予防、大腿部骨折の術後のリハビリテーションであったが、その後、整形外科の医師が勤務されたことで多発外傷後のリハビリテーションが必要な精神科患者が多く入院され、看護も精神科看護と合併症看護を求められるようになった。私個人としては、精神科看護と一般科看護を分けるのではなく全人的に患者の看護をできる看護師になってもらいたいと日頃から思っている。

入院される患者の精神疾患は、総合失調症、双極性障害、うつ病、認知症などである。幻聴があり「鳥のように飛べ」と聞こえたから実際にビルから飛び降りたケース、そう状態で買い物がやめられず破産状態にまで追い込まれ、資金繰りに困り縊首に及ぶケース、その他、過量内服、電車に飛び込んでしまうなど、自殺企図者の入院が多いのも当院の特徴である。このように衝動的または切迫的に行動してしまい、救急搬送され、複雑骨折、頸髄脊椎損傷、轢断による四肢切断などの受傷により急性期治療を受けることとなる。その結果、義足歩行を余儀なくされ、人工肛門、高次脳機能障害などによりリハビリテーションが必要になる。しかし、精神疾患のある患者は救急病院では、精神症状や薬の影響により思うようにリハビリテーションが進まず成果が上がりにくく、効果的なリハビリテーションには薬の調整が重要であることから当院に入院されるケースが多い。

入院時、自傷・自殺はしない約束やスタッフの共通認識を図るためネームにピンクシールでマーキングすること、また、患者と一緒に荷物チェックを行い、危険物（ガラスや陶器類、ハサミ、ライターなど）を持ち込まないことは、精神科では必要なことであり、独特なものであるだろう。

自殺企図の患者は、重症者ほど最初は入院を受け入れリハビリテーションには意欲的であるが、社会復帰できる現実（外出、外泊、退院）が近づくと心と体のギャップが生まれ受け入れられず、不安や身体的不良に陥り慎重に精神状態をみていても自殺に及ぶこともある。

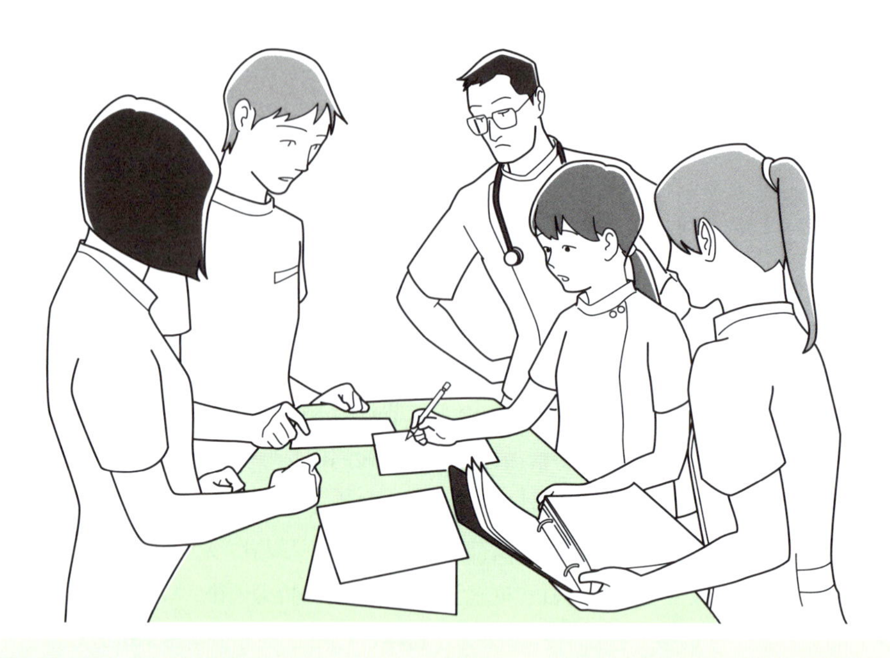

図22　カンファレンス
カンファレンスは多職種で行う。それぞれの情報を持ち寄り、方向性の確認や修正を行う。

また、毎週多職種カンファレンス（図22）で、今後の方針、社会資源活用、患部負荷荷重、精神状態、リハビリテーション評価、看護評価、患者や家族の意向などそれぞれの職種立場で意見交換を行っている。さらにリハビリテーション担当者と受け持ち看護師とが連携し、ベッドアップ角度、トランス方法（図23）、移動方法（図24）、入浴方法を検討している。このような、チーム医療の提供が精神科合併症医療では不可欠であり、チームが一丸とならなければ患者を救えないと考えている。

［症例紹介］

- 大腿部、頸部・大転子骨折。
- 脊髄損傷それに伴う直腸膀胱障害、自己導尿指導。
- 頸髄損傷・腰椎圧迫骨折　ネックカラー（図25）、硬コルセット、軟コルセット着用。
- 踵の複雑骨折、多臓器損傷。
- ASOや糖尿病性壊疽、下腿切断、義足使用。
- 両足轢断、車いす操作、自力移動、日常生活動作の練習。
- 低酸素脳症、高次脳機能障害、嚥下訓練。
- 全身熱傷、創感染（緑膿菌、MRSA）の対応。
- 下剤、精神薬過量内服による腸捻転の術後、人工肛門の管理。
  脱水・低栄養管理　点滴・高カロリー輸液管理（CVポート管理）せん妄。

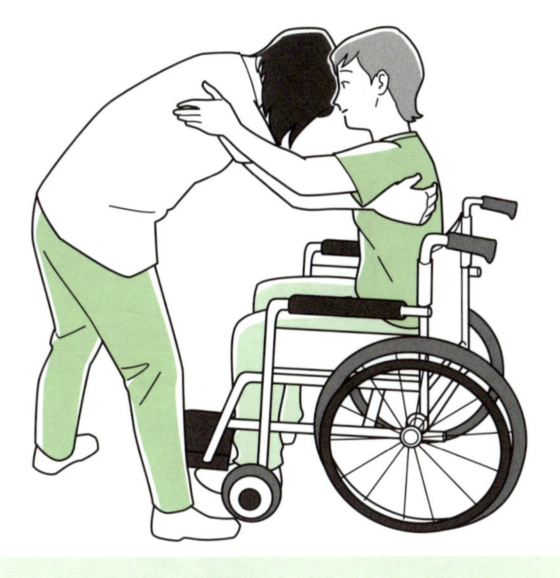

図23　個人に合わせたトランスファー実施
トランスファーについては、荷重量や疼痛に合わせて、その個人に合わせた方法を理学療法士、作業療法士から情報伝達し、看護師が実施。身体機能の改善に合わせて、方法などを変更していく必要性がある。

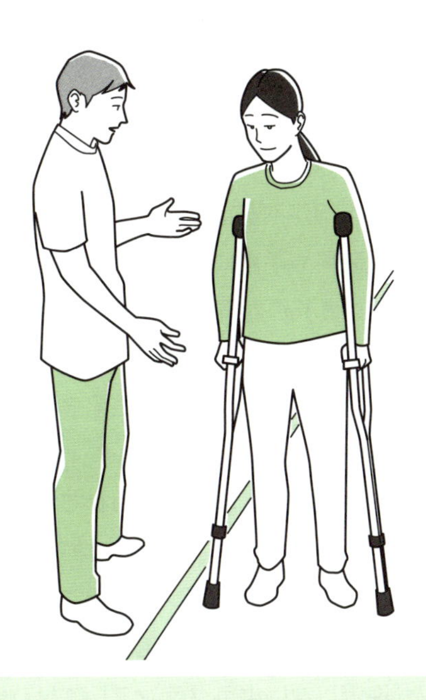

図24　病棟での歩行練習
杖歩行などについても、振り出し方、荷重のかけ方、介助の方法、立ち位置、注意事項について、その時の身体状況に合わせて理学療法士と作業療法士から情報伝達する。病棟での歩行状態がリハビリテーションの内容に好影響を与えることもあるため、特にリハビリテーションの休日には看護師が歩行練習を行う場合もある。

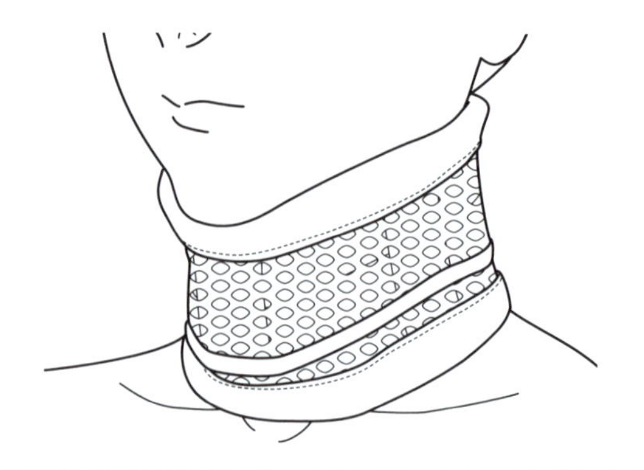

図25　ネックカラー
頸椎カラーは頸部の術後などに用いられるが、頸部の運動が制限されるため、ADL上でやりづらいものも出てくるため、必要な支援を準備する。

- 脳内出血後後遺症、脳梗塞後後遺症。

［入院時に必要な事柄］

※入院時創部観察（感染兆候の有無、抗炎症鎮痛剤を長期投与しているとわかりにくいので注意）

※下腿静脈血栓の有無（術後安静臥床の患者が多いため）、下肢静脈エコーやDダイマーの検査で確認。血栓確認後、抗血栓薬で患者の状態に合わせてリハビリテーションを進めていく。脱水に注意していく。

※受傷状況や創状態により容姿が鮮烈なケースも少なくなく、患者の移動時や入浴時のプライバシー保護や歩行が不安定であり、転倒防止に注意を払っている。

※褥瘡の持ち込みが多い（装具や手術に使われているピンの圧迫、低栄養状態が多い）、NST委員会・褥瘡対策予防委員会でフォローしている。言語聴覚士介入の嚥下訓練、経口摂取訓練（図26）、自助具の工夫　誤嚥性肺炎予防。

※精神薬内服のため痛みに対し鈍い、逆に過剰に疼痛域が高いこともありペインスコアを用いる。

※細かな動作は、作業療法で訓練し、状況に合わせて共有する。

※リハビリテーションへの拒否・意欲低下時、すぐあきらめて中止にするのではなく、人・時間を替えてリハビリテーションに参加できるよう試みる。

※トランスの工夫、トランスボードを利用し患者・職員の負担を軽減する。

※バルン挿入者は、尿が逆流しないようクランプしてリハビリテーションを行う。

※患部の脱臼が多い（患者のトランスやトイレに座るときの癖に注意する）。

※精神状態が切迫性、衝動性、他害自傷のおそれがあるときは、隔離や拘束をしなければならないこともある。

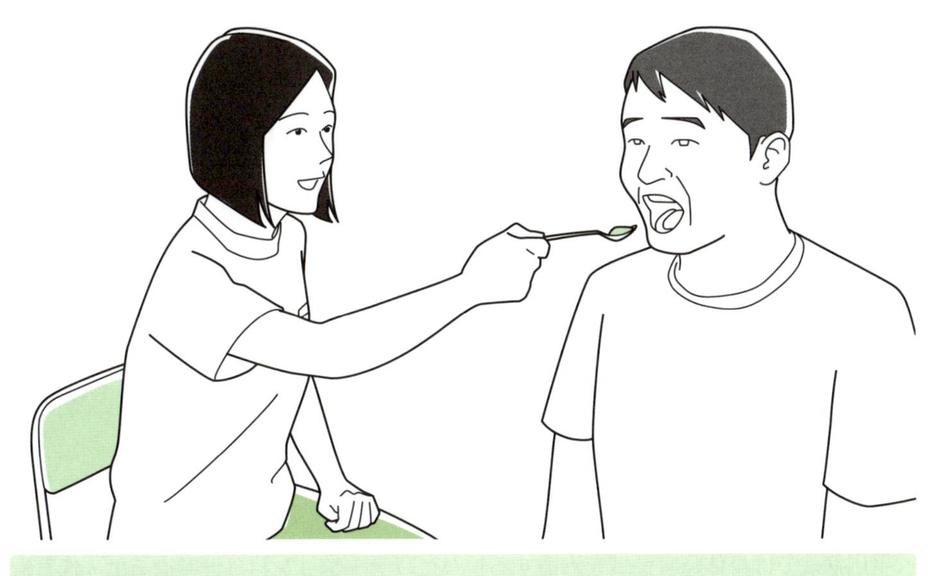

図26　直接嚥下訓練
直接嚥下訓練や食事介助。嚥下障害がある患者に対しては、食事形態、一口量やペースなどといった注意点について嚥下チーム（歯科医師、歯科衛生士、言語聴覚士など）から情報提供があり、それを現場で看護師が実践していく。

その他さまざまあるが、上記については精神疾患の患者のリハビリテーションを進めるうえではもっとも重要な点である。ADLが向上すれば、すべてが良い方向に進むケースばかりではなく、患者が今必要としている支援は何かを常に考えながら精神科合併症看護に取り組んでいる。

（本田美智子）

6 精神科作業療法科

1 精神科作業療法科の役割

平川病院では身体障害領域を治療するリハビリテーション科（理学療法士・作業療法士・言語聴覚士所属）があるため、身体合併症の患者に対して、精神科作業療法科に身体面のみを目的に主治医から指示が出されることはない。そのため、精神科作業療法の導入に至るケースには次のような場合がある。

①患者の得意とする活動や余暇活動により、気分転換や不安の軽減、情動の安定、自信回復などの精神面へのアプローチを目的とした場合（図27）。

②身体障害リハビリテーションの頻度減少に伴い、活動性やモチベーションの維持、回復した身体機能維持のための身体的アプローチ継続を目的とした場合（図28）。

身体合併症の治療は、開始当初はリハビリテーション科による身体治療を主要とし、身体機能回復に伴い徐々に精神科作業療法へ移行していくことが多い。つまり、治療期間内に患者が受けるリハビリテーションのサービス量を一定とした場合に、図29のように、精神科作業療法科とリハビリテーション科に求められる介入量の比重

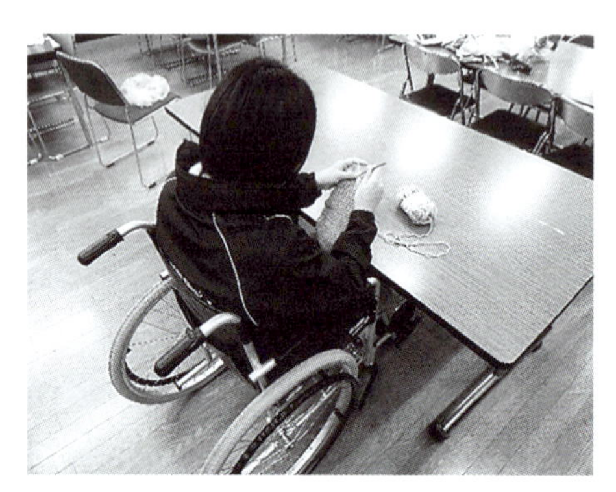

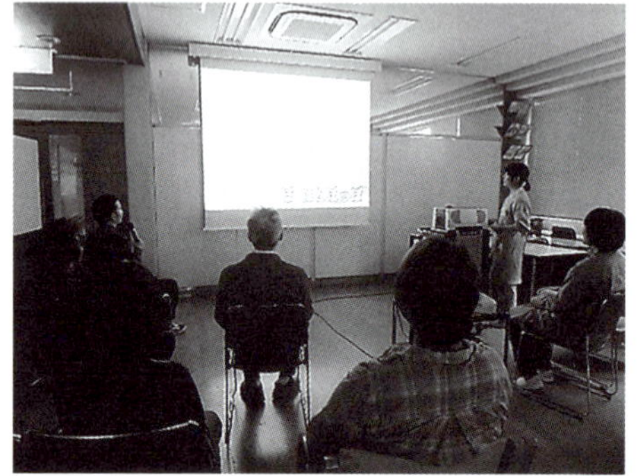

図27　一例（左：手工芸の編み物、右：カラオケ）

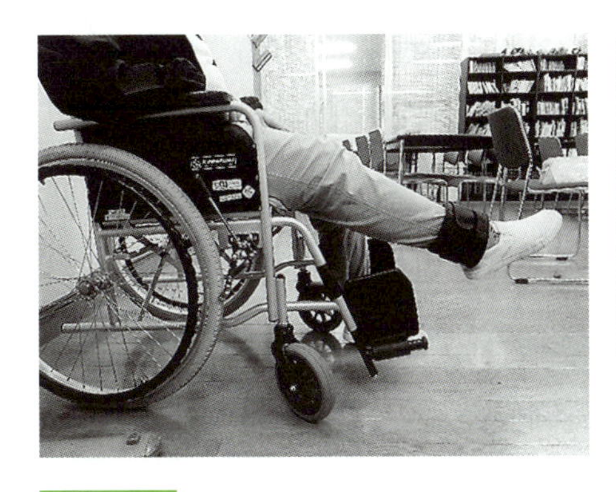

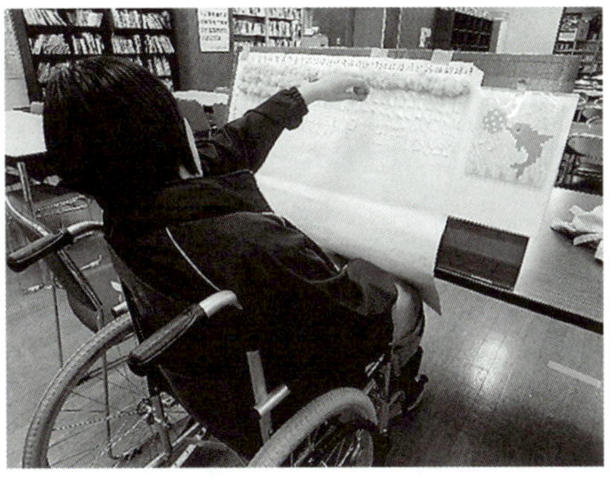

図28　一例（左：下肢の重錘負荷運動、右：モザイク画を用いたリーチ動作訓練）

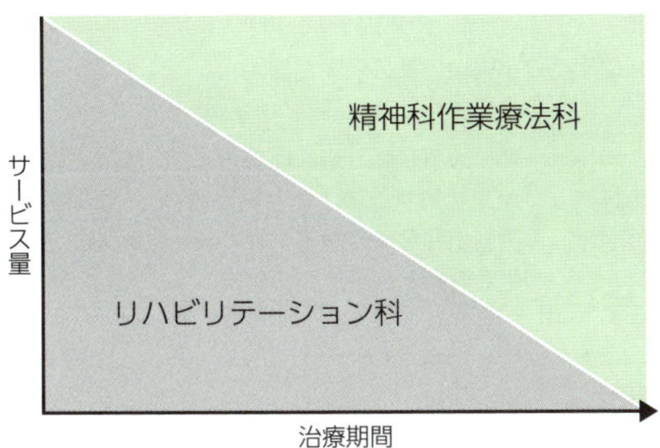

図29　時期に応じた介入量の変化

が時期に応じて変化すると言える。両者がその専門性を生かして精神面・身体面へのアプローチを機能分化しつつも、互いに連携をとりながら包括的にプログラムを実施していくことが望ましい。

2 作業療法のプログラム立案の原則と実施時の留意点

身体合併症患者に対してリハビリテーションを行う際は、精神状態がパフォーマンスへ与える影響を正しく認識し、身体面にアプローチする場合でも常に精神面を考慮したプログラムや対応が必要となる。そこで、時期別のプログラムの概略を表7に示し、以下に対応と作業療法実施時の留意点について順に説明する。

表7　身体合併症患者の作業療法プログラムの概略（文献1より引用）

区　分	治療目標	プログラム内容	対応の要点
急性期 ・ 増悪期	二次障害の予防	身体治療への協力 ポジショニングや身辺介助への協力、指導 自助具、スプリント作製	不安、動揺に対する支持的・受容的接近
回復期初期	関心の拡大 体力の回復 個人性の尊重 適応増大	目的を限定した機能回復訓練 レクリエーション、遊び的運動を用いた活動ルールへの順応と体力の回復 できるADLの定着化 生活形式の定型化 環境調整と対応の統一	比較的固定したプログラム 穏やかな展開 できることのフィードバック 活動による能動性の意識の強化 中期的目標の提示、短期目標の説明と合意の反復
↓ 回復安定期	↓ 症状固定化の阻止	↓ 小幅に各種の活動を拡大 生活維持と社会活動への誘導	↓ 生活形態と環境の調整
維持期	生活リズム維持 社会生活の維持 （狭小化防止）	楽しめる活動（量、種類） ADLの維持への工夫と協力 活動範囲の条件設定 生活維持と社会活動の継続	生活形態の安定の維持 社会的関与性の維持 個人の充実度の確認

①対応（文献1参照）

身体障害のある個人として受容的な対応を設定し、関わるスタッフ間で対応方法を統一することが原則である。

①個別作業療法を基本とし、担当作業療法士の判断で集団作業療法を随時併用する。

②作業療法は構造が簡単なもの、工程が明確なものを用い、負担を少なくする。

③機能訓練は作業活動のひとつとして設定し、訓練形態への過剰な傾倒を防止する。

④ADL指導、自助具や環境調整によって身体障害の不自由さを軽減する。行動方式の変化を伴うものは強制せず、本人が取り入れるのに必要な時間をかける。

⑤集団でのレクリエーションや遊び的場面での対人交流を維持し、集団のなかでも行動、動作、居場所を設定するなど、一定の障害像（自己像）の保持を保障する。

⑥経過を常にフィードバックし、現実の確認と自己価値の確立につなげる。

⑦常に次の身近な課題目標と方向性を提示し、行動イメージをもつよう誘導する。

②作業療法実施の留意点（文献1参照）

①身体的な「機能訓練」が優先されたり固定化されやすいので注意を要する。反対に、ADL自立訓練への急速な展開を重視しすぎると、精神障害者としての個人の主体性への配慮が欠落して患者自身が混乱・困惑し、治療拒否が生じる。

②精神症状悪化や疲労の時期は迷わず行動目標の段階を下げる。しかしそれが後退ではないことを保証する。

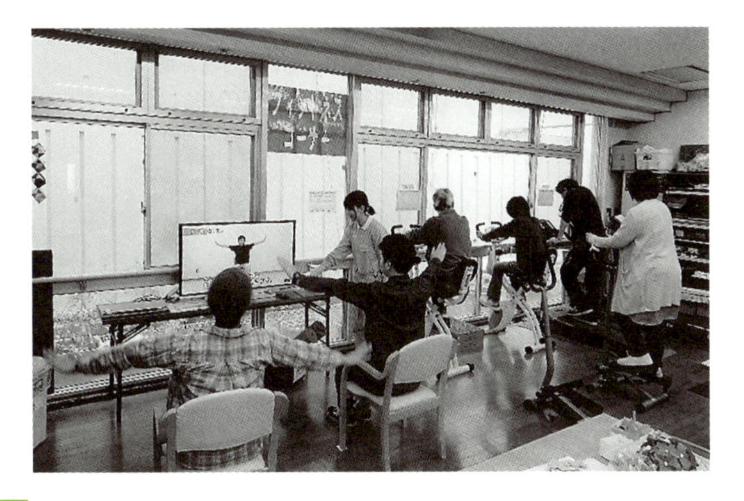

図30 フィットネスコーナーの様子

③退院などにより生活場所や処遇が変化するときは、移行への準備そのものをプログラム化して進め、急激な環境変化による状態悪化を防止する。
④自殺企図、再発の危険性に常に注意する。

3 精神障害領域における身体的アプローチの需要

精神障害領域では近年、長期入院患者の高齢化に伴う身体機能の低下や、リスクを限りなく軽減した入院環境による運動不足が問題視されるようになってきている。そのため、身体合併症の有無にかかわらず、身体面へのアプローチが求められているのが現状である。そこで平川病院の精神科作業療法科では、精神障害領域の患者を対象とした複数の運動プログラムを実施している。体操やスポーツ、身体的ゲーム、ウォーキングなどの従来の集団療法だけでなく、パラレルな場における個別の運動として、平成28年度よりフィットネスコーナーを開設した（図30）。自転車エルゴメーター、トレッドミル、ステッパー、腹筋マシンといった運動器具と、車椅子患者でも実施可能なDVD体操を導入し、患者個別の運動メニューを立案している。徐々に運動習慣が定着しつつあるが、まだまだ発展途上であり、今後の展望としては、リハビリテーション科と連携しながら、患者の身体機能レベル別・目的別に応じたより多様なプログラムの展開をめざしたい。

参考文献

1） 冨岡詔子，他：作業療法学全書　改訂第３版　第５巻 作業治療学２ 精神障害．協同医書出版社，2016.
2） 平川淳一，林光俊，仙波浩幸，上薗紗映・編：精神科・身体合併症のリハビリテーション～総合的な治療計画から実践まで．協同医書出版社，2015.

（山岸真沙美）

7 検査科：DVT対策

精神科領域での身体的拘束や向精神薬の投与による鎮静、昏迷状態などの精神症状による無動などが血流の停滞を招き、深部静脈血栓症（以下、DVT）を発生させるリスクとなりうる。とくに、身体的拘束中または拘束解除後の突然死の原因としてDVTに起因する肺血栓塞栓症は重要視されてきた。さらにDVTの危険因子は高齢化や陰性症状による寡動、長期臥床、外傷などさまざま存在する。そのため入院時、行動制限開始時、その他必要と判断されたときにリスク判定を行い、リスク分類に応じた予防法を実施する必要がある。

次に当院で実施している予防法（表8）を示す。

一般的にDVTの症状の発現は骨盤腔や、大腿部などの中枢側では3大症候として、腫脹、疼痛、色調変化が出現する。下腿部などの末梢側では主に疼痛であるが、無症状のことも多い。精神科でも精神症状や高齢化による臥床傾向にある患者が無症状のまま末梢側に血栓が発生している例も少なくない。また、車いすを使用される方でも、長時間ほとんど動かない、前傾姿勢傾向である場合も血流の停滞により血栓を形成させる原因となりうる。

当院では精神科患者の身体合併症治療に力を入れており、多発外傷術後などの血栓形成の危険因子をもつ患者が入院されてくることも多い。そのような方は入院時にすでに血栓が存在することも少なくないため、入院時にスクリーニングとしてD-dimer測定および下肢静脈超音波検査（以下、下肢エコー）（図31）を実施している。

当院使用機）D-dimer：ロッシュ・ダイアグノスティックス（株）のコバスh232を

表8 当院でのリスク分類に応じた予防法

1. 補水による脱水の予防、改善
2. 弾性ストッキングの着用
3. 足関節の他動的な底背屈運動（可能であれば下肢のマッサージ）
   ※身体的拘束中もしくは体動の乏しい患者の病室を訪室した際は、全てのスタッフが実施するようにする
4. ヘパリンの投与（出血リスクがある場合は除く）

●大腿静脈～大腿静脈、深大腿静脈

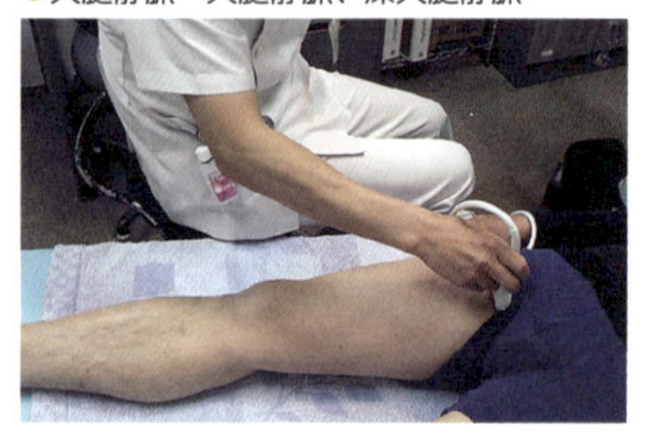

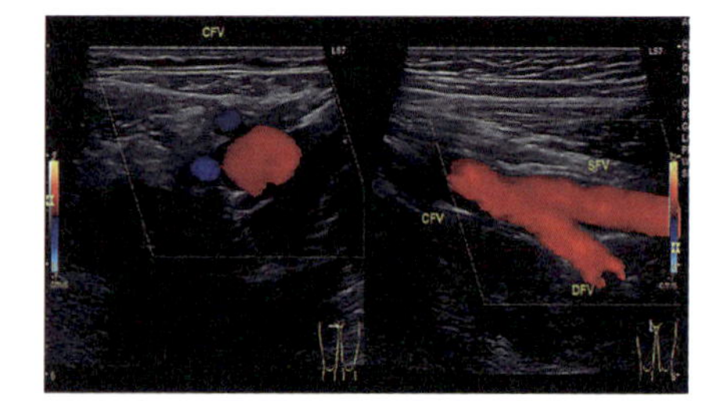

●大腿静脈

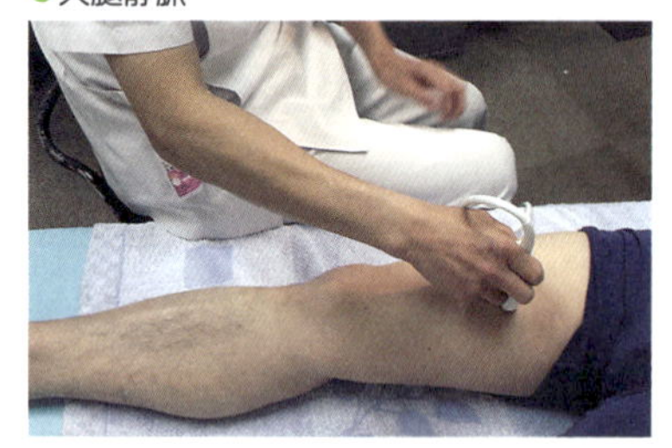

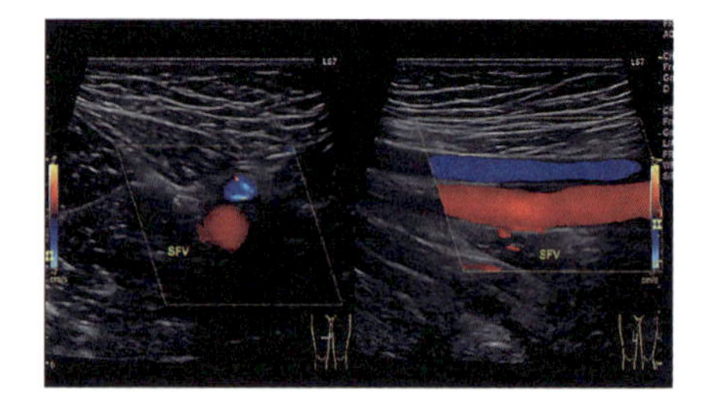

●膝窩静脈

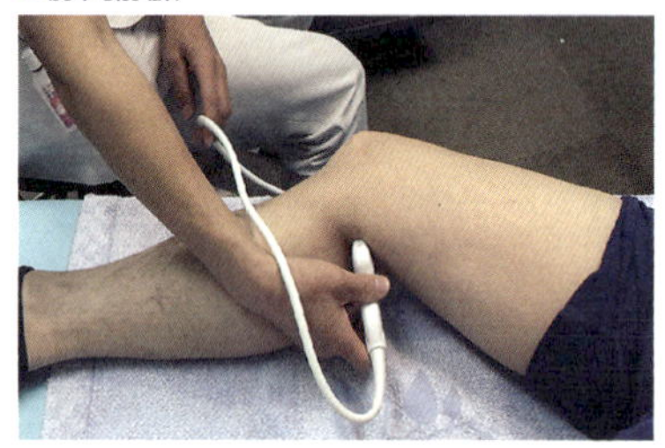

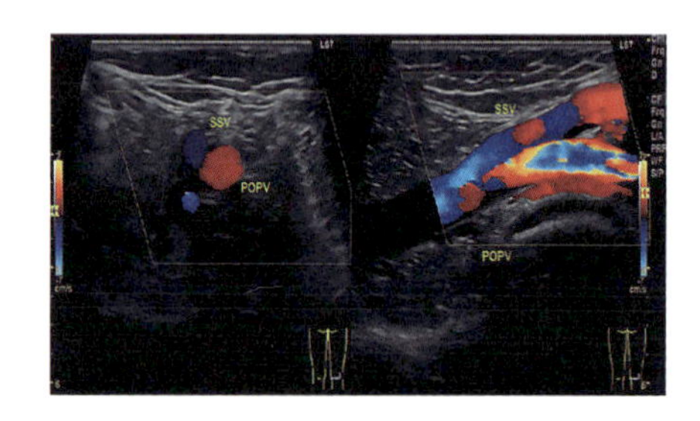

●後脛骨静脈、腓骨静脈、前脛骨静脈

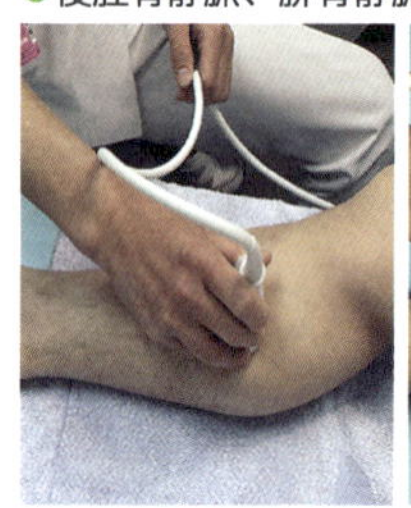

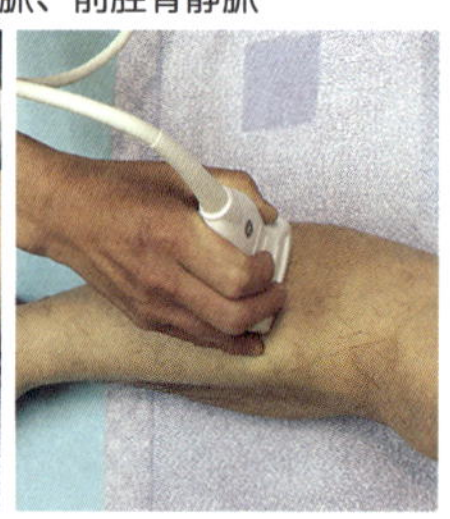

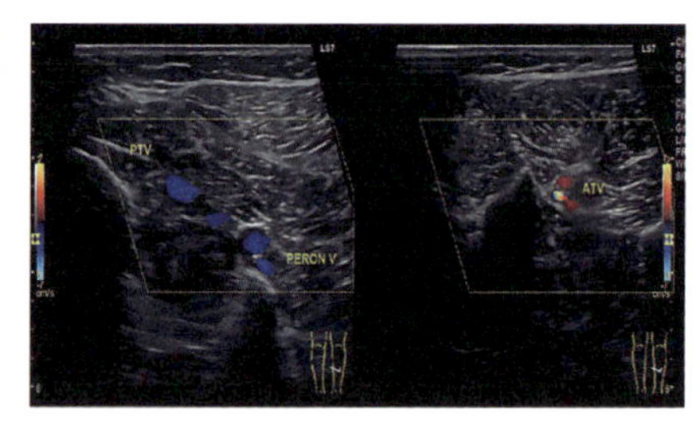

●ヒラメ静脈

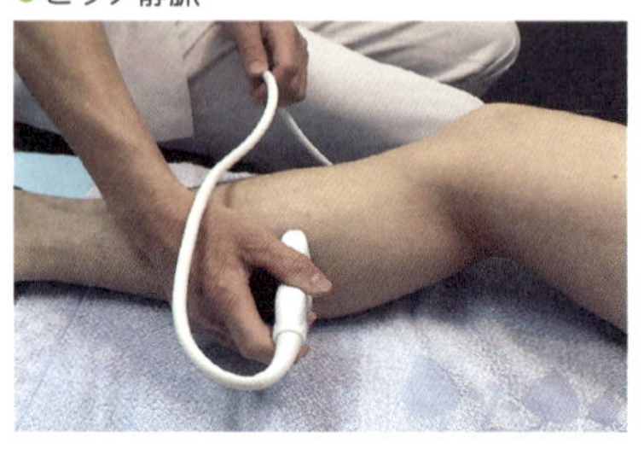

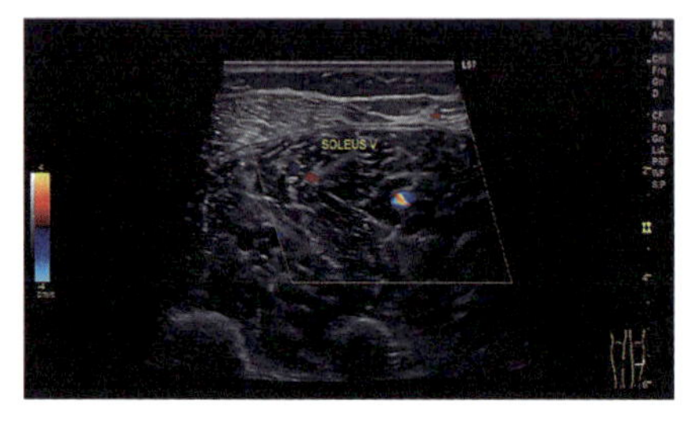

大腿静脈で拡張または、血栓が認められた場合は、コンベックス探触子を使用し下大静脈から総腸骨静脈、外腸骨静脈の観察を行っている

図31　当院での下肢エコーの検査手順

使用、全血検体（ヘパリン添加静脈全血）で検査を実施、院内での基準値は0.5以下となっている。

下肢エコー：GE Healthcare JapanのLOGIQ S7、周波数帯域8～12MHzのリニアプローブを使用。

D-dimer測定は採血により簡便に実施できる利点がある一方、感度は高いが特異度は低いという特徴があり、炎症性疾患など凝固系が亢進する病態では、血栓が無くとも高値を示す。そのため、D-dimerは血栓症の除外診断には有用だが、基準値を超えてもただちに血栓を疑う根拠とはならない。

また下肢エコーは、より確実に血栓の有無を判定できるが、全例に実施することは難しく、当院ではD-dimerの値と臨床症状や個々の患者の血栓リスクを総合的に勘案したうえで、下肢エコーの要否を決定している。

静脈は内圧が低く流速が遅いため、血流の確認には工夫が必要となる。当院では血管をBモード断層像の短軸で描出し、探触子で圧迫して血管がつぶれることを確認する圧迫法（図32、図33）、描出部位よりも遠位部の静脈を圧迫し、血流を促すミルキング法（図34）、被験者に深呼吸をしてもらいパルスドプラで呼吸性変動の有無を確

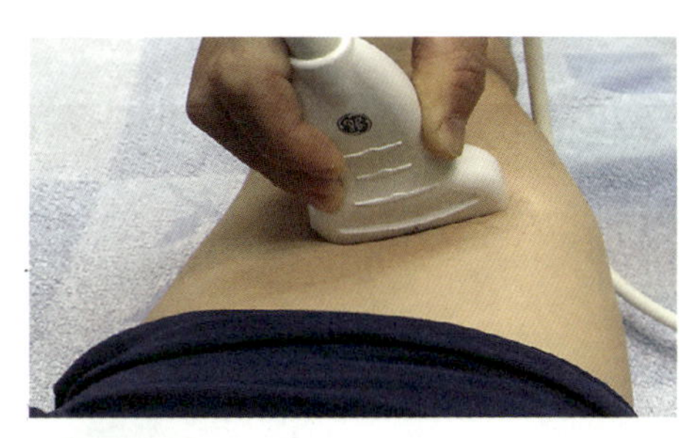

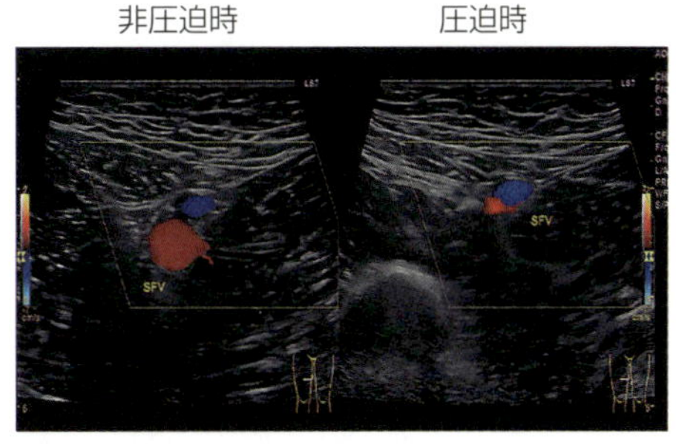

図32 圧迫法

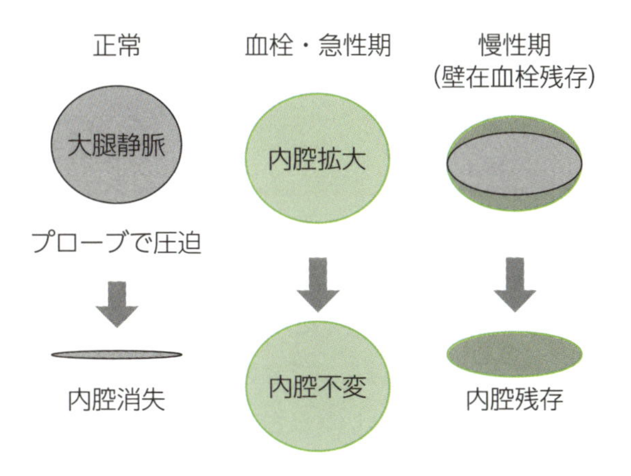

図33 圧迫による静脈内腔の変化

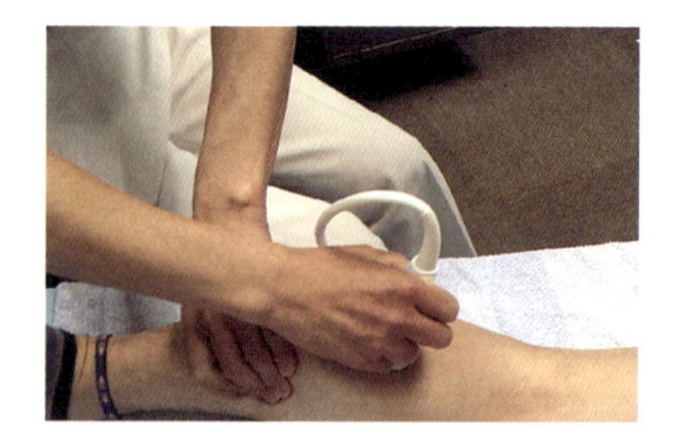

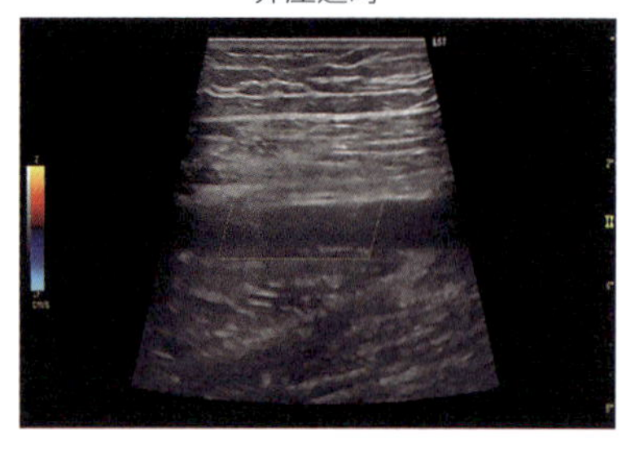

非圧迫時

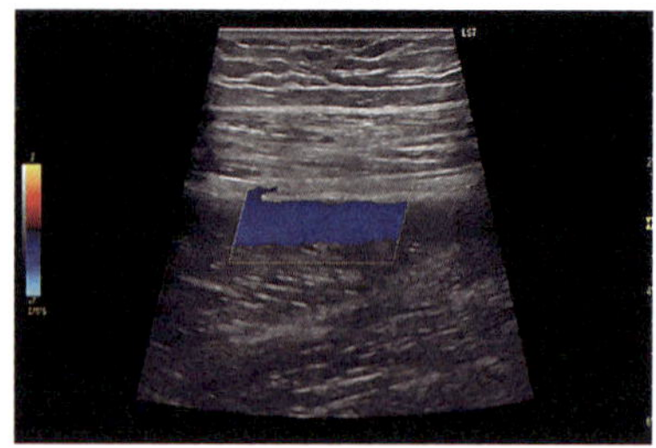

圧迫時

描出部位より遠位側の筋肉をつまむように圧迫すると促進された血流がカラードプラによって確認できる

図34　ミルキング法

大腿部では有効だが、膝窩より遠位部では効果は薄い

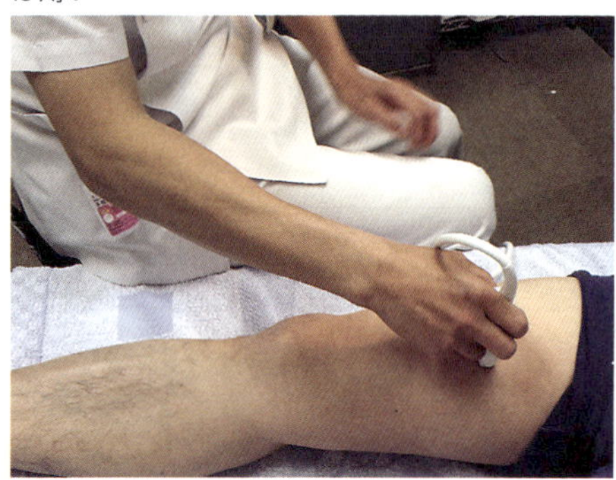

パルスドプラでの呼吸性変動の評価

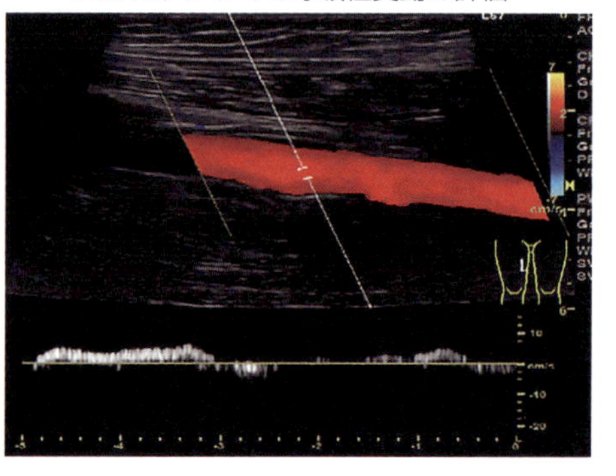

通常深吸気時に静脈血流の遅延、深呼気時に静脈血流の亢進が認められる。中枢側での閉塞があると、呼吸変動の消失（減弱）が生じる

図35　呼吸法

認する呼吸法（図35）を実施している（表9）。

精神科において、下肢エコーを施行することは容易ではない。検査の指示が入らずじっとしていられない、足の曲げ伸ばしができない、外傷による術後や処置後ではギプスや処置具でプローブがあてられないなどさまざまである。検査の特性上細い血管を描出するのが目的であるため、描出可能な状態を維持することが必要である。私たちの経験上、検査部位の保持のためには2名体制で施行することが望ましい。

表9 血栓性状の評価

	新（fresh）	古（old）
エコーの輝度	低	高
圧迫時の硬さ	柔らかい	硬い
color doppler	欠損	欠損
経時的変化		退縮、器質化、石灰化

精神科においても、D-dimer測定することは重要であるが、さらに検査技師が下肢エコーの技術を習得し、臨床現場に積極的に介入し、DVTの早期発見、肺血栓塞栓症予防に関わっていくことが重要であると考える。

（村田　智、斉藤知香）

8 病院間連携

①病院間連携の必要性

昨今、医療機能にみあった資源の効果的かつ効率的な配置を促し、急性期から回復期、慢性期まで患者が状態に合わせた病床でより良質な医療サービスが受けられる体制整備が進められている。急性期患者に対しての状態早期安定化に向けて医療を提供する機能がある「高度急性期機能」・「急性期医療機能」、急性期を経過した患者への在宅復帰に向けた医療やリハビリテーションを提供する「回復期機能」、医療的な処置や管理が必要で在宅での生活が困難であり、長期に療養が必要である「慢性期機能」とそれぞれ機能分化をしている。それぞれ機能をもった医療機関同士が連携し、地域で暮らす方が適切に治療を受けられることが必要である。

だが、精神疾患のある方が、身体的な疾患の治療が緊急で必要になった場合、一般科救急の医療機関では精神科がない場合が多いため、受け入れや対応ができず、地域で適切な身体治療を行うことが難しい場合があり、一般科医療機関と精神科医療機関との連携の強化する必要がある。

②一般科医療機関から精神科病院の連携

一般科救急病院から「救急で受診されたが、身体的な治療は終了と判断している。この後、精神科の治療に繋げたいが難しい」と精神科医療機関転院・受診の調整などに苦慮している現場の声を聞くことがある。

このように精神科治療につながらなかった背景には、さまざまな理由が考えられる。

[精神保健福祉法上の入院に関する同意者]

救急で受診された場合、家族の連絡先が不明などの確認ができない場合がある。精神科治療においては、病状により患者本人の同意が得られず、医療保護入院（非自発的な入院）となることも想定しなければならない。医療保護入院とは精神保健福祉法上の入院形態で、家族などの同意を得なければならない。事前に家族の連絡先や同意者となる方が誰なのか確認してもらう必要があるため調整が必要になる。

[精神科医療機関での身体面の対応の難しさ]

一般科医療機関では、身体面は問題ないと判断しているが、精神科医療機関では、機能上（設備、人員、身体管理できないなどを理由に）、身体疾患があった方の対応が

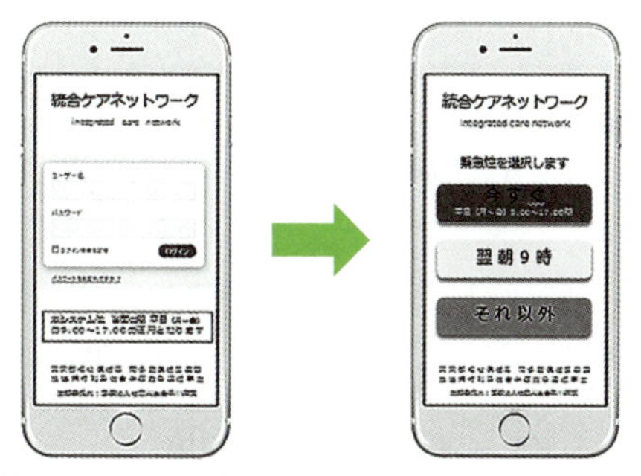

一般科救急病院から精神科治療に繋げたい患者を東京都南多摩医療圏の精神科病院が迅速に対応できることを目的にインターネットを活用した「総合ケアネットワーク(integrated care network)」という連携システム。
一般科救急病院から精神科治療に繋げたい場合に患者の個人が特定されずに受け入れ可能な精神科病院に情報が提供され、受け入れ可否決定の意向を依頼元に通知する。一般科病院が使用する際に円滑に行えるようにスマートフォン版を開発し、簡単な操作にした。

図36　インターネットを活用した東京都南多摩医療圏の連携システムの一例

難しいと判断し受け入れをお断りする場合がある。

[精神科入院の患者、家族の理解]

患者、家族などの精神科入院についての理解、病棟環境や精神科の治療についてなど了解が得られなかった場合、対応が難しいことがある。

このように一般科医療機関と精神科病院の連携強化していくためには、お互いの相互理解が不可欠であることは以前より言われている。地域の医療機関同士が日常的に知識や情報交換の共有を行い、病院間の関係構築を図ることが重要である。

③病院内連携の重要性

地域で暮らす精神障害者の方が安心して暮らすためには、障害特性を考慮し、疾病と障害が共存するということを踏まえ、保健・医療、福祉の緊密な連携体制が重要であると言われている。医療では、病院同士の連携強化を図るほか、地域の中の医療機関として、役割や機能を認識し、入院の受け入れ体制を構築する必要がある。受け入れ体制を組むためには、医師、看護師、リハビリテーション・スタッフ、精神保健福祉士など院内のスタッフが情報を共有し、相談依頼から入院、退院支援と多職種が関わり、早期退院を目指し、入院患者受入れを行うことが必要である。

[入院相談から入院、退院するまでの事例]

患　者：Aさん、男性　60歳代後半。

病　名：認知症（当院入院当時はせん妄合併）。

自殺未遂による多発骨折（鎖骨骨折、踵骨折、肋骨骨折）。

事例概要：○○県にて出生。最終学歴大学卒業。公務員として働く。20代後半で結婚し、こども2人もうける。現在、妻と2人暮らし。

入院病棟：　○○病棟
入院日時：　○○年○月○日(○曜日)
【患者情報】
氏名：Aさん
かな：○○○　○○○さん
性別：男性　　生年月日：昭和　○○年　○月　○日　60歳後半
住所：○○市○○町
電話：○○-○○○-○○○　　保険費目：社会保険
【家族】
家族：○○○○(妻)　精神保健福祉法上　同意者可能
家族住所：PTに同じ
家族電話：○○○-○○○○-○○○○
【関係者】
関係機関：○○○○クリニック
関係機関電話：○○○-○○○○
【依頼者】
依頼者：C病院
依頼者電話：○○○-○○○○
【相談日】
初回：○○年○○月○○日
最終：○○年○○月○○日
【病名】 認知症(せん妄状態)　多発骨折(鎖骨骨折、踵骨折、肋骨骨折)
【現症】 (X)年○月○日よりC病院救命病棟入院。自殺未遂自宅で転落し上記受傷。骨折のOPE後、精神科入院治療と身体リハビリテーション必要となり、当院に入院依頼(別紙：診療情報提供書参照)。
ADL→車椅子対応、食事見守り、入浴一部介助必要である(別紙：看護サマリー参照)。 受傷前は、ADL自立。治療終了後は、自宅退院予定。
【病歴・既往歴・入院歴】
精神科入院歴なし。
1年前に近医内科にて認知症の診断を受けていた。
【家族・その他】
○月○日に妻、当院○病棟見学し、病棟医面談を行なっている。
担当ケアマネジャー○○氏
【感染症】 なし
【承認医師】 ○○ｄｒ **【診察医師】** ○○ｄｒ **【記載者】** ○○ **【担当PSW】** ○○

図37　事例Aさんの入院連絡票(院内情報共有シート)

(X−1)年夏ころより記銘力低下、見当識低下、自宅内で失禁などがみられた。近医内科のクリニック通院、認知症疑いの診断を受けており、同内科クリニックにて介護保険認定の申請を勧められ要介護1の判定を受け、介護保険の通所デイサービス開始となった。
(X)年○月○日、自宅の部屋で縊首を図るが未遂となり、転落受傷しているところを家族が発見、救急要請。C病院の救急救命科に搬送し、入院となる。C病院入院中に紐を首に巻き付けようとする行為や「死にたい」と発言することもあり、希死念慮継続しているためC病院より入院依頼あり、2週間後、当院入院となった。

当院では、精神科薬剤調整と骨折術後、臥床傾向となっていたため身体リハビリテーションも含めた精神科病棟での入院となる。

■院内精神保健福祉士の動き

①相談～平川病院入院まで

C病院救命科医師より転院の電話相談あり。

（家族の了解を得たうえで）患者の情報収集。診療情報提供書を依頼する。

②当院での受け入れ検討

病棟医、病棟看護師、リハビリテーション・スタッフに情報提供し、受け入れを検討。

検討後、情報が不足している点、確認事項があったためC病院に連絡（受傷前のADL、自宅環境、家族の希望など確認）。

確認後、当院受け入れ可能と判断し、C病院に連絡。

③家族連絡と見学調整

家族（妻）に病棟の見学、当院病棟医と家族面談行う。

治療計画、退院後の予定を確認。精神保健福祉法上の入院形態、病棟環境、急変時の対応など精神科病棟入院に関する説明を行い、了承を得る。

④入院日調整

病棟医、看護師と日程調整相談。転院の日程を家族連絡。C病院へ連絡。搬送方法確認。

受付、外来、診察医師、担当病棟、リハビリテーション科など院内周知するため情報提供を行う。

■入院当日

①精神科医師による、診察を行い、入院。

妻同意の医療保護入院（精神保健福祉士と精神保健福祉法［入院形態］については205ページ参照）。

②本人、家族の退院後の予定、希望を確認。

自宅退院を目標にし、退院後の支援体制を組む必要性を本人・家族に確認。

③通院先の内科クリニックの情報提供依頼。

本人・家族の了解上、入院前の病状の情報収集。

④担当ケアマネージャーに連絡、退院後の支援を依頼。

要介護区分変更手続きを検討。家族説明、区分変更の手続き。

■退院前の支援と退院まで

①院内スタッフミーティングにて、カンファレンス実施（院内関係スタッフの情報共有）。

主治医より病状報告、今後の治療経過を確認、担当看護師から病棟内での様子、リハビリテーション・スタッフからリハビリテーション経過確認など今後の予定を確認。

②本人（家族も含む）と院内担当スタッフの話し合い。

本人・家族への病状説明。リハビリテーション担当者より経過報告。退院後の生活の希望、予定を再度確認する（地域の担当ケアマネージャーも話し合いに参加）。

③担当リハビリテーション・スタッフが自宅訪問。家屋内外の段差など状況把握と自宅内での動作確認。

④外出・外泊訓練。

家族同行での外出・外泊訓練、訓練終了後の本人・家族と院内担当スタッフの話し合い。

⑤その他（退院までに必要な調整）。

精神科の通院先の調整。

情報提供の準備（診療情報提供書、看護サマリー、リハビリテーションサマリーを依頼）。

担当ケアマネージャーの情報提供、退院後のケアプランの作成依頼（訪問介護、デイサービスを検討）し、本人、家族にケアプランの了承を得る。

⑥退院日決定。

退院後の介護保険サービス導入完了と退院日決定。

（荻生淳希）

精神保健福祉士と精神保健福祉法（入院形態）について

①精神保健福祉士とは？

精神医療分野のソーシャルワーカーを精神医学ソーシャルワーカー（精神保健福祉士：Psychiatric Social Worker）や精神科ソーシャルワーカーという名称で1950年代から精神科病院を中心に活動してきた福祉専門職である。平成9年に「精神保健福祉士」という名称で国家資格化された。医療上の必要性から派生した多くの医療専門職種とは異なり、学問体系を福祉学に置いている。地域において人々の生活支援を行う担い手として、その機能が有効であったため医療分野に導入されていった歴史的背景がある。

医療機関は医学的治療とケアを受ける場であり、治療が優先されるが、福祉と医療は別個のものではなく、相互に関わっている。医療分野で従事するソーシャルワーカーは、患者が直面している生活上の困難を解決することによって、適切な医療が受けられ、医療が有効に活用されるよう援助する特徴がある。

参考文献：厚生労働省保健局通知「医療ソーシャルワーカーの業務指針」2002年より

②精神保健及び精神障害者福祉に関する法律（精神保健福祉法）／入院形態について

[法律上の主な入院形態]

任意入院：本人の同意に基づく入院。本人の同意に基づいて入院治療を行うよう努力義務が定められている。

医療保護入院：精神保健指定医の診察の結果、医療および保護のために入院が必要であると判断されたが、患者本人がその必要性を理解して同意できない場合、家族等のうちいずれかの者の同意の下に行なわれる入院（平成26年4月1日より法の見直しにより、同意者の保護者制度は廃止となった）。

措置入院：知事命令による強制入院。都道府県職員が立会いし、精神保健指定医2名による診察の結果入院しなければ精神障害のために自傷他害のおそれがあるとの判断が一致した時、国立および都道府県立精神病院または指定病院で、法の下、強制力を持って行われる入院。

9 認知症疾患医療センター

① 認知症疾患医療センターとは

認知症疾患医療センターは、国の事業として平成20年度から都道府県および指定都市が実施主体となり運営が始まった。

国は、新オレンジプラン*の柱の一つである「認知症の容態に応じた適時・適切な医療・介護等の提供」の方策として、平成32年度末までに約500箇所の認知症疾患医療センター（以下センター）を整備する方針としている。

東京都では平成24年度から、都内12の二次保健医療圏に1箇所ずつ、認知症疾患医療センターを整備した。平川病院は、平成24年度の都の事業開始当初から、南多摩医療圏のセンターを受託し運営している（図38）。

その後、東京都では、認知症の人やその家族の方々のより身近な地域において支援体制を構築するため、島しょを除く各区市町村に1箇所ずつ、センターを整備することとした。事業開始当初から運営している12箇所のセンターは「地域拠点型認知症疾患医療センター（以下、拠点型）」とし、新たに各区市町村に整備されたセンターは「地域連携型認知症疾患医療センター（以下、連携型）」となった。現在、東京都では、当院のような精神科病院の他、大学病院、総合病院、診療所など、計52箇所の医療機関がセンターを運営している。

センターの役割は、拠点型、連携型ともに、①専門医療相談の実施、②鑑別診断と初期対応、③身体合併症や行動心理症状への対応、④地域連携の推進、⑤専門医療、地域連携を支える人材の育成とされている（東京都の認知症ポータルサイト、とう

* **オレンジプラン**

厚生労働省が「認知症の人の意思が尊重され、できる限り住み慣れた地域のよい環境で自分らしく暮らし続けることができる社会を実現する」ために、「認知症施策推進5か年計画」（2012年9月公表のオレンジプラン）を改め、2015年1月に策定したものを「新オレンジプラン（認知症施策推進総合戦略）」と言います。

1. 認知症への理解を深めるための普及・啓発の推進
2. 認知症の容態に応じた適時・適切な医療・介護等の提供
3. 若年性認知症施策の強化
4. 認知症の人の介護者への支援
5. 認知症の人を含む高齢者にやさしい地域づくりの推進
6. 認知症の予防法、診断法、治療法、リハビリテーションモデル、介護モデル等の研究開発及びその成果の普及の推進
7. 認知症の人やその家族の視点の重視

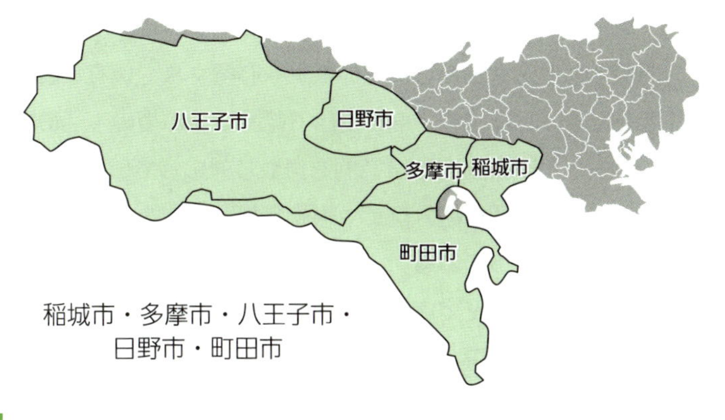

図38　南多摩医療圏（対象地域）

きょう認知症ナビより）。加えて、拠点型では、東京都のカリキュラムによる「かかりつけ医認知症研修」と「看護師認知症対応力向上研修Ⅰ」を実施すること、東京都の事業であるアウトリーチチームの設置、認知症初期集中支援事業の支援などを行うことになっている。

拠点型では所在する区市町村の連携型としての役割と、二次保健医療圏においては圏域の区市町村や連携型のセンターのバックアップ機能にも携わることになる。

そのため、医療機関として通常行っている認知症の方の外来や入院診療、相談はもとより、地域連携の推進や人材育成として、協議会の開催、行政などが行う会議への出席、研修会の開催、講師派遣などを行っている。

②診療、相談など、個別支援

当院では、認知症専門の病棟があり、長年、精神科医療という立場から認知症の医療に携わってきた。認知症治療病棟だけでなく、そのときの症状によって最初に精神科急性期病棟で入院を受けたり、認知症病棟が満床のときは、他病棟に一時入院していただくなど、平川病院全体で対応をしてきた。

元々、精神科医療では、病気の治療とともに、患者様やご家族の生活を支援する視点から、院内、院外のさまざまな職種が連携する支援の体制を築いてきた。これらの連携は、認知症でも他の精神疾患であっても基本となる連携の在り方は共通しており、認知症の患者の個別支援については、これまで通りの平川病院の実践が生かされている。

具体的には、診断や認知症の評価を目的とした認知症外来や行動・心理症状などの対応として、外来や入院治療、身体合併症の入院治療など（在宅介護をされている方のレスパイト入院、看取りを目的とした入院も含む）などの対応をしている。

認知症外来では、鑑別診断や認知症の評価をするだけではなく、介護保険などのサービスの相談や提案、対応の助言などを行っている。血液検査、ＣＴ、臨床心理士によるスクリーニングテストなどを行い、その間、ソーシャルワーカーがご本人やご家族、同行された関係者の方などから生活の様子や心配されていることを伺い、各検査終了後に、診察を行う。なるべく一度の受診で診断やその後の生活の助言などができるよう、医師をはじめ、多職種で2～3時間を費やし対応している。相談対応は、センターで行う他、定期的に、認知症カフェや家族会などにソーシャルワーカーや看護師を派遣し出張相談なども行っている。

入院では、行動・心理症状などの症状の方は、主に認知症治療病棟で対応している。認知症治療病棟では、認知症患者リハビリテーション料にもとづき、理学療法士、作業療法士などが個別の訓練をする他、精神科の作業療法士を中心とした生活機能回復訓練、心理療法士による回想療法など、多職種が介入している。

特に身体合併症については、骨折はもとより肺炎などの治療による廃用性障害などでは、高齢者の方は、その治療の過程でせん妄や行動心理症状などが起こると、身体的な治療の継続が困難になることも多い。このような方々に対し、せん妄や行動心理症状と身体疾患の治療、リハビリテーションを行い、それと共に、治療終了後の生活の目標に合わせた支援を、各専門職（リハビリテーション科、歯科、栄養科、ソーシャルワーカーなど）の協働のもと取り組んでいる。

しかし、センターとしての医療や専門相談を提供することは、一医療機関として培ってきた活動を続けるだけでなく、センターとして「地域づくり」ということを意識することも重要である。「認知症の人とその家族が住み慣れた地域で安心して暮らし続ける」という新オレンジプランの目標の実現のためには、認知症の人とその家族の身近な「かかりつけ医」を中心とした支援体制をつくり、維持することが重要である。

そのため、せっかく当院に頂いた受診や入院の相談ではあっても、センターとして、ご事情を伺いながら、患者様の身近な地域の医療機関をお勧めしたり、医療ではなく介護サービスの利用など、環境調整をお勧めしたりすることもある。一件、一件の受診や相談を積み重ね、センターの役割をお伝えしながら、必要なことを一緒に考えていくことも、患者とその家族を支えるためのセンターの役割と考えている。

③地域連携や人材育成

地域連携や人材育成の活動では、医療・介護の連携協議会の開催、東京都におけるかかりつけ医認知症研修、看護師認知症対応力向上研修Ⅰの開催の他、講師派遣依頼の対応や当センターで独自に主催、または、行政などと協働で研修会などを開催している。

「医療・介護の連携協議会」では、当センターの担当する南多摩医療圏5市の医師会や地域連携型認知症疾患医療センター、地域包括支援センター、介護保険事業者、行政、家族会など、認知症に関係する各団体から参加していただき、主に各市の認知症施策の取り組みやセンターの活動状況などの情報交換をしている。

「かかりつけ医認知症研修」「看護師認知症対応力向上研修Ⅰ」は、各市の医師会や行政、連携型認知症疾患医療センターの協力のもと行っている。

その他、当センター独自に、より日常的な業務に役立つ連携の場として、毎月定例で「事例検討会」を行っており、ケアマネジャー、地域包括支援センター、薬剤師、リハビリテーションのスタッフなど、多職種の方々に参加をしていただいている。

（丸山貴恵）

あとがき

本書の執筆者の大半が所属する、東京都八王子市にある平川病院リハビリテーション科の変遷についてご説明いたします。

精神科病院内に身体リハビリテーション部門を新設するという、当時としては画期的な試みが平川病院にて実施され約23年が経ちました。1996年に平川病院アルコール病棟1階に、初めてリハビリテーション施設が設置され、理学療法士1名が赴任したが、常勤医師は精神科専門であり、だれもリハビリテーション処方箋を書いたことがなかったので急遽河合伸ドクターに頼まれ、非常勤でお手伝いさせていただいたのがはじめての出会いでした。

リハビリテーション室に車椅子の患者さんは多人数並んでいましたが、患者さんたちは全く動かずうつ向いていました。リハビリテーション室も暗い病室の延長であったため、明るい活動的な場にしようと決意しました。スポーツクラブを模倣して、照明を増やし、軽快な音楽をかけ、壁面を総ガラス張りにした斬新なリハビリテーション室に模様替えした覚えがあります。

また精神科病院ゆえに、当時理学療法士は募集しても全く集まらず、ギリギリのリハビリテーションスタッフで実施していました。その後、平川淳一病院長が赴任され、無理なお願いにご理解いただき、当時のリハビリテーション科助手達に理学療法有資格者としての門戸を開いていただきました。

すなわち時間的・金銭的な待遇の援助を受け、毎日職場を15時には早退して片道2時間かかる夜学に助手3-4人が通学し始めました。4年後、自前養成の理学療法士1期生が国家試験に合格して、有資格者として再就職したことを聞いたときはホッとしました。彼らは精神科身体リハビリテーションの専任理学療法士として、現在の平川病院リハビリテーション科の主力を担っており、また多数名が本書の執筆も手がけております。

2006年には平川淳一病院長の大英断で、裏山の敷地を削って、そこに精神科急性期・身体リハビリテーション専門病棟を新設しました。この頃には人員補充にも困らなくなり、リハビリテーション科スタッフも15名強を数えるようになりました。

本書の編集を終え、改めて執筆者名簿を見渡し、精神科のみならず、リハビリテーション科、整形外科、内科、歯科、看護科、臨床心理士、臨床検査技師、管理栄養士など、かくも多くの分野・人材を結集した1冊であるかと、その層の厚さに驚き、ほくそ笑んでいる次第です。

現在でも一般病院のリハビリテーション従事者にとっては、精神科病院内では何が行われているが不明瞭であり、精神科領域の知識や用語は難しく、とっつきにくい分野と思われます。

本書の特徴はイラストや図表を多用して、より容易に精神科病院・患者像を理解していただくべく工夫いたしました。

摂食嚥下リハビリテーションや、認知症についても紙面を加増して充実を図りましたので、精神科病院のみならず、老人病院における身体リハビリテーションにも引用できるものと思います。

本書が精神科患者（病院）と、リハビリテーションスタッフとの架け橋になれば幸いです。

2019年　五月晴れ（さつきばれ）

林 光俊

索　引

【ア】

rTMS　52
ICD（国際疾病分類）　34
AIS（abbreviated injury score）　157
アウトブレイク　124
アドヒアランス　2
アメンチア　11
アルコール依存症　38, 47, 109
　――治療薬　29
アルコール性ニューロパチー　106
意識（定義）　10
　――混濁　10
　――の異常　17
　――の量　10
　――変容　10
意志・欲動（定義）　16
　――の量的異常　16
依存症　38
意欲減退　17
医療・介護の連携協議会　207
医療保護入院　204
インシデントレポート　122
迂遠　14
宇都宮事件　5
うつ病　34, 49
　――に対する運動療法　70
　当たり前の――　35
　器質性――　35
　反復性――　101
運動療法エビデンス　70
栄養管理　134
　――フローチャート　135
栄養補給　131
栄養補助食品　131, 132
AA（Alcoholics Anonymous）　39
SSRI　27
NST　128
嚥下障害リハビリテーション　140
嚥下造影検査　139
嚥下内視鏡検査　140
オレンジプラン　205

【カ】

外出プログラム　79
改訂水飲みテスト　139
解離　20
　――性障害　50
カウンセリング　31
覚醒剤　47
隔離　119
　――の適応　120
カタレプシー　17
カテーテル関連血流感染症　169
カナダ作業遂行測定（COPM）　78
感情（定義）　15
　――失禁　15
　――鈍麻　15
　――の障害　15
感染管理　123
観念奔逸　14
緘黙症　17
記憶（定義）　17
　――減退　18
　――障害　77
既視感　19
希死念慮　82
機能的自立度評価法（FIM）　175
気分安定薬　28
気分障害　15, 73
記銘減退　18
客観的栄養評価（ODA）　134
QOL　77, 170
急性一過性精神病　49
境界性パーソナリティ障害　51, 111
強硬症　17
強迫観念　15
強迫性障害　50
拒絶症　17
緊張病症候群　17
呉秀三　6
頸部聴診法　139
傾眠　10
幻覚　12
衒奇症　17

幻嗅　12
幻視　12
幻聴　12
健忘　18
幻味　12
抗うつ薬　24
口腔ケア　132
高次脳機能障害　76
抗精神病薬　21
拘束　119, 121
抗てんかん薬　29
行動・心理症状（BPSD）　41, 42, 114
広汎性発達障害　51, 85
抗不安薬　26
高齢者リハビリテーション　170
　――の留意点　171
誤嚥　138
　――性肺炎　138, 168
心の理論　51
コルサコフ症候群　18
昏睡　10
コンプライアンス　2
昏眠　10
昏蒙　10

【サ】

サイコセラピー　31
再生障害　18
再認障害　18
相模原障害者施設殺傷事件　5
作業療法プログラム　192
作為体験　20
させられ体験　20
錯覚　12
サリエンス理論　48
自我意識（定義）　19
　――障害　19
自我漏洩体験　20
児戯性爽快　15
思考（定義）　12
　――制止　14
　――体験の障害　15
　――途絶　14
　――の障害　13
　――プロセスの障害　14
　滅裂――　14
自傷　119, 120, 121
失快感　15
支配観念　15
社会的入院　53
重症外傷　159
　――における死の3徴　160
　――における機能予後　161
主観的包括的アセスメント（SGA）　134
障害者基本法　5
障害者自立支援法　5
障害受容　31
　――プロセス　32
衝動行為　17
常同症　17
情動麻痺　16
小児自閉症　51
将来ビジョン戦略会議報告書　58
食欲異常　17
心気症　15
神経伝達物質　45
心的外傷後ストレス障害（PTSD）　50
深部静脈血栓症（DVT）　195
　――予防法　195
診療情報提供書　81
心理療法　31
睡眠薬　28
精神科医療　2, 8
　――体制　55
精神科受診患者数　3, 52, 54
精神機能　10
精神障害者　40
精神遅滞　19, 85
精神病者監護法　5
精神分裂病　37
精神保健及び精神障害者福祉に関する法律
　5
精神療法　31
性欲異常　17
咳テスト　139
摂食嚥下　137
　――障害　137
　――障害の経時的変化　142
　――障害の背景　142
　――障害の評価　143
　――の5期　137
摂食障害　50, 137
セナストパチー　12
セルフモニタリング　33

セロトニン・ドパミン拮抗薬　22
せん妄　11, 46
爽快気分　15
双極性障害　49
措置入院　204

【タ】

他害　119
多幸症　15
多受容体作用型精神病薬　22
多職種カンファレンス　186
脱水　138
断酒会　39
知覚（定義）　12
　──の異常　12
窒息　138
知的障害　19
知能（定義）　19
　──の異常　19
注意欠陥・多動性障害　51
　──治療薬　30
追想障害　18
低栄養　138
デジャビュー　19
てんかん　46
電気けいれん療法　51
転倒　66, 119
　──事故　66
　──予防　66, 68
統合失調型パーソナリティ障害　51
統合失調質パーソナリティ障害　51
統合失調症　37, 47, 97
　──者　59, 88, 90
　──に対する運動療法　71
　──の窒息リスク　138
ドパミン仮説　37
ドパミンD_2受容体部分作動薬　23
飛び降り　149

【ナ】

ニューロン　44
尿路感染症　169
任意入院　204
認知症　19, 39, 41, 46, 113
　──疾患医療センター　205
　　＊地域拠点型──　205
　　＊地域連携型──　205
　──治療薬　29
　──に対するセラピストの対応　115
　アルツハイマー型──　39, 41, 94, 113, 117
　偽──　19
　前頭側頭型──　39, 42
　脳血管性──　39, 42
　4大──　41
　レビー小体型──　39, 42
脳炎　46
　感染性──　46
　抗VGKC抗体陽性辺縁系──　46
　抗NMDA受容体抗体──　46
　傍辺縁系自己抗体──　46

【ハ】

パーソナリティ　31
　──の構造　32
廃用症候群　72
パニック障害　50
Harris-Benedictの式　130
反響言語　17
反響動作　17
反復唾液嚥下テスト　139
ひねくれ症　17
不安　16
全般性不安障害　50
フードテスト　139
フェーズ管理表　124
フェノチアジン系薬物　22
防ぎえた外傷死　161
防ぎえた機能障害　161
ブチロフェノン系薬物　22
物品管理　119
ベンザミド系薬物　22
ベンゾジアゼピン系薬物　26
保持障害　18
保続　14

【マ】

未視感　19
夢幻様状態　11
無言症　17
明識困難状態　10
メジャビュー　19
妄想　13
　──気分　13

——知覚　13
——着想　13
関係——　13
血統——　14
誇大——　14
罪業——　14
嫉妬——　14
心気——　14
注察——　14
追跡——　14
被害——　13
貧困——　14
恋愛——　14
もうろう状態　11
モノアミン仮説　35, 36

【ヤ】

薬物療法　20
抑うつ気分　15, 99
欲動の異常　17

【ラ】

ライシャワー事件　5
離院　119
リスク管理　119
リストカット　97
リフレーミング　108
両価性　16

精神疾患が合併していても身体リハビリテーションはできる！

2019年6月20日　第1刷発行

編　著　平川淳一・林 光俊・上薗紗映©

発行者　中村三夫

発行所　株式会社 協同医書出版社
〒113-0033 東京都文京区本郷3-21-10
電話03-3818-2361　ファックス03-3818-2368
郵便振替00160-1-148631
http://www.kyodo-isho.co.jp/　E-mail：kyodo-ed@fd5.so-net.ne.jp

印　刷　横山印刷株式会社

製　本　永瀬製本所

D T P　Kyodoisho DTP Station

ISBN978-4-7639-1086-8　定価はカバーに表記